全国高等卫生职业教育护理专业“双证书”
人才培养纸数融合“十三五”规划教材
供护理、助产等专业使用

附数字资源增值服务

预防医学

YUFANG YIXUE

主　编　王玉平　高　杨

副主编　杨福江　郁　沁　贺卫卫

编　者　（以姓氏笔画为序）

王玉平　（邢台医学高等专科学校）
杜　颖　（贵州工商职业学院）
李俊萍　（邢台医学高等专科学校）
杨春青　（贵州工商职业学院）
杨福江　（邢台医学高等专科学校）
吴　莹　（湖北职业技术学院附属惠济医院）
张　淼　（山西同文职业技术学院）
郁　沁　（镇江高等专科学校）
贺卫卫　（清远职业技术学院）
高　杨　（湖北职业技术学院附属惠济医院）

華中科技大學出版社
http://press.hust.edu.cn
中国 · 武汉

内容提要

本书是全国高等卫生职业教育护理专业“双证书”人才培养纸数融合“十三五”规划教材。

本书重点阐述了自然环境、生活环境、职业环境、社会环境和食物对人群健康的影响，慢性病的预防和控制，以及突发公共卫生事件的处置，人群健康的研究方法。

本书适合护理、助产等专业使用。

图书在版编目(CIP)数据

预防医学/王玉平，高杨主编. —武汉：华中科技大学出版社，2019.8(2025.1重印)
全国高等卫生职业教育护理专业“双证书”人才培养纸数融合“十三五”规划教材
ISBN 978-7-5680-5573-4

Ⅰ. ①预… Ⅱ. ①王… ②高… Ⅲ. ①预防医学-高等职业教育-教材 Ⅳ. ①R1

中国版本图书馆CIP数据核字(2019)第169575号

预防医学 王玉平 高 杨 主编
Yufang Yixue

策划编辑：居 颖
责任编辑：孙基寿
封面设计：刘 婷
责任校对：张会军
责任监印：周治超
出版发行：华中科技大学出版社(中国·武汉) 电话：(027)81321913
武汉市东湖新技术开发区华工科技园 邮编：430223
录 排：华中科技大学惠友文印中心
印 刷：武汉邮科印务有限公司
开 本：880mm×1230mm 1/16
印 张：16.25
字 数：451千字
版 次：2025年1月第1版第3次印刷
定 价：58.00元

全国高等卫生职业教育护理专业“双证书”人才培养纸数融合“十三五”规划教材

编委会

网络增值服务使用说明

欢迎使用华中科技大学出版社医学资源服务网yixue.hustp.com

1.教师使用流程

（1）登录网址：http://yixue.hustp.com（注册时请选择教师用户）

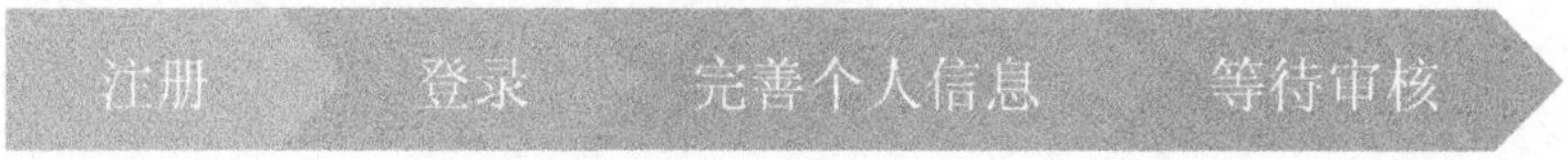

（2）审核通过后，您可以在网站使用以下功能：

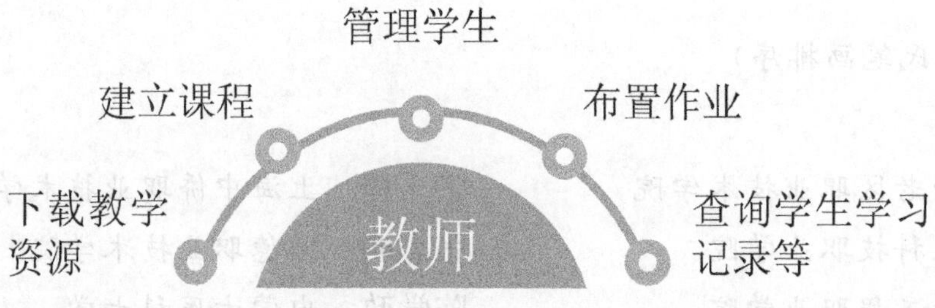

2.学员使用流程

建议学员在PC端完成注册、登录、完善个人信息的操作。

（1） PC端学员操作步骤

①登录网址：http://yixue.hustp.com（注册时请选择普通用户）

② 查看课程资源

如有学习码，请在个人中心-学习码验证中先验证，再进行操作。

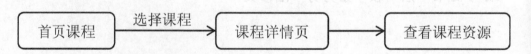

（2） 手机端扫码操作步骤

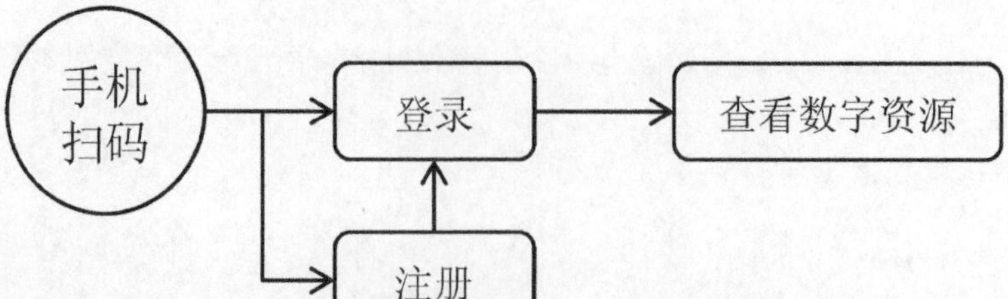

总 序

Introduction

近年来，我国将发展职业教育作为重要的国家战略之一，高等职业教育已成为高等教育的重要组成部分，与此同时，作为高等职业教育重要组成部分的高等卫生职业教育的发展也取得了巨大成就，为国家输送了大批高素质技能型、应用型医疗卫生人才。截至 2016 年，我国开设护理专业的高职高专院校已达 400 余所，年招生规模近 20 万人，在校生近 65 万人。

医药卫生体制的改革要求高等卫生职业教育也应顺应形势调整目标，根据医学发展整体化的趋势，医疗卫生系统需要全方位、多层次、各种专业的医学专门人才。护理专业与临床医学专业互为羽翼，在维护人民群众身体健康、提高生存质量等方面起到了不可替代的作用。当前，我国正处于经济社会发展的关键阶段，护理专业已列入国家紧缺人才专业，根据国家相关机构颁布的《"健康中国 2030"规划纲要》《关于深化医教协同进一步推进医学教育改革与发展的意见》《全国护理事业发展规划(2016—2020 年)》等一系列重要文件，到 2020 年我国对护士的需求将增加至约 445 万人，到 2030 年我国对护士的需求将增加至约 681 万人，平均每年净增加 23.6 万人，这为护理专业的毕业生提供了广阔的就业空间，也对高等卫生职业教育如何进行高素质技能型护理人才的培养提出了新的要求。

教育部《关于全面提高高等职业教育教学质量的若干意见》中明确指出，高等职业教育必须"以服务为宗旨，以就业为导向"。《中共中央国务院关于深化教育改革全面推进素质教育的决定》中再次强调"在全社会实行学业证书、职业资格证书并重的制度"。上述文件均为新时期我国职业教育的发展提供了具有战略意义的指导意见。为了全面落实职业教育规划纲要，更好地服务于高等医学职业教育教学，创新编写模式，服务"健康中国"对高素质创新技能型人才培养的需求，变"学科研究"为"学科应用与职业能力需求对接"。2018 年 8 月在全国卫生职业教育教学指导委员会专家和部分高职高专院校领导的指导下，华中科技大学出版社组织全国 30 余所高等卫生职业院校的近 200 位老师编写了本套全国高等卫生职业教育护理专业"双证书"人才培养纸数融合"十三五"规划教材。

本套教材充分体现新一轮教学计划的特色，强调以就业为导向、以能力为本位、贴近学生的原则，体现教材的"三基"(基本理论、基本知识、基本实践技能)及"五性"(思想性、科学性、先进性、启发性和适用性)要求，着重突出以下编写特点。

(1) 紧跟教改，接轨"双证书"制度。紧跟教育部教学改革步伐，引领职业教育教材发展趋势，注重学业证书和执业资格证书相结合，紧密围绕执业资格标准和工作岗位需要，提升学生的就业竞争力。

(2) 创新模式，理念先进。创新教材编写体例和内容编写模式，迎合高职高专学生思维活跃的特点，体现"工学结合"特色。教材的编写以纵向深入和横向宽广为原则，突出课程的综合性，淡化学科界限，对课程采取精简、融合、重组、增设等方式进行优化，同时结合各学科特点，加强对学生人文素质的培养。

(3) 优化课程体系，注重能力培养。内容体系整体优化，注重相关教材内容的联系和衔接，避免遗漏和不必要的重复；重视培养学生的创新、获取信息及终身学习的能力，实现高职教材的有机衔接与过渡作用，为中高衔接、高本衔接的贯通人才培养通道做好准备。

(4) 紧扣大纲，直通护考。密切结合最新的护理专业课程标准，紧扣教育部制定的高等卫生职业教育教学大纲和最新护士执业资格考试大纲，随章节配套习题，全面覆盖知识点与考点，有效提高护士执业资格考试通过率。

(5) 全套教材采用全新编写模式，以扫描二维码形式帮助老师及学生在移动终端共享优质配套网络资源，使用华中科技大学出版社提供的数字化平台，将移动互联、网络增值、慕课等新的教学理念和教学技术、学习方式融入教材建设中，全面体现“以学生为中心”的教材开发理念。

这套规划教材作为秉承“双证书”人才培养编写理念的护理专业教材，得到了各学校的大力支持与高度关注，它将为新时期高等卫生职业教育护理专业的课程体系改革做出应有的贡献。我们衷心希望这套教材能在相关课程的教学中发挥积极作用，并得到读者的青睐。我们也相信这套教材在使用过程中，通过教学实践的检验和实际问题的解决，能不断得到改进、完善和提高。

全国高等卫生职业教育护理专业“双证书”人才培养
纸数融合“十三五”规划教材编写委员会

前 言

Preface

根据“在全社会实行学业证书和职业资格证书并重的制度”的有关文件精神以及人才培养“纸数融合”的要求，在相关医学类教育指导委员会专家的指导下，配合教育部“十三五”国家级规划教材建设，以“符合人才培养需求，体现教育改革成果，确保教材质量，形式新颖创新”为指导思想，全国高职高专医药院校联合编写了这套符合各院校特色的护理专业“双证书”人才培养“十三五”规划教材。

本书在编写过程中结合医学职业教育特点和护理专业的培养目标，以“必需、够用、实用”为基本理念，对预防医学基本内容进行了精简和优化，对于内容较复杂而且实际应用不多的内容进行了简化，对重点内容进行了强化，更符合专科层次护理专业的实际需要。全书分为“环境与健康”、“人群健康研究的统计学方法”、“人群健康研究的流行病学方法”和“疾病预防与控制”四篇，共十六章。重点阐述了自然环境、生活环境、职业环境、社会环境和食物对人群健康的影响，慢性病的预防和控制以及突发公共卫生事件的处置，人群健康研究方法(包括医学统计学和流行病学方法)。本书采用最新标准和数据，案例和例题更贴近实际，与实践紧密联系，增强了实用性。为体现“纸数融合”理念，我们同时编写了相关内容的 PPT，以便各位教师和学生参考使用。在每一章后都附有小结和思考题以及自测题，案例和自测题附有答案(扫描二维码即可获取)，以便学生自我检测对知识的掌握程度。

为了方便学生自学和日后使用方便，书后附有生活饮用水水质标准和我国最新的法定职业病目录。医学统计学部分增加了 SPSS 软件的讲解，便于教学、自学和将来使用参考。

本书主要供高等职业教育护理、助产等专业使用，也可作为护理人员在职培训或继续教育的规划教材。各校可结合本校实际情况，依据各专业人才培养目标和教学规划，在教学内容上灵活选用，也可供专科层次其他专业使用。

本书编写过程中，各位编写人员尽心尽力，认真负责，通力合作，高质量地完成了编写任务，殷切希望学生通过本书的学习，掌握更多和最新的预防保健知识，为将来更好地工作打下坚实的基础。

由于编者水平有限，错误在所难免，不足之处敬请批评指正。

王玉平

目　录

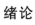

MULU

第二篇　人群健康研究的统计学方法

第六章　医学统计学概述

第七章　计量资料的统计分析

第八章　计数资料的统计分析

第九章　统计表与统计图

第十章　SPSS 软件在医学中的应用

第三篇　人群健康研究的流行病学方法

第十一章　流行病学概述

第十二章 观察性研究

第十三章 实验性研究

第四篇 疾病预防与控制

第十四章 初级卫生保健与社区卫生服务

第十五章 常见慢性病的预防和控制

第十六章 突发公共卫生事件的预防和控制

预防医学实训指导

附录

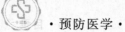

绪　论

学习目标

1. **掌握**：预防医学的概念及三级预防策略和措施。

2. **熟悉**：预防医学的研究内容及特点。

3. **了解**：了解预防医学的发展简史及我国卫生工作方针；护理专业学生学习预防医学的意义。

扫码看课件

临床案例

魏文王问扁鹊曰："子昆弟三人其孰最善为医？"扁鹊曰："长兄最善，中兄次之，扁鹊最为下。"魏文王曰："可得闻邪？"扁鹊曰："长兄於病视神，未有形而除之，故名不出於家。中兄治病，其在毫毛，故名不出於闾。若扁鹊者，鑱血脉，投毒药，副肌肤，闲而名出闻於诸侯。"

思考：

(1) 你认为兄弟三人谁的医术最高明？

(2) 这个故事用预防医学理论如何解释？

预防医学的思想古已有之，我国最早的医学典籍《黄帝内经》提出"圣人不治已病治未病"的观点，唐代孙思邈的《千金要方》中提出"上医医未病之病，中医医欲病之病，下医医已病之病"的观点，充分体现了当时对疾病预防的认识。当今我国经济社会的发展已进入新常态，疾病谱和死亡谱发生了巨大变化，人口老龄化不断加剧，人们对卫生服务的需求不再满足于有病治病，而是如何预防疾病、维护健康、提高生命质量。健康中国战略更是倡导健康文明的生活方式，预防和控制重大疾病，这是预防医学的运用和发展。

一、预防医学的概念、研究内容与特点

（一）预防医学的概念

预防医学（prevention medicine）是从医学中分化出来的，由多门分支学科组成的一个独立学科群。它以人类群体为研究对象，应用生物医学、环境医学和社会医学的理论，使用宏观与微观相结合的方法，研究影响健康的各种因素，制定预防对策和措施，达到预防疾病、促进健康和提高生命质量的目的。

预防医学与临床医学、基础医学和康复医学共同构成现代医学学科的四大支柱，多学科之间互相渗透，交叉融合，更深层次地研究人类面临的人口与环境、健康与疾病等问题，逐步揭示人类健康与生命的本质。

与预防医学密切相关的学科是公共卫生（public health）。公共卫生就是预防疾病、延长寿

Note

命，通过有组织的社会共同努力来改善环境卫生，促进身体健康，提高工作效率，控制传染病流行，促进个人养成良好卫生习惯，组织医护人员对疾病进行早期诊断和预防性治疗。预防医学是公共卫生措施的理论和实践基础。没有预防医学的理论指导，公共卫生就成为无源之水；而没有公共卫生实践，预防医学将成为空中楼阁。但公共卫生范围更广泛，它需要医学以外各学科的知识和技能，如工程学、社会学、心理学、教育学、经济学、法学等。

（二）预防医学的研究内容

预防医学涉及的范围很广，宏观上可到宇宙，微观上可到分子，其主要研究内容如下。

1. 环境因素与健康 研究各种环境如生活环境、职业环境、饮食因素对人类健康的影响，研究保护和改善环境以及利用环境因素预防疾病、增进健康、提高劳动能力的措施。

2. 人群健康的研究方法 采用医学统计学和流行病学的原理和方法研究环境因素对健康的影响，了解疾病分布规律、发生条件，阐明影响健康的危险因素，制定和评价疾病防治措施。

3. 疾病的预防与控制 主要论述传染病和常见慢性病的流行特征、危险因素和预防控制的对策和措施，为社区人群健康促进提供必要的理论依据。

4. 社区卫生保健 研究如何将医疗工作与预防保健工作相结合，如何充分利用卫生资源，科学管理卫生服务系统，为卫生工作决策提供依据。

（三）预防医学的特点

与临床医学相比，预防医学有其鲜明的特点，概括如下。

（1）预防医学的工作对象主要是群体，而且更侧重于健康人和无症状者。

（2）预防医学的研究重点是人群健康与环境（自然环境和社会环境）的关系。

（3）预防医学采取的对策更具有积极的预防作用，与临床医学相比，具有更大的人群健康效益。

（4）预防医学采用的是宏观与微观相互结合、相互补充的方法，注重现场研究，侧重于研究健康影响因素与人群健康的关系。

二、预防医学的发展简史和我国的卫生工作方针

（一）预防医学的发展简史

1. 个体预防阶段 预防医学的形成和发展经历了漫长的历史过程。人类为求生存而不断与环境中的危害因素作斗争，通过医治疾病和创伤，掌握了防病养生之道，逐步形成了以个体为对象进行疾病预防的科学。《黄帝内经》提出，“圣人不治已病治未病”，治未病，即防患于未然，主张从生活起居、饮食劳动、精神情感等方面进行调养，此即预防医学的思想基础。唐代孙思邈的《千金要方》中提出“上医医未病之病，中医医欲病之病，下医医已病之病”的观点，很符合现代“三级预防”的观点。16 世纪下半叶，用牛痘接种预防天花已在我国民间广泛流传，开辟了人工主动免疫预防传染病的先河。古希腊医学之父希波克拉底（公元前 4 世纪）在《空气、水和居地》中系统地阐述了环境与疾病的关系，强调了在疾病发生的环境各因素中空气、水和居地的重要性。从 16 世纪中叶起，人们逐步认识到细胞在疾病中的表现，形成了细胞病理学。在生物医学迅猛发展的基础上，临床医学得到了飞跃发展。此时，工业发展，都市人口增长，除了传染病威胁居民健康外，增加了物理和化学因素所致的职业危害。但当时仍多局限于以个体为对象进行治疗和预防，相当于“养生”“摄生”。

2. 群体预防阶段 从 19 世纪末到 20 世纪初，人类在战胜天花、霍乱、鼠疫等烈性传染病的经验中逐渐认识到，必须以群体为对象进行疾病的预防，其方法有免疫接种、隔离消毒、检疫

Note

监测、消灭病媒动物、处理垃圾粪便、重视食物和用水安全等。于是卫生学的概念扩展到公共卫生。个人摄生防病扩大到社会性预防措施。从此，确立了预防医学的主导地位，即群体预防，其特点是把人群预防作为解决卫生问题的主要措施。

3. 全球预防阶段 群体预防的发展，是工业和医学科学发展的产物。由于国际交往日益频繁，人口流动加大，使得任何国家单独采取疾病(特别是传染病)防治措施都不可能有效地控制疾病的发生、传播和保证人群安全。于是1948年世界卫生组织(World Health Organization，简称WHO)成立，使国际合作和交流得以实现和发展。WHO的目标是"使所有的人都尽可能地达到最高的健康水平"。这就更新了医学的目的，即医学不仅是治疗和预防疾病，还有保护健康和促进健康的功能。这个目标，已超过了以某特定人群为对象的范围，进入到以全人类为对象进行预防的医学时代。

1977年WHO提出了"2000年人人享有卫生保健(Health for all by the year of 2000，HFA/2000)"的全球卫生战略目标。1978年又提出必须通过初级卫生保健(primary health care，PHC)实现这个目标。通过这一措施促进全人类健康，人人享有卫生保健。

近100年来，预防医学取得了辉煌的成就，完成了从个体到群体，再到全人类为对象的三个发展阶段。当然，预防医学仍然面临许多新问题和挑战：某些已控制的传染病死灰复燃，新的传染病不断出现，人口老龄化，精神卫生、心理问题等等，预防医学要在解决这些困难中不断发展。

(二) 我国的卫生工作方针

在我国卫生工作方针的指导下，我国的卫生事业取得了举世瞩目的成就。1949年后，党和政府确立了适合我国国情的卫生工作方针："面向工农兵，预防为主，团结中西医，卫生工作与群众运动相结合"。20世纪60年代初期，我国宣布消灭了天花，比世界范围内的天花绝灭提前了10年，并陆续消灭和基本消灭了古典生物型霍乱、鼠疫、回归热、黑热病、斑疹伤寒等严重危害人类健康的传染病。1978年以来，我国计划免疫工作蓬勃开展，麻疹、白喉、百日咳、脊髓灰质炎等传染病发病率大幅度下降。很多地方病，如血吸虫病、疟疾已基本控制，消灭了丝虫病和麻风病。国务院在1996年12月召开的全国卫生工作会议明确提出"以农村为重点，预防为主，中西医并重，依靠科技与教育，动员全社会参与，为人民健康服务，为社会主义现代化建设服务"的新时期卫生工作方针，我国卫生事业进入了一个新的发展阶段，人民健康水平不断提高。居民总体健康状况持续改善，我国婴儿死亡率从1949年以前的200‰下降到2010年的13.93‰，人均期望寿命1949年以前平均为35岁，到2015年已经达到76.34岁，不仅明显高于世界平均水平，也超过了世界中上收入国家；2015年中国老年人口中有40.50%身体健康。中国以较少的卫生资源投入基本满足了占世界1/5人口的卫生服务需求，创造了发展中国家的奇迹。

目前，我国经济整体水平尚不发达，属于发展中国家，而且不同地区发展不平衡，不健康的生活方式依然存在，慢性病正在成为威胁人们健康的主要问题。我国提出了适应这一时期的新的卫生与健康工作方针："以基层为重点，以改革创新为动力，预防为主，中西医并重，将健康融入所有政策，人民共建共享。"在新的卫生工作方针指导下，我们的卫生事业会取得新的更好的成绩，人民的健康水平会越来越高。

三、三级预防策略与措施

公共卫生措施通过不同级别的预防在全体居民中实施，统称为三级预防(prevention strategies at three levels)。随着现代医学的发展，现代预防的概念已融入疾病发生、发展、转归的全过程，三级预防是预防医学工作的基本原则与核心策略。

Note

（一）第一级预防

第一级预防(primary prevention)也称病因预防，是针对病因所采取的预防措施。这是最积极最有效的措施，可概括为“无病防病”。它包括如下三方面的措施。

1. 宏观的根本性预防 在疾病因子未进入环境之前采取预防性措施，称为根本性预防。这是为避免疾病危险性的增加，从全球性预防的战略和各国政府策略角度考虑，建立和健全社会、经济、文化等方面的措施，如合理生活方式（禁止吸烟等）、控制人口过度增长、进行社会心理卫生教育、纠正不良卫生习惯、杀菌灭虫、监测高危险性环境（如工业毒物）和高危险性人群（如免疫缺陷者）等。

2. 针对环境的措施 根据环境保护方针，清洁饮水，污染无害化处理，创造良好的劳动和生活（居住）条件，采取保护大气、土壤、作物、水源、食品等的措施，以减少因环境污染而造成的危害。

3. 针对机体的措施 机体的状态对疾病的发生发展有很大影响，因此必须做到如下几点。①开展健康教育，提高人们卫生知识水平，做到合理膳食，适量运动，戒烟限酒，心理平衡（健康四大基石）。②有系统、有组织地进行预防接种，提高人群免疫水平。③做好婚前卫生工作，禁止近亲结婚，以预防遗传性疾病。④做好产前检查和妊娠期保健，预防胎儿畸形等。⑤慎重使用任何医疗措施和药品，预防医源性致病因素的危害。

（二）第二级预防

第二级预防(secondary prevention)也称临床前期预防，在疾病的临床前期做好早期发现、早期诊断、早期治疗的“三早”预防工作，以控制疾病的发展和恶化。对于传染病，除了“三早”，尚需做到疫情早报告及患者早隔离，即“五早”。第二级预防可概括为“早查早治”。

达到“三早”的最根本办法是卫生行政主管部门向人民群众宣传医学卫生常识，提高医务人员诊断水平，发展微量和敏感的诊断方法和技术，提高健康人群的主观健康检查意识等。早期发现的具体办法有普查、筛查、定期健康检查、高危人群重点项目检查以及设立专科门诊等。对某些疾病如有可能逆转、停止或延缓其发展，则进行早期检测和预防性体格检查更为重要。对于传染病，早期发现和诊断有助于患者得到隔离、治疗，防止和减少周围人受感染的可能性。对于不良的生活环境（特别是空气、土壤、水和食物的化学性、物理性和生物性污染）和职业环境中存在的有害因素，则更需通过环境监测，掌握这些环境因素对人体健康影响的规律，提出改善环境的卫生要求及其理论依据。

（三）第三级预防

第三级预防(tertiary prevention)也称临床预防，指针对已明确诊断的患者，及时治疗，防止病情恶化，预防并发症和伤残，并促使功能恢复。防治病残是为了使人不丧失劳动能力，即病而不残，保存人的社会价值，或者虽然器官或肢体缺损，但要力求残而不废，即进行功能康复。第三级预防可概括为“既病防残”。

三级预防措施的落实，可根据干预对象是群体或个体，分为临床预防服务和社区预防服务。临床预防服务是在临床场所，以个体为对象实施预防干预措施。社区预防服务是以社区为范围，以群体为对象开展预防工作。对不同类型的疾病，有不同的三级预防策略。预防接种作为控制一些传染病的措施，已成为第一级预防的典范。但实际上，任何疾病或多数疾病，不管其病因是否明确，都应强调第一级预防。如大骨节病、克山病等，病因尚未肯定，但综合性的第一级预防还是有效的。此外，肿瘤更需要第一级预防和第二级预防。有些疾病，病因明确而且是人为的，如职业因素所致疾病、医源性疾病，则控制其发生更具主动性。有些疾病的病因是多因素的，则要按其特点，通过筛检及早诊断和治疗会使预后较好，如心脑血管疾病、代谢性疾病，除了了解其危险因素、致力于第一级预防外，还应兼顾第二级和第三级预防。总之，在提

Note

倡第一级预防的同时，要注重第二级预防，兼顾第三级预防，以达到更好地预防和控制疾病、提高健康水平的目的。

四、护理专业学生学习预防医学的意义

护理工作服务于人的生老病死全过程，为人民群众提供全方位、全周期的健康服务。随着社会的进步和经济的发展，人类对健康认识的深入，医学模式的转变，疾病谱和死亡谱的变化，以及社会公共卫生服务水平的提高，"照顾"医学的发展，人们对护理工作提出了越来越多的新需求，护理工作的工作范围和工作内容也发生了新的变化，护理工作的内涵整体提升。护士的职责从原来单纯的临床护理发展到预防、保健、康复、健康教育等全方位、多层次、综合性的服务，护理的范围、场所不仅局限在医院，已经扩展到社区、疗养院、老人院、学校、工厂、家庭等场所。现代护理的特点是以健康为中心，要求护理人员具备一定的健康教育的能力。而预防医学作为现代医学的重要组成部分，对于护理专业学生来说，在掌握护理专业知识和实践技能的基础上，通过预防医学的学习，掌握生物-心理-社会医学模式所需要的全面的知识结构，树立预防为主的观念、大卫生观和多病因观，认识环境-人群-健康的关系，初步具备疾病预防、健康教育、营养咨询与膳食指导的基本知识与技能，能更好地开展预防保健、疾病护理等工作，同时增强护士了解我国居民健康和医疗卫生服务的现状，加强每个人的社会责任感，树立一切为患者服务的思想，面向社会，面向群众，成为防病知识的宣传者、保健工作的指导者，全面提升护理服务的质量，适应健康中国战略这一新要求，全面提升国民的健康水平。

知识链接

老龄化社会

按照联合国的标准，一个地区 60 岁以上老年人口达到总人口的 10%或 65 岁以上老人达到总人口的 7%，即该地区视为进入老龄化社会。据联合国预测，1990—2020 年世界老龄人口平均年增速为 2.5%，同期我国老龄人口增速为 3.3%。我国于 2000 年进入老龄化社会，截至 2017 年底，我国 60 岁以上老龄人口有 2.41 亿，占总人口的 17.3%。我国老龄化程度超过了经济发展速度，呈现了"未富先老"(银发经济)的特征。老龄化的加速将对经济社会发展产生巨大压力。

小 结

预防医学的主要研究对象是人群，主要研究内容是环境与健康。

预防医学的三级预防策略：

一级预防也称病因预防，针对病因采取的措施，概括为无病防病；二级预防也称临床前期预防，做到早发现、早诊断、早治疗，即"三早"预防，概括为早查早治；三级预防为临床期预防，做到病而不残、残而不废，概括为既病防残。

思 考 题

1. 何谓三级预防？三级预防策略和措施有哪些？
2. 我国最新的卫生工作方针是什么？

Note

自 测 题

一、A1 型题（单项选择题）

1. 关于预防医学的研究对象，概括最全面的是（　　）。

A. 人类群体　B. 健康人　C. 患者　D. 无症状患者　E. 个体

2. 下列哪项措施属于第二级预防？（　　）

A. 未病之前加强环境保护　B. 预防接种预防传染病　C. 定期健康检查

D. 发病后积极治疗　E. 妇女孕期检查

二、X 型题选择题（多项选择题）

3. 预防医学的研究内容包括（　　）。

A. 环境因素与健康　B. 疾病的预防和控制　C. 社区卫生服务

D. 医学统计学和流行病学方法　E. 卫生保健

4. 三级预防中第一级预防是（　　）。

A. 病因预防　B. 最积极最主动的预防措施　C. "三早"预防

D. 促进功能康复　E. 最应强调的预防措施

5. 我国当前的卫生工作方针是（　　）。

A. 以基层为重点　B. 预防为主　C. 中西医并重

D. 将健康融入所有政策　E. 人民共建共享

（王玉平）

自测题答案

Note

第一篇

环境与健康

HUANJINYUJIANKANG

第一章　环境与健康概论

学习目标

1. **掌握**：环境的基本概念；人与环境的关系；环境污染对人类健康的危害作用。

2. **熟悉**：健康的概念及影响健康的因素；生态平衡对人类健康的重要性；环境污染、公害及公害病的概念；环境污染对健康影响的特点。

3. **了解**：构成环境的主要因素；环境保护与可持续发展战略的重要意义。

扫码看课件

临床案例

1956 年，日本水俣湾附近出现了一种“怪病”。这种病最初发生在猫身上，被称为“猫舞蹈症”。病猫步态不稳，抽搐、麻痹，甚至跳海死去（被称为“自杀猫”）。随后不久，此地人也出现类似疾病。患者轻者面部震颤、口齿不清、手足麻痹、步履蹒跚、感觉障碍、视觉丧失；重者精神失常，直至死亡。几年来这个镇 4 万居民中先后有 1 万人不同程度地患有这种“怪病”。日后称这种“怪病”为“水俣病”。

经调查，水俣湾附近有一家合成醋酸的工厂，在生产中采用氯化汞和硫酸汞两种化学物质作催化剂。催化剂最后全部随废水排入临近的水俣湾内，并且大部分沉淀在水底。研究显示，水俣病是居民长期食用了水俣湾中含有汞的鱼、贝类所致。

思考：

(1) 水底泥中的汞是如何进入海产品的？

(2) 通过水俣病你能吸取什么教训，如何杜绝此类疾病的发生？

第一节　人与环境

环境是一个非常复杂的体系，是以人类为中心的生态系统。人与环境密不可分，一方面，人依赖于环境，另一方面，人改造环境，使环境更有利于人类的生存和发展。人类在改造环境的过程中，如果不注意保护环境，会带来自然资源耗竭、生态破坏、环境污染等问题，最终影响人类的健康。为了防止人类与环境关系的失调，保持生态平衡，必须改善和提高环境质量使之维持在人类健康生存的必要的甚至是最佳的水平上。

一、环境的基本概念及构成

（一）环境的概念

根据世界卫生组织（WHO）的定义，环境是指在特定时刻由物理、化学、生物及社会各种

Note

因素构成的整体状态，这些因素可能对生命机体或人类活动直接或间接地产生现时或远期作用。

环境包括自然环境，如大气圈、水圈、土壤圈、岩石圈和生物圈；还包括人类生活居住的社会环境。它为人类提供赖以生存的空气、食物、水等各种物质基础，同时也为人类提供在智力、道德、社会和精神等方面获得发展的社会环境基础。

（二）环境的构成

根据环境的组成要素可将人类环境分为自然环境和社会环境。

1. 自然环境 自然环境是指环绕于人类周围的自然界，是人类出现之前就已客观存在的各种自然因素的总和。

人类的自然环境由各种物质因素组成。例如，空气、水、土壤、阳光、各种矿物质、植物、动物、微生物等，主要限于地壳表面和围绕它的大气层的一部分，一般在海平面以下 12 km 到海平面以上约 10 km 的范围，亦称为生物圈，一切生物离开了它就不能生存，是人类赖以生存的物质条件。

按照是否受到人类活动的影响，自然环境可分为原生环境和次生环境。

(1) 原生环境 天然形成的未受到人为活动影响或影响较少的自然环境。原生环境中许多因素对机体健康是有利的，如清洁并含有正常化学组成的空气、水、土壤，适宜的阳光和微小气候等。而原生环境中某种元素含量异常，也会对当地居民身体健康产生不良的影响，例如在地球上有些地区，水或土壤中出现某些元素含量过多或过少的异常现象，当地居民通过饮水、食物等途径摄入这些元素过多或过少而引起某些特异性疾病，即生物地球化学性疾病，这类疾病的发病特点具有明显的地区性，又称地方病。如地方性甲状腺肿、地方性氟中毒等。

(2) 次生环境 由于人类生产、生活以及社会交往等活动使天然形成的环境条件发生了改变的自然环境，如生活环境和生产环境。次生环境对人类健康的影响也具有双向作用。人类在改造环境的过程中如果能够重视环境中的物质能量的平衡，就会带来良好的影响，使次生环境优于原生环境，否则就会使次生环境恶化，对人类的健康产生不良影响。近一个世纪以来，随着工农业和交通运输事业的发展，大量排放废气、废水、废渣，严重污染大气、水和土壤等自然环境，使人类生活环境的质量急剧恶化，导致公害事件和公害病不断出现，对人群健康产生损害。此外，在生产劳动过程中，劳动者不可避免地要接触微小次生环境（即生产环境），在一定条件下，生产环境和劳动过程中存在的某些因素及有害物质可能对劳动者的健康产生不良影响，甚至引起职业病。次生环境的恶化及其后果是当今要研究和解决的重点问题。

2. 社会环境 社会环境又称社会文化环境，是指人类在生产、生活以及社会交往等活动过程中所形成的上层建筑体系。它由各种非物质因素组成，包括生产关系、阶级关系、人际关系、经济状况、社会保障、文化教育、科学技术、法律体系、人口发展、行为生活方式、风俗习惯、家庭以及医疗卫生服务等。

社会环境不仅直接影响人群或个体的健康，而且可以通过影响自然环境与人的心理状态，间接影响人的健康。

（三）与健康相关的环境因素

人类环境中含有许多与健康有关的因素，这些因素都是由环境中的物质因素与非物质因素构成的，按其属性可分为生物因素、化学因素、物理因素和社会心理因素。

1. 生物因素 环境中的动物、植物与微生物等构成自然环境的生物因素。与人类健康相关的生物因素主要有微生物、寄生虫、支原体等。生物因素是人类疾病发病的主要病因之一，环境中的某些生物体可成为人类疾病的致病因素或传播媒介。病原微生物引起的霍乱、伤寒等烈性传染病，曾在一段时间内严重威胁着人类的健康。近年来，艾滋病、疯牛病、传染性非典

Note

型性肺炎、禽流感、埃博拉与西尼罗病毒感染，以及猴痘等一些新发传染病在世界上不断出现，再次提醒人们生物因素在致病过程中的重要性。

2. 化学因素 环境中对人体有害的化学因素包括许多方面，例如工业“三废”、汽车尾气、农业用的农药与化肥、地质结构中某种化学元素含量过少或过多、自然灾害导致环境中的化学组成发生很大变化等，人们长期过量接触这些化学污染物，可造成急性、慢性化学中毒或潜在性危害。

3. 物理因素 自然环境中的气温、湿度、气压等气象条件的异常变化、阳光中的电磁辐射及天然放射性元素产生的电离辐射，生活与生产环境中产生的噪声、振动，使用无线电通信设备产生的电磁辐射等。这些物理因素可使环境物理性状发生异常改变，危害人类健康。

4. 社会心理因素 社会因素对人类健康的影响不是孤立的，往往通过影响人们的生活、生产环境而影响人们的心理状态，从而导致疾病，因此又称为社会心理因素。社会心理因素与自然环境因素一样对人类健康的作用具有双重性，即良好的社会环境，如政治稳定、经济条件优越、融洽的人际关系可使人精神愉快、身心健康，反之，可使人精神紧张，甚至诱发某些疾病。随着人们健康观念和医学模式的转变，社会心理因素对人类健康的影响越来越受到人们的关注。

二、人与环境的关系

人类对环境的影响是综合性的，环境也从各个方面反作用于人类。人类与其他的生物不同，不仅仅以自己的生存为目的来影响环境，使自己的身体适应环境，而且为了提高生存质量，通过自己的劳动来改造环境，把自然环境转变为新的生存环境。这种新的环境可能会更适合人类生存，但也有可能会恶化人类的生存环境。人与环境之间的关系是辩证统一的关系，主要表现在以下三个方面。

（一）人与环境间的物质和能量交换

人的生命活动就是机体通过新陈代谢和周围环境不断进行着物质、能量、信息的交换及转移，使机体与环境之间保持着动态平衡。英国科学家汉密尔顿曾经调查了 220 名英国人血液中 60 多种化学元素的含量，发现除碳、氢、氧、氮、硅等元素外，其他化学元素含量呈现明显相关性。这充分反映了人与环境在物质上的统一性。

（二）人对环境的适应能力

人类的生存环境在不断地变化，为了生存发展，人体从内部调节自己的适应能力来与不断变化的环境保持动态平衡。人体对环境的适应能力经过了长期的由低级到高级的发展过程，从各器官、系统及其生理功能到完善的神经体液调节功能紧密联系成为一个完整的统一体。因此，能够在环境异常变化时产生相应的改变，以维持人体的平衡状态，保障生命的延续与发展。但人对环境的适应能力是有限度的，当环境变化的强度超过人体自身所能调节的范围时，就会使人体某些结构和功能发生异常变化，甚至造成永久性的健康损害。

（三）人类改造环境的主观能动作用

人类在生存过程中，有意识地利用和改造环境并取得了巨大的成就，如控制洪水泛滥、改良土壤、驯化野生动物、培育优良品种、发展各种能源、生产各种对人类极为有用的物质、建设舒适的居住环境，创造出各种物质文明和精神文明，反映了人类从处于适应环境的地位逐渐地变为在环境中居于主导地位。环境能够通过自净作用对人类活动的影响进行缓冲，但是，当人类活动的影响超过环境的自净能力时，就会导致环境恶化，生态破坏。因此，人类应尽可能地利用生态系统的调节能力改造环境，使环境更加适应人类的需要。

Note

三、健康及影响健康的因素

（一）健康的概念

保护、促进和维护健康是预防医学的目的，那么，什么是健康？由于人们所处时代、环境和条件不同，对健康的认识也不尽相同，具体来说，对健康概念的认识，经历了一系列演变过程。

1. 传统的健康观 受传统观念及世俗文化的影响，长期以来，人们一直认为"无病即健康"，把有无疾病视为健康的判断标准，把健康单纯地理解为"无病、无残、无伤"。

2. 现代的健康观 随着人类文明的进展，人们对健康和疾病的认识逐渐深化，于是形成了整体的现代的健康观。

1948 年，世界卫生组织将健康定义为"健康不仅仅是没有疾病和虚弱，而且是一个人生理上、心理上和社会适应的完好状态"。

1990 年，世界卫生组织又将健康的内涵进一步扩展为"躯体健康、心理健康、社会适应良好和道德健康"四个方面。

世界卫生组织对健康的定义，综合考虑了影响健康的生物学、心理学、社会学等各个方面的因素，被公认为是现代的健康观。

（二）影响健康的因素

人类的健康受多种因素的制约，世界卫生组织研究表明，影响个人健康和寿命的因素主要有四个方面：行为生活方式占 60%，环境因素占 17%，生物学因素占 15%，医疗卫生服务因素占 8%。

1. 行为生活方式 行为是人类为了满足自身需要，在心理动机支配下进行的有意识的活动。生活方式是指人们受文化、民族、经济、社会、风俗、家庭和同辈影响而形成的生活习惯和行为模式。行为生活方式是影响健康的重要因素。不良生活方式和有害健康的行为已成为当今危害人们健康，导致疾病及死亡的主因。如吸烟、酗酒、吸毒、纵欲、滥用药物等不良行为和生活方式严重影响人类的身心健康，而合理的饮食、良好的睡眠、适当的体育锻炼、不吸烟、不酗酒、保持心情愉悦则有益于健康。

2. 环境因素 包括自然环境与社会环境。自然环境中的物理、化学、生物因素，社会环境中的政治制度、经济状况、人口状况、文化教育水平等都对健康有着重要影响。

3. 生物学因素 生物学因素对健康的影响包括生物性致病因素、心理因素、遗传因素三个方面。

生物性致病因素是指能够引起传染性疾病、感染性疾病以及寄生虫病的病原微生物和寄生虫。尽管目前人类疾病谱和死因构成发生了巨大的变化，由不良行为生活方式所致的慢性非传染性疾病、恶性肿瘤上升为主导地位，但生物因素对健康的危害依然存在，而且不断出现新问题，如出现了艾滋病、传染性非典型肺炎等新的传染性疾病，结核病、黄热病等传染性疾病卷土重来。

随着社会发展，激烈的市场竞争给人们带来的心理压力逐渐增加，心理因素的致病作用越来越被人们所认识和重视。保持一个积极向上的心理状态是促进、维护健康的必要条件。

遗传性疾病是由遗传物质改变所引起的。常为先天性的，如先天愚型、血友病等。有些遗传性疾病需要遗传因素与环境因素共同作用才能发病，如哮喘、胃及十二指肠溃疡、糖尿病、肿瘤、心血管疾病、精神分裂症等。

由非遗传物质引起的出生时伴有的缺陷称为先天性疾病，常与母亲在怀孕期间接触环境有害因素（如农药、重金属）、过量暴露在各种射线下、服用了某些药物、染上了某些致病微生物有关。如母亲感染风疹病毒造成的胎儿患先天性心脏病。

Note

4. 医疗卫生服务 医疗卫生服务是指为维护及促进人类健康所从事的各类医疗、卫生活动。它既包括各级医疗机构所提供的诊断、治疗服务，也包括卫生保健、防疫机构提供的各种预防保健服务。一个地区医疗卫生服务资源的多少、分布及是否充分利用，对当地人群的健康起着重要的作用。

知识链接

衡量身心健康的八大标准

最近，世界卫生组织提出了衡量身心健康的八大标准。①吃得快：进餐时有很好的胃口，快速吃完一餐饭而不挑食物，证明内脏功能正常。②便得快：一旦有便意，能很快排泄，且感觉轻松自如，说明胃肠功能好。③睡得快：上床后能很快入睡，且睡得深，醒后精神饱满，头脑清醒，说明中枢神经系统功能协调。④说得快：思维敏捷，说话流利，说明头脑清醒，心肺功能正常。⑤走得快：行动自如，步履轻盈，说明精力充沛、旺盛。⑥良好的个性：性格温和，意志坚强，感情丰富，具有坦荡胸怀和达观心境。⑦良好的处世能力：观察问题客观、现实，具有自我控制能力，适应复杂社会环境，对事物的变迁能始终保持良好的情绪，能保持机体内环境和社会外环境的平衡。⑧良好的人际关系：待人接物大度和善，不过分计较，能助人为乐，与人为善。

四、生态平衡对人类健康的重要性

（一）生态系统与食物链

生物群落和其生存环境所构成的系统称为生态系统（ecosystem）。自然界就是由各种各样大大小小的生态系统所组成的。生物圈本身就是一个庞大的生态系统。人类是这个生态系统中的一部分。在生态系统中，一种生物被另一种生物吞食，后者再被第三种生物吞食，彼此形成一个以食物连接起来的链锁关系，这种生物间以食物形式进行物质转移的关系，叫做食物链（food chain）。食物链对环境中物质的转移和蓄积有重要作用，如某些重金属元素或有毒物质在环境中起始浓度不一定很高，但可通过食物链一级级地传播使浓度逐级提高，这种现象叫做生物富集，对人类可能会造成危害。

（二）生态平衡

在生态系统内部各种生物间相互制约，相互影响。在一定条件下和一定时间内，生物群落之间不断发生的能量、物质和信息的交换与转移如处于相对平衡的状态则称为生态平衡（ecological equilibrium）。这是一种动态的平衡，当生态系统内部的自然因素或社会因素发生改变时，这种平衡就可能遭到破坏。如大量有机性污水排入水体中，由于营养物过多，使藻类和其他水生生物大量繁殖而消耗水中的氧气，致使鱼类缺氧死亡，厌氧微生物的大量繁殖又使水体发黑、发臭，生态平衡被破坏。如果有机物停止排入水体，水中的生物群体又将逐步恢复原来面目。因此，生态系统总是处于平衡与不平衡的发展过程中，并以此推动着自身的进化和发展。

（三）生态平衡与人类健康

人类健康的基础是清洁的空气、足量而干净的水和完整的生态系统。它可以提供人类适宜的生存环境，充足而多样化的食物，并保护人们免受过多太阳辐射的损伤。然而过度的能源消耗、过度的废物产出、不断扩展的化工农业，和对自然界不可再生资源的持续开采等将使环境造成不可逆的破坏，使生态系统机能失常（生态失调），最终使人类及地球上其他生物物种的

Note

健康与生存受到威胁。科学家们预言:“生态危机将成为21世纪人类共同面临的最大危机。”这就告诉人们,随着工业化的发展和人口压力的加大,人类必须学会与大自然和谐相处。

人类可以在遵循生态平衡规律的前提下,建立新的生态平衡,使生态系统朝着更有益于人类的方向发展。

第二节　环境污染及其对健康的影响

知识链接

八大公害事件

因现代化学、冶炼、汽车等工业的兴起和发展,工业“三废”排放量不断增加,环境污染和破坏事件频频发生,在20世纪30年代至60年代,发生了8起震惊世界的公害事件:①比利时马斯河谷烟雾事件(1930年12月),致60余人死亡,数千人患病;②美国多诺拉镇烟雾事件(1948年10月),5910人患病,17人死亡;③伦敦烟雾事件(1952年12月),短短5天致4000多人死亡,事故后的两个月内又因事故得病而死亡8000多人;④美国洛杉矶光化学烟雾事件(二战以后的每年5—10月),烟雾致人五官发病、头痛、胸闷,汽车、飞机安全运行受威胁,交通事故增加;⑤日本水俣病事件(1952—1972年间断发生),共计死亡50余人,283人严重受害而致残;⑥日本富山骨痛病事件(1931—1972年间断发生),致34人死亡,280余人患病;⑦日本四日市气喘病事件(1961—1970年间断发生),受害人2000余人,死亡和不堪病痛而自杀者达数十人;⑧日本米糠油事件(1968年3—8月),致数十万只鸡死亡、5000余人患病、16人死亡。

一、环境污染与公害

(一)环境污染

因自然原因或人类生产、生活活动使大量的有害物质排入环境,引起的环境质量下降、破坏生态平衡、影响人体健康,造成资源破坏和经济损失的现象称为环境污染(environmental pollution)。

环境污染的产生是一个由量变到质变的过程。目前环境污染的主要原因是资源的浪费和不合理的使用,使有用的资源变为废物进入环境而造成危害。

(二)公害

由于人为的原因造成广泛的环境污染,引起对居民健康的严重危害和生态的破坏称为公害(public nuisance)。因公害而造成的地区性疾病称为公害病(public nuisance disease)。

公害对居民健康的危害很大,严重的公害可以引起许多居民患病或死亡,称为公害事件,历史上已发生过多起严重的公害事件。如美国洛杉矶在1953年发生的光化学烟雾急性中毒事件中,1～2天内65岁以上的老年人中400余人死亡。光化学烟雾是排入大气中的NO_x和烃类在强烈的太阳紫外线作用下,发生光化学反应所产生的一种具有很强的氧化力和刺激性的浅蓝色烟雾,其主要成分为臭氧(约85%),过氧酰基硝酸酯(约10%)、醛类、酮类等。当时

Note

大批居民出现眼睛红肿、流泪、头痛、喉痛、咳嗽、气喘、胸痛、呼吸困难等症状，严重者发生肺水肿，呼吸衰竭及心功能衰竭以致死亡。这些年来在日本的东京、大阪、川崎、澳大利亚的悉尼、意大利的热那亚、印度的孟买和智利的圣地亚哥等汽车众多的城市也有光化学烟雾出现。我国兰州也曾发生过光化学烟雾污染。我国近年来也有类似的公害发生，如 20 世纪 50 年代吉林省第二松花江开始被化工厂排出的含甲基汞的工业废水污染，80 年代初发现部分渔民及居民发生慢性甲基汞中毒，其症状与日本的水俣病基本一致，表现为周围神经感觉迟钝，四肢麻木感（手套、袜套样）、周边视野缩小、神经性听力障碍等。由此可见公害给人类带来的灾难性的后果。

二、常见的环境污染物及其来源

（一）常见的环境污染物

进入环境后造成环境污染的物质称为环境污染物（environmental pollutant）。污染物的发生源称为污染源。

环境污染物按性质可分为三大类：①化学性污染物，如有害气体、重金属、农药、化肥等；②物理性污染物，主要为噪声、振动、电磁辐射、电离辐射等；③生物性污染物，如致病微生物、寄生虫卵等。三类污染物中以化学性污染物最为常见。

按环境污染物进入环境后理化性质是否变化可分为如下两种。①一次污染物（primary pollutant）：污染源直接排放的污染物，如二氧化硫、氮氧化物。②二次污染物（secondary pollutant）：一次污物相互作用或与环境的正常成分发生反应形成的与一次污染物理化性质不同的新的污染物，如酸雨、光化学烟雾等。

（二）环境污染物的来源

环境污染物的来源可分为自然和人为两类。

1. 自然污染来源 如森林火灾、火山爆发、地震、洪水暴发、风暴等自然灾害所造成的污染，以及特殊地质条件和某些化学元素的大量累积等。

2. 人为污染来源 ①生产性污染：工业生产过程中产生的工业三废（废水、废气、废渣）和农业生产中的农药、化肥滥用等。②生活性污染：由于垃圾、污水、粪便等生活废弃物未经处理或处理不当的排放，会污染空气、水和土壤等环境。随着消费水平的提高，生活垃圾大幅度增加，垃圾成分也非常复杂，“白色污染”问题亟待解决。室内空气污染（室内燃烧产物、烹调油烟、香烟烟雾、装饰材料的挥发性有机物、建筑材料中的氡及空调场所的微生物等）也是生活污染的来源之一。③交通性污染：交通性污染主要是指汽车尾气、噪声和振动等污染。从汽车尾气中已经分离出 80 多种有害物质，以一氧化碳、氮氧化物和碳氢化合物为主。④其他污染，如无线电广播、电视和微波通信等设备产生的电磁辐射、医用和车用的原子能和放射性同位素机构所排放的放射性物质污染等。

三、环境污染对健康影响的特点

1. 广泛性 由于环境污染物来源广泛，污染物在自然界各要素之间不断迁移，因此环境污染在空间上具有广泛性；同时，由于某些污染物可以透过胎盘屏障。因此，环境污染作用对象也具有广泛性，不仅影响男女老幼，甚至影响子孙后代的健康。

2. 长期性 由于有些污染物如重金属、放射性物质半衰期比较长，一旦污染环境就很难清除，对生物体可造成长期损害。

3. 复杂性 环境污染的复杂性表现在以下几个方面：污染物的种类比较复杂，既有物理

Note

性污染物，也有化学性污染物，还有生物性污染物；污染物进入人体的途径比较复杂，既可以通过呼吸道，也可以通过消化道，还可以通过皮肤进入人体；污染物对人体发生的危害比较复杂，当一种或多种污染物同时或相继存在时可发生联合作用。

4. 多样性 污染物对健康影响的多样性是指污染物对健康既可以造成急性危害，也可以造成慢性危害；既可以引起局部损害，也可以引起全身损害；既可以引起直接损害，也可以引起间接损害。

四、环境污染对人类健康的危害

由于环境污染对健康影响的上述特点，它对健康的损害表现极为复杂。根据其对人体损害的性质可分为急性危害、慢性危害、远期危害和间接危害。

(一) 急性危害

环境污染物一次大量或 24 小时内多次接触机体后，在短时间内使机体发生急剧的毒性损害甚至死亡，称为急性危害(acute hazard)。急性危害表现为急性中毒。发生急性中毒时往往有一个比较严重的污染源或意外事故发生。如光化学烟雾事件属于急性危害。除化学性污染物引起急性中毒事件以外，环境生物性污染常常引起人群中疾病的流行。介水传染病如病毒性肝炎、伤寒、痢疾、霍乱等一旦发生，多以暴发的形式出现，不仅影响生活及劳动能力，而且严重威胁生命安全。

(二) 慢性危害

环境中的污染物浓度较低，由此所产生的危害称为慢性危害(chronic hazard)。这是由于毒物在体内的蓄积(物质蓄积)或由于毒物对机体微小损害的逐渐累积(机能蓄积)所致。慢性危害的潜伏期长，病情进展不明显，故容易被忽视。

慢性危害表现为慢性中毒和慢性非特异性影响。①慢性中毒是指机体长时间少量、反复或持续接触某种污染物时引起功能或器质性改变后出现的疾病状态。如日本的水俣病(minamata disease)是人们长期食用受甲基汞污染的鱼贝类而引起的慢性汞中毒性疾病，痛痛病(itai-itai disease)是人们长期食用受镉污染的大米、水而引起的慢性镉中毒等。②慢性非特异性影响是指污染区居民虽然没有明显的特异性中毒表现，但由于污染物低浓度长期作用，影响机体正常生长发育和生理、生化功能，使机体的非特异免疫功能下降，导致受污染区的人群抵抗力下降，对感染的敏感性增加，常见病、多发病的发病率增加，人群寿命缩短，死亡率增加等。如受二氧化硫严重污染地区的居民上呼吸道感染发病率上升。

(三) 远期危害

某些环境污染物长期作用于机体，还可以引起致癌、致突变、致畸等远期危害(long-term hazard)，不仅影响当代人的健康，还可影响子孙后代的健康。

1. 致突变作用(mutagenesis) 突变是指生物体的遗传物质发生突然的可遗传的改变，并导致遗传表型的变异。突变可由化学因素、物理因素及生物因素引起，其中化学致突变物占重要地位。无论是染色体畸变，还是基因突变，大多数均对机体产生不利的影响，如果突变发生在体细胞则常引起体细胞的异常增殖而形成肿瘤；发生在生殖细胞，则可能导致不孕、早产、死胎或畸胎以及遗传性疾病等。

2. 致癌作用(carcinogenesis) 癌症是严重威胁人类健康和生命的疾病之一。癌的发生是宿主与环境之间复杂的动态的相互作用的过程。一般估计 80%～90% 的人类癌症与环境因素有关，其中主要是化学因素，占 80%～85%。

肿瘤病因虽尚未完全清楚，但已证实与外环境中存在的一些致癌因素有关。主要致癌因

Note

素有三类。

(1) 物理性因素　如放射性的外照射或吸入(摄入)放射性物质引起白血病、肺癌，紫外线长期强烈照射引起皮肤癌等。

(2) 化学性因素　2002年世界卫生组织国际癌症研究机构把已有资料报告的885种化学物质根据其对人类致癌危险分为四类。

Ⅰ类，确认致癌物，共有88种。如苯并(a)芘可致肺癌，石棉可致肺癌及胸膜间皮瘤，β-萘胺和联苯胺可致膀胱癌等，黄曲霉毒素 B_1 可致肝癌等。

Ⅱ类，可疑致癌物，分为A组和B组。A组对人可能致癌。此类致癌物对人的致癌性证据有限，但对实验动物致癌性证据充分。B组对人可能致癌。此类致癌物对人的致癌性证据有限，且对实验动物的致癌性证据也不充分。

Ⅲ类，潜在致癌物，现有证据不足以将其划入其他各类。

Ⅳ类，对人类可能不致癌(仅己内酰胺一种)，已有证据证明该物质只对动物致癌。

随着科学的发展和研究资料的积累，一些目前认为可疑或潜在的化学致癌物最终有可能进入致癌行列。因此应该加强对致癌物质的监测和致癌作用的研究。

(3) 生物因素　如乙肝病毒与肝癌，EB病毒与鼻咽癌有一定的相关性，热带恶性淋巴瘤可能是由吸血昆虫所传播的一种病毒所引起。

3. 致畸作用(teratogenesis)　致畸就是母体接触环境有害因素后引起的胎儿先天畸形，表现为机体形态结构异常。致畸与遗传因素和环境因素有关，畸胎中的65%是由这两种因素相互作用的结果。研究表明，环境污染是先天性畸形发生率升高的一个重要原因。流行病学调查确认的致畸物有铅、一氧化碳、甲基汞、多氯联苯、农药、风疹病毒、电离辐射、超声波，药物如沙利度胺(反应停)、四环素、己烯雌酚等。工业应用的溶剂苯系化合物、二硫化碳，农药敌枯双等也有致畸作用。

(四) 间接危害

由于当代全球环境的变化如臭氧层的破坏，全球变暖和酸雨等对人类健康的影响是间接的，称为间接危害(indirect hazard)，其影响广泛，已成为人们共同关注的问题。

1. 温室效应(greenhouse effect)　燃料燃烧释放出来的 CO_2，使大气中 CO_2 含量增加，CO_2 能吸收红外线，使气温变暖，并在空间起到温室保护层的作用，直接妨碍地面热量向大气中发散，致使地球表面气温上升，这种现象称为温室效应。除 CO_2 外，制冷剂氟利昂(CFCs)能破坏臭氧层，也是强有力的温室气体，每个CFCs分子的温室能力比 CO_2 分子强一万倍。气候变暖必然影响人类的生存环境和生活条件。一些与温度和湿度变化关系密切的传染病如疟疾、登革热、乙型脑炎、麻疹和黄热病等的发病率会增加。此外，全球变暖后，炎热地区扩大，炎热程度增加，炎热天数增多，危重患者和老年人受到炎热应激反应而死去的人数会明显增多。

2. 臭氧层破坏　臭氧层位于地球表面20～50 km的平流层中，所含臭氧(O_3)是太阳光的紫外线(UV)作用于氧分子而产生的，但臭氧亦可因UV的作用破坏，因而在正常情况下处于动态平衡状态。臭氧层能吸收对人类健康和生态系统有害的较短波长的紫外线。若平流层中 O_3 浓度降低，平流层吸收紫外线的能力就会相应地减弱，到达地球表面的紫外线辐射就会增加。臭氧层的破坏主要是由于人类大量生产与使用氯氟烃类(CFCs)所致。CFCs广泛用作制冷剂、气溶胶喷雾剂，以及发泡剂、溶剂、洗涤剂和氟树脂原料等。CFCs排放到大气层后，受到较短波长紫外线作用而发生光降解，产生NO、HO_2、Cl^- 等活性物，能破坏臭氧分子，从而破坏大气的臭氧层，甚至形成臭氧层空洞，其结果是减弱了臭氧层遮挡吸收短波紫外线的功能。人群由于接触过量的短波紫外线而患皮肤癌和白内障等疾病的机会增加。

3. 酸雨　通常是指 $pH<5.6$ 的酸性降水，包括雨、雪、雹和雾。影响降水酸度的酸性物

Note

质很多，但对酸雨中起主要作用的是 H_2SO_4 和 HNO_3，这两种强酸的母质气体主要是硫氧化物和氮氧化物，主要来源于人类生产和生活活动。SO_2 和 NO_x 等酸性污染物溶于大气的水气中，经过氧化可形成酸雨。我国重庆、贵阳等地，大多燃烧高硫煤，排出大量 SO_2，加上当地气候潮湿，气流不畅，酸雨污染严重。以南宁、柳州、广州、韶关为代表的华南地区酸雨区，近 10 年来酸雨污染明显加重，如广州市 1997 年降水 pH 值为 4.37，其频率达 72.7%。酸雨可使土壤酸化，使土壤中锰、铅、汞、镉等重金属转为可溶性化合物，易被冲刷而转入水体，引起水质污染，再通过食物链在水产品、粮食、蔬菜中积累，间接危害人体健康。酸雾对眼和呼吸道黏膜也具有刺激性，可对人体健康造成直接危害。

五、环境污染的防治措施

环境污染的复杂性决定了环境保护是一项系统工程，环境污染的防治需采用综合性防护措施。

（一）制定完善的环境保护的法律、法规和保证体系，防治环境污染

为了防治环境污染，自 1989 年开始，我国相继颁布了《中华人民共和国环境保护法》《中华人民共和国水污染防治法》《中华人民共和国大气污染防治法》《中华人民共和国环境噪声污染防治法》等一系列法律，使环境保护工作有法可依，有章可循。

（二）倡导清洁生产，防治工业生产的污染

清洁生产，是指不断采取改进设计，使用清洁的能源和原料，采用先进的工艺技术与设备，改善管理，进行综合利用等措施，从源头上削减污染，提高资源利用效率，减少或者避免生产、服务和产品使用过程中污染物的产生和排放，以减轻或者消除对人类健康和环境的危害。如：采用无毒、无害或者低毒、低害的原料，替代毒性大、危害严重的原料；采用资源利用率高、污染物产生量少的工艺和设备，替代资源利用率低、污染物产生量多的工艺和设备；对生产过程中产生的废物、废水和余热等进行综合利用或者循环使用；对工业“三废”进行治理，达到国家或者地方规定的污染物排放标准。

（三）发展生态农业，防治农业生产的污染

生态农业是以合理利用农业自然资源和保护良好的生态环境为前提，因地制宜地规划、组织和进行农业生产的一种农业。如：增施有机肥，减少化肥的使用；采用以虫治虫等生物防治措施，减少农药的投入；鸡粪喂猪、猪粪喂鱼等喂养方式，利于有机废物多级综合利用。

（四）妥善处理生活垃圾，防治生活性污染

随着人口的增加，生活水平不断提高，生活用水量不断增大，生活污水的产量也不断增加。另外，垃圾质量也发生了变化，如难以降解的塑料等高分子聚合物等垃圾比重增大，使垃圾无害化的难度加大。生活污水和垃圾一定要经无害化处理后才能排放或使用。特别应注意医院中污水和垃圾的妥善处理，医疗机构的污水垃圾中常常被许多病原微生物和一些放射性废弃物污染，需要经过特殊处理才能排放。

六、环境保护与可持续性发展战略

环境保护是我国的一项基本国策，关系到广大人民健康和造福子孙后代。其基本方针是“全面规划、合理布局、综合利用、化害为利、依靠群众、大家动手、保护环境、造福人民”。保护环境是一项系统工程，必须把环境作为一个有机整体来看待，既要合理开发和利用资源，发展生产，又要尽可能消除或减少污染，全方位综合治理，保护环境，保障人民健康。

可持续发展是当今人类社会最为关心和迫切需要解决的问题之一。持续性发展就是既要

Note

考虑当前发展的需要，又要考虑未来发展的需要，绝对不能以牺牲后代人的利益为代价来满足当代人的需求。1992 年联合国环境与发展会议(里约热内卢会议)之后，我国制定了“中国 21 世纪议程”，就是要保证可持续性发展战略在我国的实施。

可持续发展观念是指环境与发展密不可分，要从根本上解决环境问题，必须转变人类发展模式，将环境保护从“修补”的位置纳入发展模式中，将资源型发展模式转变为技术型发展模式；依靠科技进步，节约资源和能源、减少废物排放，实施清洁生产和文明消费，建立经济、社会、资源与环境协调发展的新模式。实施可持续发展战略：有利于促进生态效益、经济效益和社会效益的统一；有利于促进经济增长方式由粗放型向集约型转变，使经济发展与人口、资源、环境相协调；有利于国民经济持续、稳定、健康发展，提高人民的生活水平和质量；有利于推进新型工业化的进程；有利于农业经济结构的调整，保护生态环境，建设生态农业。

小　结

人与环境之间是辩证统一的关系，人与环境要和谐相处。影响健康的四大因素有行为生活方式、环境因素、医疗卫生服务因素和生物因素。环境对健康影响的特点包括广泛性、长期性、复杂性、多样性。环境对健康的危害包括急性危害、慢性危害、长期危害和间接危害。急性危害主要是烟雾事件和事故性排放导致；慢性危害如水俣病、痛痛病等；长期危害是指致癌、致畸、致突变作用；间接危害包括温室效应、臭氧层空洞和酸雨等。

思考题

1. 人类与环境之间的关系是什么？
2. 环境污染对健康的影响具有哪些特点？

自测题

一、A1 型题(单项选择题)

1. 以下属于次生环境的是(　　)。

A. 生活环境　　B. 生产关系　　C. 阳光和空气
D. 生活行为方式　　E. 以上都不是

2. 酸雨和光化学烟雾属于(　　)。

A. 一次污染物　　B. 二次污染物　　C. 物理性污染物
D. 生物性污染物　　E. 以上都不是

3. 环境中某些重金属元素或有毒物质可通过食物链一级级地传播使浓度逐级提高，这种现象叫做(　　)。

A. 生物迁移　　B. 生物转化　　C. 生物富集　　D. 生物自净　　E. 生物放大作用

4. 日本水俣病是由哪种环境污染物引起？(　　)

A. 甲基汞　　B. 无机汞　　C. 镉　　D. 铅　　E. 砷

5. 环境污染物按性质可分为三大类，以(　　)污染物最为常见。

A. 化学性　　B. 物理性　　C. 生物性　　D. 生活性　　E. 生产性

6. 污染水体中的无机汞经过哪种方式变为甲基汞？(　　)

A. 生物富集　　B. 生物转化　　C. 环境自净
D. 生物放大作用　　E. 以上都不是

Note

二、X型题(多项选择题)

7. 关于遗传性疾病，下列描述正确的是(　　)。

A. 由非遗传物质引起　B. 由遗传物质改变引起　C. 常为先天性的

D. 有些遗传病需要遗传因素与环境因素共同作用才能发病

E. 常与母亲在怀孕期间接触环境有害因素有关

8. 下列关于生态平衡的描述正确的是(　　)。

A. 属于生态系统的一种状态　B. 是一种动态的平衡

C. 维护生态平衡有利于人类健康　D. 是一种静态的平衡

E. 经常处于平衡-失调-平衡的反复循环中

9. 影响健康的生物学因素包括(　　)。

A. 行为生活方式　B. 生物性致病因素　C. 心理因素

D. 医疗卫生服务　E. 遗传因素

10. 以下属于远期危害的是(　　)。

A. 致突变作用　B. 致畸作用　C. 致癌作用　D. 温室效应　E. 酸雨

(吴　莹)

自测题答案

Note

第二章　生活环境与健康

学习目标

扫码看课件

1. 掌握：生活饮用水的基本卫生要求；净化与消毒的原理、方法；室内空气污染对健康的危害；碘缺乏病和地方性氟中毒的病因、流行特征和防治措施。

2. 熟悉：水源选择和卫生防护；住宅的基本卫生要求；室内空气污染的来源；地方病概念及特征；碘缺乏病和地方性氟中毒的临床表现。

3. 了解：水源的种类及特征；水体污染；住宅设计的发展方向；保持室内空气清洁的措施；碘缺乏病和地方性氟中毒的发病机制及诊断。

生活环境是指与人类生活密切相关的各种自然条件和社会条件的总体，包括大气、水、土壤、住宅以及与健康有关的环境要素。随着经济的迅速发展和人口的快速增长，人类的生活环境已呈现出日益恶化的趋势。

第一节　生活饮用水与健康

临床案例

2007 年 5 月，江苏太湖暴发严重蓝藻污染，位于梅梁湾和贡湖湾交界的贡湖水厂发生了取水口水源污染的严重事件，造成无锡全城自来水污染，生活饮用水严重短缺，超市、商店里的桶装水被抢购一空。该事件是这样发生的：水源地附近蓝藻大量堆积，厌氧分解过程中产生了大量的 NH_3、硫醇、硫醚、硫化氢等物质，致使水质腥臭，无法饮用。该事件造成了严重的社会影响。

思考：

(1) 导致水体污染的原因是什么？

(2) 应当从该事件中吸取哪些教训？

水是生命之源，是构成人体组织的重要成分，也是人类赖以生存的基本物质。人体内水主要分布在细胞内液、细胞间液和血浆中，占成年人体重的 65%，是含量最多的营养素。人体重要的生理活动如调节体温、参与物质代谢、润滑作用等均需要在水的参与下才能完成。人体需水量因年龄、气候、劳动强度不同有差异，正常成人每日生理需水量为 2～2.5 L，如长期摄水不足或大量失水，会导致代谢紊乱，水及电解质平衡失调，严重时引起死亡。

地球表面有 70%左右为水所覆盖，但淡水资源却极其有限，只占全部水资源的 2.5%，而人类真正能够利用的淡水只是江河湖泊以及地下水中的一部分，仅占地球总水量的0.26%，且

Note

分布不均。约65%的水资源集中在不到10个国家，而约占世界人口总数40%的80个国家和地区却严重缺水。据联合国公布的统计数据，全球目前有11亿人缺少生活饮用水，26亿人缺乏基本的卫生设施。

我国是一个水资源短缺的国家，人均水资源占有量只有2300 m^3，约为世界人均水量的1/4，已被联合国列为13个贫水国家之一。同时，我国还是一个水资源污染严重的国家，无节制的排放导致水体污染问题日益突出；森林植被的破坏致使水土严重流失、水资源平衡受到破坏。因此，保护水资源已经成为当前迫切需要解决的问题。

一、水源的种类及卫生学特征

（一）降水

降水是从大气中下降到地面或水面的液态或固态水，包括雨、雪、雹水。其特征是水质较好，硬度低，矿物质含量较低，但水量不稳定。我国的降水量分布受季节、地域影响大，由东南沿海向西北内陆逐渐递减，同时受各地区环境条件差异及大气中化学成分不同的影响而使降水的化学组成也不一样。

（二）地表水

地表水包括江河、湖泊、水库、池塘水等，其特征是水量充足，矿物质含量较低，水质和水量受流经地区地质、气候、季节、人类活动等因素影响而发生变化。因流经地表，冲刷大量泥沙及污染物于水中，故浑浊度大，细菌含量高，易受污染。地表水取用方便，是生活用水和工业用水的主要来源。

（三）地下水

地下水是由降水和地表水经土壤地层渗透到地面以下而形成的，水质直接受地表水水质和地质环境的影响，可分为浅层地下水、深层地下水和泉水。其特征是受污染机会较地表水少，水质较好，矿物质含量高，多属硬水。

1. 浅层地下水 潜藏在地表下第一个不透水层的地下水。浅层地下水水质受土壤环境的影响较大，易被农田残留的农药污染，典型代表为井水，是我国农村最常用的水源水。

2. 深层地下水 位于第一个不透水层以下的地下水。深层地下水不易受污染，水质透明，水温恒定，矿物质含量高，硬度大，水量较稳定，是较理想的饮用水水源。

3. 泉水 由地表缝隙自行涌出的地下水。浅层地下水由于地层的自然塌陷或被溪谷截断而使含水层露出，水自行外流即为浅水泉，其水质与浅层地下水相似；深层地下水由不透水层或岩石的天然裂隙中涌出，即为自流泉，其水质与深层地下水相似。

二、水体污染

人类活动排放的污染物进入水体，其数量超出了水体的自净能力，破坏了水体生态环境，从而影响水的使用价值，造成水质恶化，危害人体健康，称为水体污染。

（一）水体污染的来源

1. 工业废水 工业废水是水体污染最主要的来源，工业生产过程的各个环节都可产生废水，影响较大的工业废水主要来自冶金、化工、电镀、造纸、印染、制革等企业，排放的废水中主要含有大量化学性有害物质。

2. 生活污水 人们日常生活的洗涤废水和粪尿等污水中含有大量微生物、无机物（如磷酸盐、亚硝酸盐）、有机物（如纤维素、脂肪）等。来自医疗单位的污水是一类特殊的生活污水，其主要危害是引起肠道传染病。

Note

3. 农业污水 在农作物栽培、牲畜饲养、农产品加工等过程中排出的污水或液态物质。污水中含有各种病原体、悬浮物、化肥、农药、不溶解固体物和盐分等，其来源主要有农田径流、饲养场污水、农产品加工污水等。

4. 其他 城市生活垃圾、农业废弃物和工业废渣等固体废弃物中含有大量易溶于水的有害物质，受雨水淋洗后进入地表径流而造成水体污染。此外，海上石油开采、大型运油船只泄漏及航海船只产生的废弃物则是海洋污染的重要来源。

知识链接

水体富营养化

由于人类的活动，将大量工业废水、生活污水以及农田径流中的氮、磷等生物所需的营养物质排入湖泊、水库、河口、海湾等缓流水体，引起藻类及其他浮游生物迅速繁殖，水体溶解氧量下降，水质恶化，鱼类及其他生物大量死亡的现象称为水体富营养化。因占优势的浮游藻类的颜色不同，水面往往呈现蓝色、红色、绿色、褐色等不同颜色，富营养化现象出现在淡水中为水华，在海洋中则为赤潮。

（二）水体污染对健康的危害

1. 生物性污染的危害 生物性污染物主要来自人畜粪便、生活污水、医院污水及畜牧业，大量的细菌、病毒、寄生虫污染水体，可引发介水传染病和介水寄生虫病的发生和流行。

临床案例

1988年1—3月，上海发生甲肝暴发流行，发病人数高达31万人，此次流行是生食或食用半生不熟的毛蚶引起的。1988年春季，上海市场的毛蚶主要来自江苏启东海域，当地的水体由于大量人畜粪便的污染，致使甲肝病毒进入水体，吸附力极强的毛蚶将病毒吸附于体内，上海人生食毛蚶的习惯让病毒轻易地进入消化道，最终导致该病的暴发流行。

思考：

(1) 1988年上海甲肝暴发的原因是什么？

(2) 水体污染对健康有哪些影响？

2. 化学性污染的危害 工业废水、废渣的违规排放及农药、化肥的过度使用是水体化学性污染的主要来源，大量有毒的化学物质如汞、镉、砷、铅、酚、氰化物、多氯联苯、农药、化肥等污染水体，可引起人体发生急、慢性中毒及致癌、致畸、致突变等远期危害。

3. 物理性污染的危害 水体的物理性污染主要包括热污染和放射性污染。

(1) 热污染 主要来源于发电厂和其他工业的冷却水。含热废水的持续排放可使水温升高，使水中溶解氧减少，增加水中化学反应的速度而使重金属、氰化物等化学物质的毒性增强，从而造成水环境发生一系列变化。

(2) 放射性污染 原子能工业、核电站、放射性核素等在应用过程中产生的废水、废气、废渣中的放射性污染物可经多种途径污染水体，对健康造成危害。如影响人体的生长发育和生殖功能，导致血液系统疾病，损伤肝脏、骨髓、造血、神经系统功能，严重者可诱发恶性肿瘤。

三、饮用水的卫生学要求

（一）我国生活饮用水卫生标准

生活饮用水卫生标准是对饮用水中与人群健康相关的各种因素以法律形式作出量值规

Note

定，并为实现量值所作出的有关行为规范的规定，经国家有关部门批准，并以一定形式发布。该标准是保证饮用水安全，保护人群身体健康的一项法定卫生标准，也是卫生部门开展饮用水卫生工作，监测和评价饮用水水质的依据。

随着经济、科学技术的发展，人口的增加以及人们生活水平的提高，对生活饮用水的质量要求也越来越高，我国卫生部发布的《生活饮用水卫生标准》(GB 5749—85)已不能满足人民群众健康的需要。为此，2006 年底，卫生部会同各有关部门完成了对《生活饮用水卫生标准》(GB 5749—85)的修订工作，并正式颁布了新版《生活饮用水卫生标准》(GB 5749—2006)，规定自 2007 年 7 月 1 日起全面实施(附录 A 中表 A-1、表 A-2)。新的水质标准项目由 1985 年的 35 项增至 106 项，并对原标准 35 项指标中的 8 项进行了修订。其中微生物指标由 2 项增至 6 项；毒理指标中无机化合物由 10 项增至 21 项，有机化合物由 5 项增至 53 项；感官性状和一般化学指标由 15 项增至 20 项，饮用水消毒剂由 1 项增至 4 项，新的标准对饮用水的水质安全要求更高。

（二）生活饮用水的基本卫生要求

1. 流行病学上安全 饮用水中不得含有病原微生物和寄生虫卵，以防止介水传染病、寄生虫病以及其他感染性疾病的发生和传播。

2. 化学组成安全 饮用水应含有适量人体必需的微量元素，有毒、有害化学物质及放射性物质的含量应控制在卫生标准允许的范围内，不得对人体造成急、慢性中毒及任何潜在性危害。

3. 感官性状良好 饮用水应无色、透明、无臭、无味，无任何肉眼可见物。

4. 水量充足，取用方便 饮用水应该取用便利，水量应该能满足居民日常生活及饮用的需要，每人每日需水总量不低于 50 L。

四、饮水的净化与消毒

饮用水的常规处理过程包括混凝沉淀、过滤、消毒，若水源水中含铁、氟、锰等则需进行特殊处理。

（一）饮水的净化

1. 目的 除去原水中的悬浮物质、胶体颗粒和部分病原体，改善水的感官性状。

2. 方法

(1) 混凝沉淀 天然水中细小的胶体微粒和悬浮物，难以自然沉淀，因此需要在水中加入混凝剂，混凝剂水解后形成带正电荷的胶粒，与水中带负电荷的胶粒相吸而凝聚生成絮凝体(又称矾花)。絮凝体有很强的吸附力，能吸附水中的悬浮物、溶解性物质和细菌，其体积与重量逐渐增大而沉淀，从而使水澄清，脱色。

(2) 过滤 原水经过混凝沉淀后，仍有少部分杂质未去除，还需进行过滤处理。过滤是以具有孔隙的粒状滤料层以截留水中悬浮杂质和微生物等以使水澄清的净水过程，最常用的滤料是石英砂。过滤可使水的浊度达到生活饮用水水质标准，可去除水中大部分病原体，尤其是阿米巴包囊和隐孢子虫卵囊，并为滤后消毒创造了条件。

（二）饮水的消毒

1. 目的 消毒的目的是杀灭水中的病原体，预防介水传染病的发生和流行，保证饮水在流行病学上的安全。

2. 方法 饮水消毒的方法分为物理消毒法和化学消毒法两类。物理法主要有高温煮沸、紫外线照射、超声波消毒等；化学法则是向水中投加消毒剂以起到杀灭病原体的作用，目前我

Note

国常用的化学法主要有氯化消毒、二氧化氯消毒和臭氧消毒等。

1）氯化消毒 氯化消毒是我国饮水消毒最主要的方式，是指用氯或氯制剂进行消毒的方法。常用的氯制剂主要有液氯、漂白粉、漂白粉精和有机氯制剂等，其中液氯常用于集中式给水消毒，漂白粉、漂白粉精多用于分散式给水如井水的消毒。

（1）氯化消毒的基本原理 氯或氯制剂加入水中后均可形成次氯酸（HOCl）。由于次氯酸体积小，电荷中性，易于穿过细胞壁；同时，它又是一种强氧化剂，能损害细胞膜，使蛋白质、RNA 和 DNA 等物质释出，并影响多种酶系统（主要是磷酸葡萄糖脱氢酶的巯基被氧化破坏），从而使细菌死亡。氯还可以作用于病毒核酸，对病毒产生致死性损害。氯、漂白粉、漂白粉精在水中的化学反应如下。

$$Cl_2 + H_2O \longrightarrow HOCl + H^+ + Cl^-$$

$$2Ca(OCl)Cl + 2H_2O \longrightarrow Ca(OH)_2 + 2HOCl + CaCl_2$$

$$Ca(OCl)_2 + 2H_2O \longrightarrow Ca(OH)_2 + 2HOCl$$

（2）有效氯 含氯化合物中，氯的价数大于－1 者具有杀菌能力的有效成分称为有效氯。有效氯的含量直接关系到氯化消毒的效果，有效氯含量越高，氯化消毒效果越强。常用氯制剂如漂白粉含有效氯 25%～30%；漂白粉精含有效氯 60%～70%；优氯净含有效氯60%～64%。

（3）影响氯化消毒效果的因素。

①加氯量和接触时间：用氯及氯制剂消毒饮用水时，氯不仅与水中细菌作用，还要氧化水中的有机物和还原性无机物，它所需要的氯的总量为“需氯量”。为保证消毒效果，“加氯量”必须超过水的需氯量，在氧化和杀菌后剩余的有效氯称为“余氯”。一般要求氯加入水中接触 30 分钟后，水中游离性余氯不少于 0.3 mg/L，在配水管网末梢游离性余氯不少于 0.05 mg/L。

②水的 pH 值：次氯酸是弱电解质，在水中可离解成 H^+ 和 OCl^-，其离解程度与 pH 值有关。当 pH<5.0 时，水中 HOCl 达到 100%，消毒效果好；随着 pH 值的增高，HOCl 逐渐减少，OCl^- 逐渐增多，消毒效果变差；当 pH>7.0 时，HOCl 含量剧减，因此消毒时应注意控制水的 pH 值（不宜太高）。

③水温：水温高，杀菌效果好，水温每提高 10 ℃，病菌杀灭率提高 2～3 倍。

④水的浑浊度：用氯消毒时，必须使 HOCl 和 OCl^- 直接与水中细菌接触，方能达到杀菌效果。如水中悬浮物质较多，浑浊度高，细菌多附着在悬浮颗粒上，氯无法直接作用于细菌，从而降低杀菌效果。因此，消毒前应先净化以降低水的浑浊度以提高消毒效果。

⑤水中微生物的种类和数量：不同微生物对氯的耐受性不同，一般来说，大肠杆菌抵抗力较低，病毒次之，原虫包囊抵抗力最强。水中微生物的数量过多，则消毒后水质不易达到卫生标准的要求。

2）二氧化氯消毒 ClO_2 在常温下为橙黄色气体，有很强的刺激性，易溶于水，但不与水起化学反应，在水中极易挥发，故需在临用时现场配制。ClO_2 是极为有效的饮水消毒剂，对细菌、病毒及真菌孢子的杀灭能力均很强。其消毒效果不受原水 pH 值（6～10）影响，也不受氨的影响，与氯相比有更强的适应性，更适合碱度较高的水源水消毒。近年来美国多数水厂使用二氧化氯消毒，我国也有少数水厂开始使用。

3）臭氧消毒 O_3 是极强的氧化剂，在水中的溶解度比 O_2 大 13 倍，O_3 极不稳定，需在临用时制备，并立即通入水中。O_3 加入水中后即可放出新生态氧[O]，具有极强的氧化能力，导致细菌和病毒死亡。臭氧消毒效果较 ClO_2 和 Cl_2 好，用量少，接触时间短，同时还有除臭、色、铁、锰、酚等多种作用；缺点是投资大、费用高；与铁、锰、有机物等反应，可产生微絮凝，使水的浊度提高；消毒后对管道有腐蚀作用，故出厂水无剩余 O_3，因此需要第二消毒剂。

4）紫外线消毒 波长 200～295 nm 的紫外线具有杀菌作用，紫外线可透入微生物体内作用于核酸、原浆蛋白与酶，使其发生化学变化而使微生物死亡。紫外线消毒需采用紫外线饮水

Note

消毒装置，常用设备有套管进水式(浸入式)和反射罩式(水面式)两种。消毒时要求原水色度和浊度要低，水深最好不要超过12 cm，光照时间为10～100 s。

五、水源选择和卫生防护

(一) 水源选择的原则

1. 水量充足 水源水量应能满足城镇或居民点的总用水量，除满足生活和生产外，还应考虑长远发展。选择地面水时，必须考虑水量的变化。为确保供水的可靠性，一般要求以95%的比率保证枯水流量大于设计总用水量。

2. 水质良好 相关部门应对水源进行全面的卫生学调查，综合各方面因素选择水质良好的水源水，当水源水质不符合要求时，不宜作为供水水源。通常要求水源水的感官性状和一般化学指标经处理后，应符合生活饮用水卫生标准的要求；毒理指标和放射性指标必须符合要求；当水源水中含有害化学物质时，其浓度不应超过所规定的最高容许浓度。

3. 便于防护 为保证水源水质不因污染而恶化，应注重防护。因此，有条件的地区应优先选择地下水作为水源，只能采用地表水作水源时，应结合城市发展规划，将取水点设在城镇和工矿企业的上游。

4. 技术经济合理 选择水源时，在分析比较各个水源的水量、水质后，进一步结合水源水质和取水、净化、输水等设备的具体条件，考虑基本建设费用和管理维护费用最小的方案。

(二) 水源的卫生防护

《中华人民共和国水污染防治法》(2017年6月27日第二次修正)第五章中规定：国家建立饮用水水源保护区制度，有关地方人民政府应在保护区的边界设立明确的地理界标和明显的警示标志，在保护区内禁止设置排污口，禁止从事可能污染饮用水水体的活动。

1. 地表水水源卫生防护

(1) 取水点周围半径100 m的水域内，严禁捕捞、网箱养殖、停靠船只、游泳和从事其他可能污染水源的任何活动。

(2) 取水点上游1000 m至下游100 m的水域不得排入工业废水和生活污水；其沿岸防护范围内不得堆放废渣，不得设立有毒、有害化学物品仓库、堆栈，不得建造装卸垃圾、粪便和有毒有害化学物品的码头，不得使用工业废水或生活污水灌溉及施用难降解或剧毒的农药，不得排放有毒气体、放射性物质，不得从事放牧等有可能污染该水域水质的活动。

(3) 以河流为给水水源的集中式供水，由供水单位及其主管部门会同卫生、环保、水利等部门，根据实际需要，可把取水点上游1000 m以外的一定范围河段划为水源保护区，严格控制上游污染物排放量。

(4) 受潮汐影响的河流，其生活饮用水取水点上游及其沿岸的水源保护区范围应相应扩大，其范围由供水单位及其主管部门会同卫生、环保、水利等部门研究确定。

(5) 作为生活饮用水水源的水库和湖泊，应根据不同情况，将取水点周围部分水域或整个水域及其沿岸划为水源保护区，并按(1)、(2)项的规定执行。

(6) 对生活饮用水水源的输水明渠、暗渠，应重点保护，严防污染和水量流失。

2. 地下水水源卫生防护

(1) 生活饮用水地下水水源保护区、建筑物的防护范围，应根据生活饮用水水源地所处的地理位置、水文地质条件、供水的数量、开采方式和污染源的分布，由供水单位及其主管部门会同卫生、环保及规划设计、水文地质部门研究确定。

(2) 在单井或井群的影响半径范围内，不得使用工业废水或生活污水灌溉和施用难降解或剧毒的农药，不得修建渗水厕所、渗水坑，不得堆放废渣或铺设污水渠道，不得从事破坏深层

Note

土层的活动。

(3) 工业废水和生活污水严禁排入渗坑或渗井。

(4) 人工回灌的水质应符合生活饮用水水质要求。

第二节 居住环境与健康

住宅是生活环境的重要组成部分，是人类为了防御各种不良的气象条件而修建的相对密闭的空间。住宅是人们生活、居住、学习、工作、娱乐等多功能场所，其卫生条件与人类健康密切相关。良好的住宅环境有利于健康，可提高机体的生理功能、防止疾病传播、降低人群患病率和死亡率；不良的住宅环境不利于健康，可降低机体的抵抗力，影响各系统功能，使人群的生活质量和工作效率下降，患病率和死亡率增高。

一、住宅的卫生要求

(一) 住宅的基本卫生要求

知识链接

室内小气候

室内由于围护结构(墙、屋顶、地板、门窗等)作用，形成了与室外不同的室内气候，称为室内小气候。室内小气候主要包括气温、湿度、气流和热辐射(周围墙壁等物体的表面温度)四个综合作用于人体的气象因素。

1. 小气候适宜 室内有适宜的小气候，冬暖夏凉，合适的空气湿度，必要时应有通风、采暖、防寒、隔热、降温等设备。

2. 采光照明良好 住宅日照良好，光线充足，采光、照明适当。

3. 空气清洁卫生 应避免室内外各种污染源对室内空气的污染，室内应有适当的换气。

4. 环境安静整洁 住宅隔音性能良好，避免噪声干扰，以保证休息、睡眠、学习和工作环境安静。

5. 卫生设施齐全 应有上、下水道和其他卫生设施，以保持室内清洁卫生。

6. 防止疾病传播 要有防止昆虫、动物侵扰及隔离病原体的设施，防止疾病的传播，降低人群患病率和死亡率，达到增强体质、延长寿命的目的。

7. 尽量接近自然 室内外应有足够的绿化场所，住宅尽可能有阳台或院落，使人与自然尽量多接近。

(二) 住宅设计的卫生要求

1. 住宅的平面设置

(1) 住宅的朝向 住宅的朝向是指住宅建筑物主室窗户所面对的方向，对住宅的日照、采光、通风、小气候和空气清洁程度等都能产生影响。因此，应根据当地各季节的太阳高度、日照时数、各季节的风向频率和风速，以及地理环境和建筑用地等情况，选择住宅的最佳朝向。我国绝大部分地区在北纬45°以南，住宅最佳朝向为南向或东南向。住宅朝向选择的原则是在节约用地的前提下，使居室能满足以下条件：①冬季得到尽量多的日照；②夏季能避免过多的日

Note

照；③有利于自然通风。

（2）住宅的间距　住宅的间距是指前后相邻的两排建筑物之间的距离，理想的住宅间距应能满足住宅有良好的通风以及最小限度的日照时间。根据日照的卫生要求，住宅间距要由纬度、住宅朝向、建筑物高度和长度及建筑用地的地形等因素决定，一般可根据室内在冬至日应不少于1小时的满窗日照时间要求推算。根据夏季通风的要求来确定间距时，主要应考虑住宅中的主室要面向炎热季节的主导风向。一般呈行列式住宅的正面间距最小应为前排建筑物高度的1.5～2.0倍，侧面间距不小于较高住宅高度的1.0～1.5倍。

（3）住宅中房间的配置　每户住宅应有各个住户独用的成套房间，一般包括主室（客厅、卧室、书房等）和辅室（厨房、卫生间、储藏室等）。房间配置的原则：①主室应配置为最佳朝向，分隔良好；②房间尽量都有自然采光；③厨房和卫生间通风良好。

（4）住宅内各户之间的关系　主要应解决各户之间的分隔，以创造每户都有一个安静的环境，避免互相干扰和减少疾病传播的机会。

2. 住宅的卫生规模　住宅的卫生规模是指根据卫生要求提出的住宅居室容积、净高、面积和进深等应有的规模。

（1）居室容积　每个居住者所占有的居室空间容积，居室容积与居住者是否生活方便、舒适，室内小气候以及空气清洁度有关。室内空气中CO_2的含量是评价空气清洁度的一项重要指标，因此也是评价居室容积是否符合卫生要求的重要指标之一。为保证室内空气中CO_2的浓度不超过0.07%，我国《住宅居室容积卫生标准》(GB 1127—89)规定，全国城镇住宅居室容积的卫生标准为20 m^2/人。

（2）居室净高　室内地板到天花板之间的高度。适宜的室高给居住者以良好的空间感，可保证室内空气清洁，保证采光良好，有利于炎热地区夏季室内不致过热。我国《住宅设计规范》(GB 50096—1999)规定，居室净高为2.4～2.8 m。

（3）居室面积　每人在居室中所占的面积，又称居住面积。为了保证居室内空气清洁、安放必要的家具、有足够的活动范围、避免过分拥挤和减少传染病的传播机会，根据每人所占有的居室容积和居室净高，可计算出每人应有的居住面积为8～10 m^2。

（4）居室进深　开设窗户的外墙内表面至对面墙壁内表面的距离，住宅室内的采光、日照、通风与居室进深有密切关系。进深大的居室中，离外墙较远的地点空气滞留，换气困难；自然采光在靠近门窗的地方为最大，离窗越远，采光越差。居室进深与地板至窗上缘高度之比称室深系数。室深系数在一侧采光的居室不应超过2～2.5，在两侧采光的居室不应超过4～5。居室进深与居室宽度之比，不宜大于2∶1，最好是3∶2。

3. 住宅的采光和照明　合理的采光和照明可保持大脑兴奋性和觉醒状态的周期变化，对机体生理状态产生良好的作用，使视功能和神经系统处于舒适状态。利用天然光源作为住宅内的光源称为采光，室内自然采光状况常用窗地面积比值、投射角、开角和采光系数来评价。在夜间或白天自然采光不足时，需利用人工光源的直射光或散射光作为住宅内的光源，称为照明。

（1）窗地面积比值　直接天然采光口的窗玻璃的面积与室内地面面积之比。我国《住宅设计规范》(GB 50096—1999)规定，卧室、客厅、厨房的窗地面积之比不应小于1/7。

（2）投射角与开角　投射角是指室内工作点与采光口上缘的连线和水平线所成的夹角，投射角不应小于27°。如果采光口附近有遮光物时，还需规定开角的要求。开角是室内工作点与对侧室外遮光物上端的连线和工作点与采光口上缘连线之间的夹角，开角不应小于4°（图2-1）。

（3）采光系数　又称自然照度系数，是指室内工作水平面上（或距窗1 m处），散射光的照度与室外相同时间空旷无遮光物地方接受整个天空散射光（全阴天，见不到太阳，但不是雾天）

Note

的水平面上照度的百分比(%)。采光系数全面考虑了影响室内采光的各个因素,是比较全面、客观评价采光的指标。一般要求主室内不应低于1%,楼梯间不应低于0.5%。

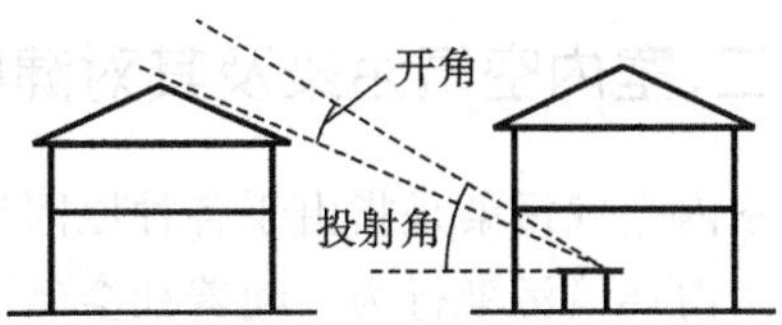

图 2-1 投射角与开角

(4) 照明 人工照明的照度标准,应按视力工作精密程度和持续时间而规定。精细作业对照度要求最高,作业时照度要求达到200～500 lx;阅读、书写时,照度应达到150～300 lx。辅室对照明要求不高,餐厅、厨房不低于20 lx,卫生间、楼梯间不低于10 lx。

(三) 住宅设计的发展方向

住宅是人类生存和发展的重要载体,从住宅诞生的第一天起,它就随着人类生活的提升而演进,随着居住模式的改进而变迁。未来的住宅应融合生态、绿色、健康、安全、科学、节能等理念,住宅设计的发展方向是健康住宅和绿色生态住宅。

1. 健康住宅 "健康住宅"是指在满足住宅建设基本要求的基础上,突出健康要素,以可持续发展为理念,满足居住者生理、心理和社会多层次的需求,进一步完善和提高住宅质量与生活质量,营造健康、安全、舒适和环保的高品质住宅和社区。世界卫生组织(WHO)提出健康住宅有15项标准:①会引起过敏症的化学物质的浓度很低;②尽可能不使用挥发出的化学物质的胶合板、墙体装修材料等;③设有换气性能良好的换气设备,能将室内污染物质排至室外,特别是对高气密性、高隔热性来说,必须采用具有风管的中央换气系统,进行定时换气;④在厨房灶具或吸烟处要设置局部排气设备;⑤起居室、卧室、厨房、厕所、走廊、浴室等要全年保持在17～27 ℃之间;⑥室内的湿度全年保持在40%～70%之间;⑦CO_2 要低于 10^{-3} g/L;⑧悬浮粉尘浓度要低于0.15 mg/m³;⑨噪声要小于50 dB(A);⑩一天的日照确保在3小时以上;⑪设置足够亮度的照明设备;⑫住宅具有足够的抗自然灾害的能力;⑬具有足够的人均建筑面积,并确保私密性;⑭住宅要便于护理老龄者和残疾人;⑮因建筑材料中含有有害挥发性有机物质,所有住宅竣工后要隔一段时间才能入住,在此期间要进行通风和净化空气。

知识链接

日本丰冈生态住宅

日本丰冈生态住宅是日本环境部的20个生态住宅项目之一,也是当地生态环保型住宅的典范。丰冈冬季寒冷而多雪,夏季炎热,终年潮湿,为了给人们提供舒适的居住环境,该住宅内部设有一个很大的空穴空间,称作TAKA。在此空间内,热空气和湿气可以通过天窗扩散出去,使其俨然成为一个空气调节系统。住宅外墙涂有灰泥,具有强大的防火性能;内墙可以捕捉湿气与热气,冬季时可吸收太阳光的热量,夏季时则利用晚上凉爽的室外空气使室内温度降低;住宅采用了雨水收集和再利用系统以及LED灯;引进了太阳能发电系统,直接利用太阳的热量;环流风扇控制了热空气的流动,使室内环境更为舒适;小球炉作为供热系统被引入到住宅中,它利用生物质能进行供热,同时不会排放 CO_2;在空隙空间中安装有地暖系统,这些系统以其高运作效率创造了一个舒适的室内环境。

2. 绿色生态住宅 "绿色生态住宅"是指消耗最少的资源和能源,产生最少废弃物的住宅和居住小区。在住宅建设和使用过程中,遵循科学的可持续发展原则,以生态学为基础,以人与自然的和谐为核心,科学有效地利用自然资源和高新技术成果,使建筑物对资源的消耗及对环境的污染降到最低限度,为人类营造自然、舒适、环保、健康、优美、便捷的居住空间区域。

Note

二、室内空气污染及其对健康的危害

室内空气污染是指由于各种原因导致的室内空气中有害物质浓度超标，进而影响人体健康的室内环境污染行为。随着社会经济的发展、人民生活水平的提高，特别是建材业的高速发展，室内污染物的来源和种类越来越多；此外，建筑物密闭程度不断增加，使室内污染不易排出，导致室内空气污染问题日趋严重。我国每年因室内空气污染致死人数高达 11.1 万人，100 多万 5 岁以下儿童的死因与室内装修污染有关，约 70% 的孕妇流产与胎儿畸形是因室内甲醛含量超标所致，多组数据表明室内空气污染的程度比室外空气污染严重 2～5 倍。因此，室内空气污染对健康的影响往往更直接、更严重。

（一）室内空气污染的来源

1. 室外来源

（1）室外大气污染　源自工业企业、交通运输、采暖锅炉等产生的 SO_2、CO、NO_X、铅、颗粒物等大气污染物可通过机械通风系统或自然通风进入室内，造成室内空气污染。

（2）建筑材料　建筑地基、建筑物石材和砖瓦中含有某些可逸出、可挥发的有害物质，如放射性氡及其子体。

（3）人为带入　人们进出居室时，可将室外大气颗粒物、病菌等微生物或工作环境中有毒化学物质带入室内。

（4）相邻住宅污染　从邻居家排烟管道进入室内的厨房油烟、毒物或熏蒸杀虫剂等，这类污染物主要有 CO、磷化氢等。

（5）生活用水污染　受到化学污染物或病原体污染的生活用水，通过淋浴器、空调机、空气加湿器，以水雾的形式污染室内空气，如军团菌、苯、机油等。

临床案例

军团菌病是由军团菌属细菌引起的临床综合征，于 1976 年在美国费城召开退伍军人大会时暴发流行而得名，该事件共致 221 人患病，34 人死亡。近年来军团菌病在世界各地都有暴发流行。2015 年 7 月，纽约暴发史上最大规模的军团菌病，确诊 113 例感染者，12 人死亡。军团菌主要存在于现代建筑物贮水器的水中，特别是中央空调系统、淋浴设施、自来水及其他人工水体中。世界范围内多起事件证明中央空调冷却塔水的污染是军团菌病暴发流行的常见原因。思考：

（1）军团菌病是怎样发生的？

（2）从案例中我们应当得到哪些启示？

2. 室内来源

（1）燃料燃烧及烹调　含有杂质的大多数燃料燃烧及烹调产生的油烟中含多种多样的污染物，如可吸入颗粒物、氟化物、SO_2、CO、NO_X、苯并(a)芘等。

（2）室内活动　人体排出的大量代谢废弃物以及谈话、咳嗽、喷嚏时喷出的飞沫等都是室内空气污染的主要来源。吸烟更是重要的室内有害物质来源，烟草燃烧的烟雾中含有近 4000 种化学物质，其中致癌物不少于 44 种。室内病原体主要来源于呼吸道疾病的患者、携带者及家养宠物。此外，因人体活动如扫地、吸尘等发出的噪声也会造成室内噪声污染。

（3）室内建筑装饰材料　建筑装饰材料中含有大量的有毒物质，是室内空气污染最主要的来源。如油漆、涂料、胶合板、泡沫填充材料、化纤壁纸等均会释放出甲醛、苯、甲苯、酚类、氯乙烯等挥发性有机物及砷、铅、汞等金属；石材、地砖、瓷砖等建材中含有氡及其子体。

Note

(4) 家用电器　电视机、电脑、微波炉等电器在工作时可产生不同频率的电磁波。科学研究发现，长期接受电磁辐射可影响神经系统，降低免疫功能，甚至诱发肿瘤；电视机荧屏和电脑显示器在工作时可产生溴化三苯并呋喃，能刺激眼睛、呼吸道，引起头痛、咽痛等症状；密闭环境中使用空调系统导致室内新鲜空气量不足，降低室内空气中负离子浓度，增加可吸入性颗粒物和病原体污染的机会，导致空气质量下降。

(5) 家用化学品的使用　清洁剂、杀虫剂、消毒剂、化妆品等产品中含有多种易挥发的有机物，如苯及同系物、醇、氯仿、马拉硫磷等。

(二) 室内空气污染的特点

1. 累积性　室内环境属于相对封闭的空间，无论是室外来源或室内来源的污染物，一旦聚集在室内，在通风换气条件不佳时均不易排放到室外，在室内逐渐累积。大量的污染物长期滞留在室内，使得室内污染物浓度很高，严重时室内污染物浓度可超过室外的数十倍，对人体健康造成严重的危害。

2. 长期性　室内环境是人们生活、学习、工作的主要场所，人的一生中至少有 2/3 的时间在室内度过。部分室内污染物的排放周期长，例如甲醛，即使在室内通风充足的条件下，仍能不断地从建筑装饰材料的孔隙中释放出来，这种释放可达十几年之久。

3. 多样性　室内空气污染种类多，包括化学性、物理性、生物性和放射性四大类。这些污染物往往相互有关、共同存在。①室内主要的化学性污染物有 CO_2、燃烧产物、烹调油烟、甲醛及其他挥发性有机化合物等，可使人体中毒、致癌、甚至致死。②室内的噪声和非电离辐射属于物理性污染。噪声可影响休息、睡眠、学习和工作，达到一定强度时可导致听觉系统损伤。③室内常见的生物性污染物种类甚多，能通过空气或饮水在室内传播。例如床褥、地毯、窗帘等纺织物在室内极易滋生尘螨，因其具有强烈的变态反应原性，故可引起过敏性哮喘、过敏性鼻炎等致敏性疾病。④来源于地基土壤和建筑材料的氡是放射性气体，吸入人体后，氡衰变产生的 α 粒子可对呼吸系统造成辐射损伤。流行病学研究表明，氡已成为仅次于吸烟的第二大肺癌的危险因素。

(三) 室内空气污染对健康的危害

由于室内空气污染物的种类多样，因此对健康产生的危害也是多种多样的。室内空气污染不仅对机体各系统及免疫功能有明显损伤作用，还能传播呼吸道传染病；引发变态反应；刺激皮肤、眼睛和呼吸道；引起中毒性疾病；甚至诱发癌症。此外，近年来由于室内空气污染引起的特殊疾病越来越受到关注。

1. 不良建筑物综合征(SBS)　某些建筑物内由于空气污染、空气交换率低，导致在该建筑物内活动的人群产生了一系列非特异症状，主要包括眼、鼻、咽、喉部刺激征，以及头痛、疲倦、胸闷、憋气、嗜睡、注意力不集中、全身不适等，而离开了建筑物后，症状即可缓解或消退。SBS的特点是发病快、患病人数多、病因较难确认。

2. 空调综合征　又称空调病，是指长期处在空调环境中而出现的系列症状，多发生于夏季，儿童、妇女和老年人为高发人群。主要症状因个体差异而不同，可出现头晕、头痛、发热、畏寒、上呼吸道感染、疲乏无力、食欲不振、肌肉酸痛、关节僵硬、皮肤过敏等症状。空调病以预防为主，使用空调时应经常开窗换气，以保证室内空气流通；开启空调的时间不宜过长；室内外温差应不超过 8 ℃；严禁在空调房内吸烟并注意保持室内卫生。

(四) 保持室内空气清洁的卫生措施

室内空气质量与人类的健康息息相关，清洁的空气是健康的必要条件，因此应从多方面采取措施以保证室内空气清洁。除了立法机构、政府各部门和企业共同努力防治室内、室外各种空气污染外，还要针对住宅卫生要求考虑以下八个方面的问题。

Note

1. 住宅的地段选择 住宅应远离闹市、工业区和交通要道，选择在大气清洁、日照通风良好、周围环境无各种污染源、有绿化地带的地段内。

2. 建筑材料和装饰材料选择 应选择不散发有害物质、不易沾上尘埃和易于清洗的材料；为减少和避免建筑装饰材料对室内空气的污染，要选择符合《室内装饰装修材料有害物质限量》国家标准的装饰装修材料；为了减少室内积尘和尘螨，在室内尽可能避免使用毛制的地毯或挂毯等装饰品。

3. 合理的住宅平面配置 防止厨房产生的煤烟和烹调油烟进入主室；防止厕所的不良气味进入起居室；避免各室间互相干扰等。

4. 合理的住宅卫生规模 住宅内各室的容积、室高、面积应足够；朝向要符合卫生要求，有利于日照、采光和通风换气。

5. 采用改善空气质量的措施 保证烟道通畅，改进燃烧方式和燃料结构，提倡清洁能源。有条件的地区，应鼓励使用天然气或电热烹调，厨房应安装排气扇或排油烟机，保证排气、通风。

6. 保持良好的卫生习惯 改变烹调习惯，减少油炸、油煎的次数，烹调时注意控制油温，减少油烟逸散。禁止室内吸烟，坚持合理的清扫制度。

7. 合理使用和保养各种设施 设有空调装置的室内，应保证空调使用后能进入一定的新风量，空调过滤装置应定期清洗或更换。

8. 加强卫生宣传教育、健全卫生法制 通过宣教，增强居民的环保意识，特别要加强控烟教育：严禁青少年吸烟；严禁向青少年销售香烟；严禁在公共场所吸烟。

第三节 地 方 病

地方病是指在特定区域内发生的自然生物源性地方病和地球化学性疾病的总称，地方病分布广、病种多、危害大。我国是地方病流行较为严重的国家，31 个省（区、市）不同程度地存在地方病危害。地方病病区有决定该病存在的自然或人为因素；生活在病区的人群及进入病区的外来人群均有可能发病；未发病的健康人离开病区后不会再发病；除去该病的决定因素后，该病逐渐消失。因此，地方病具有明显的流行病学特征：①发病地点区域性；②致病病因明确性；③控制效果显著性。

自然生物源性地方病又称自然疫源性地方病，是由环境中存在与该类疾病宿主生活习性相关的微生物和寄生虫引发的一类传染性地方病，如鼠疫、血吸虫病、布鲁菌病、流行性出血热、疟疾等。由于自然或人为因素的影响，导致环境中某些化学元素分布不均匀（过多、过少或比例失常），超出人体的适应范围而引发的一类区域性疾病称为地球化学性疾病，又称为化学元素性地方病。目前我国已经确认的地方病有 70 多种，曾纳入国家重点地方病防治管理的有 8 种，分别是碘缺乏病、地方性氟中毒、克山病、大骨节病、地方性砷中毒、血吸虫病、鼠疫和布鲁菌病。自 1998 年起后 3 种疾病从重点地方病防治管理范围分别纳入寄生虫病和传染病防治管理范围。

地方病多发生在老少边穷地区，是病区群众因病致贫、因病返贫的重要原因。地方病防治是一项十分复杂的社会系统工程，也是一项重大民生工程，应坚持政府领导、部门协作；预防为主、防管并重；因地制宜、稳步推进的工作策略，着力建立健全防治工作的协调机制、管理制度和防治网络，推动地方病综合防治措施得到全面落实，保障人民群众身体健康。

Note

一、碘缺乏病

碘广泛分布于自然界中,空气、水、土壤、岩石以及动植物体内都含有碘,碘主要以碘化物形式存在。碘是人体所必需的一种微量元素,主要来源于食物(80%~90%)、水(10%~20%)和空气(5%),长期摄入不足会对人体健康造成危害。碘缺乏病(IDD)是指机体从胚胎发育至成人期由于碘摄入量不足而引起的一系列病症的总称,主要包括地方性甲状腺肿、地方性克汀病、地方性亚临床克汀病以及缺碘地区出现的胎儿流产、早产、死产、先天畸形等。

(一)碘缺乏病的流行特征

碘缺乏病是一种世界性的地方病,危害严重、流行范围广、受威胁人口多。世界卫生组织2000年统计数据表明,全世界有130个国家和地区存在碘缺乏问题,受碘缺乏病威胁的人群约为22亿。中国是碘缺乏病流行严重的国家之一,除上海市外,全国各省市、自治区、直辖市都有不同程度的流行。

1. 地区分布 碘缺乏病具有明显的地区性,主要分布在山区、丘陵以及内陆。从世界范围看,欧洲的阿尔卑斯山区、亚洲的喜马拉雅山区、拉丁美洲的安第斯山区、非洲的刚果河流域等都是著名的重病区;我国以西藏、新疆、青海、甘肃等地尤为严重。这些高发地带的共同特点是地形倾斜、洪水冲刷严重、降雨量集中、水土流失严重,因此环境中碘元素含量极少。碘缺乏病的地区分布总体规律是:山区高于丘陵;丘陵高于平原;内陆高于沿海;乡村高于城市;农业地区高于牧区;河流上游高于下游。

2. 人群分布 在碘缺乏病流行地区,任何年龄的人均可发病。流行越严重的地区发病年龄越早。一般女性患病率高于男性,但在严重流行地区,男女患病率差别不明显。

(二)地方性甲状腺肿

地方性甲状腺肿是碘缺乏病的主要表现形式之一,是指居住在特定地理环境下的居民,长期通过饮水、食物摄入低于生理需要量或过量的碘,从而引起的以甲状腺肿大为主要临床体征的地方性疾病。

1. 发病原因

(1) 环境缺碘 环境中碘缺乏是目前一致公认的主要病因。流行病学调查资料显示,绝大多数地方性甲状腺肿流行地区的饮水、食物及土壤中,碘含量均缺乏或不足。碘是机体合成甲状腺素的重要原料,缺碘可减少甲状腺素合成,从而反馈性刺激垂体前叶分泌促甲状腺素,促甲状腺素作用于甲状腺,使甲状腺滤泡上皮细胞增生,导致甲状腺代偿性增大。

(2) 高碘 碘阻滞效应是高碘性甲状腺肿的机制。机体摄入高碘时,碘抑制了过氧化物酶的活性,使甲状腺激素合成减少,反馈性刺激促甲状腺素分泌增高,从而使甲状腺滤泡代偿性增生。我国水源性高碘病区和地区分布在河北、山东、山西、江苏等9个省(市)的110个县(市、区),受威胁人口约3100万。

(3) 致甲状腺肿物质 除碘缺乏外,可干扰甲状腺素的合成,引起甲状腺肿大的所有物质称为致甲状腺肿物质。常见的致甲状腺肿物质包括如下两种。①含硫有机物,包括硫氰化物、异硫氰化物和二硫化物,其中硫氰化物是最典型的致甲肿物质,主要存在于木薯、芥菜、杏仁、卷心菜等食物中。②黄酮类,小米、高粱、豆类均含有高浓度类黄酮的多聚体和寡聚体。以小米为主食的苏丹Darfur地区,曾因此而发生地方性甲状腺肿的流行。

(4) 其他因素 有调查发现,长期饮用高硬度水、高钙、高氟水以及某些化学物质污染的水可引起地方性甲状腺肿的流行;膳食中维生素A、维生素C、维生素B_{12}不足可促使甲状腺肿的发生;某些抗甲状腺药物如过氯酸盐、硫脲类以及治疗精神疾病的药物如碳酸锂等均可造成甲状腺肿大。

Note

2. 临床表现及诊断标准

(1) 临床表现　主要为甲状腺肿大，根据甲状腺肿病理改变情况，可分为弥漫型、结节型和混合型。早期患者除肿大外，一般无其他明显症状；中晚期，由于病变进展，甲状腺肿发展到一定程度时，可压迫气管、食管及周围神经，出现相应的压迫症状，引起呼吸困难，吞咽困难，声音嘶哑等症状。

(2) 诊断标准　我国现行的地方性甲状腺肿诊断标准(WS 276—2007)中规定，可用触诊法与B超法进行诊断，当两者诊断结果不一致时，以B超法的诊断结果为准。①触诊法：生活于缺碘地区(GB 16005)或高碘病区(GB/T 19380)的居民，甲状腺肿大超过本人拇指末节且可以观察到，并排除甲状腺功能亢进症、甲状腺炎、甲状腺肿瘤等疾病后，即可诊断为地方性甲状腺肿病例。②B超法，在上述地区内，若居民的甲状腺容积超过相应年龄段的正常值，即可诊断为地方性甲状腺肿病例。

(三) 地方性克汀病

地方性克汀病简称“地克病”，是由碘缺乏所造成的以精神发育迟滞为主要特征的神经-精神综合征。精神发育迟滞是一组精神发育不全或受阻的综合征，特征为智力低下和社会适应困难，起病于发育成熟以前(18周岁以前)。

1. 临床表现　地方性克汀病是在胚胎期和出生后至2岁期间，由于机体严重碘缺乏，导致甲状腺素不足，影响生长发育及中枢神经系统发育分化障碍的结果。临床上以聋、哑、呆、小、瘫为主要特征，可分为神经型、黏液水肿型和混合型三种，多数患者为神经型。

(1) 神经型　患者表现为明显的智力障碍、运动神经障碍及聋哑。智力呈中至重度减退、表情淡漠；聋哑；下肢痉挛性瘫痪；眼斜视；膝关节屈曲、腱反射亢进，可出现病理反射及踝阵挛等。身高接近正常或偏低，少数患者伴有甲状腺轻度肿大，无明显甲状腺功能减退(甲低)表现。

(2) 黏液水肿型　患者有明显的现症甲低，黏液性水肿和生长发育迟滞(侏儒)。可具有典型的克汀病面容，表现为：头大、额短；眼距宽、眼裂呈水平状；鼻梁下塌、鼻翼肥厚、鼻孔向前；唇厚舌方、常呈张口伸舌状、流涎；表情呆滞或呈傻像等。有智力落后现象，但较神经型轻。身材矮小，性发育迟缓，第二性征发育差，多数不能生育。

(3) 混合型　兼有神经型和黏液水肿型的特点，既有明显的神经损伤，又有明显的现症甲减。有的以神经型症状为主，有的以黏液水肿型症状为主。在以黏液水肿型为主的病区有较多的混合型，但以神经型为主的病区，混合型较少见。

2. 诊断标准　我国现行的地方性克汀病和地方性亚临床克汀病诊断标准(WS/T 104—2014)中规定，凡具备下述必备条件，同时再具备辅助条件中任何一项或一项以上的，在排除由碘缺乏以外原因所造成的疾病后即可诊断。

(1) 必备条件　患者应出生或居住在碘缺乏地区；同时具有不同程度的精神发育迟滞(IQ≤54)。

(2) 辅助条件　辅助条件包括神经系统障碍和甲状腺功能障碍。①具有以下任何条件之一或以上者判断为神经系统障碍：运动神经障碍(锥体系和锥体外系)，包括不同程度的痉挛性瘫痪、步态和姿态异常、斜视；不同程度的听力障碍；不同程度的言语障碍。②具有以下任何条件之一或以上者判断为甲状腺功能障碍：不同程度的体格发育障碍；不同程度的克汀病形象(傻相、傻笑、眼距宽、鼻梁塌，并伴有耳软、腹膨隆和脐疝等)；不同程度的甲减(黏液性水肿、皮肤干燥、毛发干粗)；实验室和X线检查(血清TSH高于正常，X线骨龄发育落后和骨骺愈合延迟)。

(四) 碘缺乏病的防治措施

为提高人们对防治碘缺乏病的认识，国务院自1994年起，将每年的5月5日定为全国碘缺乏病防治日。后经协调，全国碘缺乏病防治日自2000年起改为5月15日。防治碘缺乏病要做好三级预防工作，其中补碘是防治碘缺乏病的根本措施。

1. 补碘

(1) 碘盐　食盐加碘是WHO等国际组织推荐的控制碘缺乏病最安全、最有效的措施，是防治碘缺乏病的首选方法。对于一般人群，只要能够吃到合格的碘盐，就能够保证碘营养，不需要再吃任何含碘保健品和碘强化食品。我国颁布的《食用盐碘含量》(GB 26878—2011)规定，在食盐中加入碘强化剂(碘酸钾)后，碘盐中碘含量(以碘元素计)的平均水平为20～30 mg/kg。具体应用时，应根据当地人群实际碘营养水平选择适合的食用盐碘含量平均水平。碘盐在包装、贮存、运输等环节应保持干燥，存放于阴凉、遮光处，并注意科学、合理烹调，以减少或避免碘的损失。

(2) 碘油　碘油是以植物油如核桃油、豆油等为原料，加碘化物制成的药物，是一种长效、经济、方便、副作用小的防治碘缺乏的药物，适用于碘缺乏重病区、碘盐难以普及的偏远地区及特殊人群如育龄妇女、孕妇、乳母等。碘油可口服或肌内注射，碘化油注射1次，供碘效能可达3～5年；口服碘油胶丸，每2年需重复给药1次。尽管碘油是防治碘缺乏病的有效措施，但不能替代碘盐。

(3) 其他补碘方法　除碘盐、碘油外，选择补碘方法还可考虑食用含碘丰富的食物。不同食物的含碘量不同，海带、紫菜含碘量最高，其次为鱼虾蟹贝类。

(4) 特殊地区人群碘营养建议　生活在水源性高碘地区的居民，从饮水中已经摄入足量甚至过量的碘，因此，这部分居民应食用未加碘食盐。

2. 常规监测　补碘的同时应加强监测，以防止过度补碘引起的碘中毒、高碘性甲状腺肿、甲状腺功能亢进或低下。加强环境中碘水平、碘盐中碘含量及碘化油使用的监测，定期调查和评估食用碘盐前后人群碘缺乏病发病率，为科学补碘提供依据。

3. 积极治疗患者　对Ⅲ度以下甲状腺肿大患者，采用甲状腺激素疗法有明显的效果；Ⅲ度以上有结节的甲状腺肿大患者，特别是有压迫症状者可行外科手术，切除肿大的组织。

二、地方性氟中毒

地方性氟中毒又称地方性氟病，是由于一定地区的环境中氟元素过多，而致生活在该环境中的居民经饮水、食物和空气等途径长期摄入过量氟所引起的以氟斑牙和氟骨症为主要特征的一种慢性全身性疾病。

(一) 地方性氟中毒的流行特征

1. 地区分布　地方性氟中毒分布广泛，在世界50多个国家和地区有不同程度的流行，以中国和印度最为严重。我国除上海市外，其余各省、自治区、直辖市均存在不同程度的流行，病区人口约1.1亿。

(1) 饮水型病区　由于长期饮用高氟水而导致慢性氟中毒的病区为饮水型病区。病区生活饮用水中氟含量＞1.2 mg/L，且当地出生居住的8～12岁儿童氟斑牙患病率＞30%。饮水型病区分布最广、患病人数最多，是我国最主要的病区类型，主要分布在淮河、秦岭、昆仑山以北的广大地区。

(2) 燃煤污染型病区　人们长期以敞炉、敞灶燃烧高氟煤炭用于取暖、炊事或烘烤粮食、辣椒等，可导致氟烟尘污染空气及食物而引起氟中毒的病区。当地居民有敞炉敞灶燃烧习惯，且当地出生居住的8～12岁儿童氟斑牙患病率＞30%。病区多分布在长江两岸及以南的边远山区，重病区集中在云南、贵州、四川三省交界的山区和重庆东部、湘西、鄂西的山区。

(3) 饮茶型病区　长期饮用含氟量较高的茶水所致的氟中毒病区。当地16岁以上人口

Note

日均茶氟摄入量>3.5 mg/L，且经X线证实有氟骨症患者。饮砖茶、用砖茶煮奶茶或酥油茶是我国藏族、哈萨克族、蒙古族等游牧少数民族特有的生活习惯，因此饮茶型病区主要分布在西藏、四川、内蒙古、青海、新疆、甘肃等地的少数民族聚居区。

2. 人群分布 地方性氟中毒的发生与摄入氟的剂量、时间、个体敏感性、生长发育状况等多种因素有关，尤其与年龄的相关性最高。氟斑牙主要发生在正在生长发育中的恒牙，乳牙一般不发生。因此，非病区居民在恒牙形成后再迁入高氟地区一般不患氟斑牙，只可能患氟骨症。氟骨症发病主要在成年以后，尤其是30岁以后，患病率随着年龄增长而升高，且病情更加严重。地方性氟中毒的发生无明显的性别差异，但由于生育、哺乳等因素影响，女性病情较男性重，易发生骨质疏松和软化，而男性则以骨质硬化为主。

（二）地方性氟中毒的发病机制

1. 对牙齿的影响 人体摄入过量的氟，使大量的氟化钙沉积于正在发育的牙组织中，影响成釉细胞及釉质形成，致使牙釉质不能形成正常的棱晶结构，而产生不规则的球形结构，出现白垩样改变；当有外源性色素沉着时，牙面出现不同程度的着色；严重时导致成釉细胞坏死，成釉活动停止，牙釉质松脆易出现继发性缺损。

2. 影响骨组织和钙、磷代谢 氟进入骨组织后，骨骼中的羟基磷灰石的羟基可被氟置换成难溶性氟化钙，沉积于骨、软骨、关节面、韧带等部位，引起骨密度增加、骨质硬化、骨质增生（肌肉、韧带及肌腱附着部位尤其明显）、骨皮质及骨膜增厚、表面粗糙不平等多样性病变。此外，氟与钙有很强的亲和力，过量的氟可消耗大量的钙，使血 Ca^{2+} 浓度下降，刺激甲状旁腺功能亢进，甲状旁腺激素分泌增多，导致骨转换加速，破骨性吸收加强，造成骨质疏松、骨软化甚至骨骼变形。

（三）地方性氟中毒的临床表现及诊断

1. 氟斑牙 在牙发育形成期间，由于机体摄氟过多导致牙釉质矿化不全而引起的牙体硬组织改变，临床上肉眼可见牙釉质表面失去正常光泽，出现白垩、着色、缺损样改变，也称氟斑牙。氟斑牙是地方性氟中毒最早出现的症状，凡在高氟区出生或在恒牙生长期进入高氟区居住者，均可发生不同程度的氟斑牙。《氟斑牙诊断标准》（WS/T 208—2011）规定：有明确的牙发育期间摄氟过量病史，结合临床检查，具有以下1项者，即可诊断为氟斑牙（图2-2）。

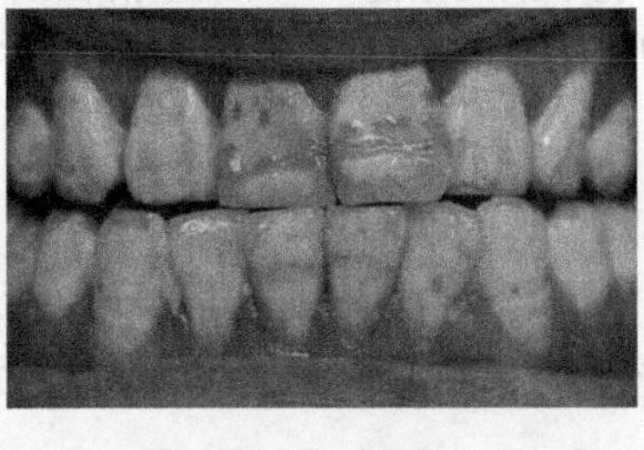

图2-2 氟斑牙

（1）白垩样变 牙表面部分或全部失去光泽，出现不透明的云雾状或粗糙似粉笔样的条纹、斑点、斑块，或整个牙面呈白色粉笔样改变。

（2）釉质着色 牙表面出现点、片状浅黄褐色、黄褐色、深褐色病变，重者呈黑褐色，着色不能被刮除。

（3）釉质缺损 牙釉质破坏、脱落，牙面出现点状甚至地图样凹坑，缺损呈浅蜂窝状，深度仅限于釉质层，严重者釉质大片损失。

2. 氟骨症 地方性氟中毒病区的居民，因摄入过量氟化物而引起的以颈、腰和四肢大关节疼痛、肢体运动功能障碍以及骨和关节X线征象异常为主要表现的慢性代谢性骨病称为氟骨症。凡出生或居住在地方性氟中毒病区或出生后迁居病区1年以上，根据临床症状及体征和（或）骨、关节X线改变即可诊断。当临床诊断与X线诊断不一致时，以X线检查结果为准。

（1）临床表现 地方性氟中毒发病缓慢，以骨和关节疼痛症状最常见，表现为颈、腰、四肢大关节持续性休息痛，不受季节、气候变化影响，可伴有肢体抽搐、麻木和关节晨僵。轻症者一般无明显体征，随着病情的发展，可出现运动功能障碍及肢体变形体征，患者弯腰驼背，严重者

Note

甚至丧失生活和劳动能力。

（2）X线表现：主要表现为骨质硬化、骨质疏松、骨质软化、骨间断性生长、骨周软组织骨化和关节退行性改变。

（四）地方性氟中毒的防治措施

目前尚无地方性氟中毒的特效治疗方法。治疗原则：减少氟的摄入和吸收，促进氟的排泄，拮抗氟的毒性，增强机体抵抗力及适当的对症处理。因此，防治氟中毒的根本在于预防。预防和控制地方性氟中毒的根本措施就是控制氟源，减少氟的摄入量，针对不同病区类型的氟中毒，应采取相应的预防措施以减少氟的摄入量。

1. 饮水型氟中毒

（1）改换低氟水源　病区内如有低氟水源可以利用，应首选改换水源。①打低氟深井水是我国饮水型病区应用最普遍的改水形式。②病区附近有江、河、湖泊等低氟地面水时，可开渠引水或利用管道输水。③在缺水地区修建小型水库或水窖，蓄积天然降水。

（2）饮水除氟　在无低氟水源可供利用的病区，应采用理化方法如电渗析、反渗透、活性氯化铝吸附法、铝盐或磷酸盐混凝沉淀法、骨炭吸附法等除氟技术，进行饮水除氟，以降低饮水中氟含量，使其符合《生活饮用水卫生标准》。

2. 燃煤污染型氟中毒　改良炉灶，减少空气和食物氟污染是预防燃煤污染型氟中毒的主要措施。

（1）改良炉灶　炉灶应有良好的炉体结构并安装排烟设施。使用炉灶时，炉盖要严密，不能敞灶燃烧，烟囱要伸出屋外，炉膛加煤高度不能超过烟道出口，定期维修炉灶，清理烟道。

（2）更换燃料　不用或少用高氟劣质煤，最大限度降低空气中氟含量。

（3）减少食物氟污染　改变烘烤粮食及辣椒等食物的干燥方式，可用自然条件晾晒，或利用烤烟房烘干，避免烟气直接接触食物。

（4）合理安排居室布局　居室应与厨房或炉灶分隔开，各占一室。

3. 饮茶型氟中毒　由于病区的少数民族群体饮砖茶习惯无法在短期内改变，所以针对饮茶型氟中毒的防治，重点应做好低氟砖茶的研制和砖茶除氟技术的研究，将氟含量降低到安全范围内。

小　　结

生活环境的质量与人类健康密切相关。为预防水体污染的危害，首先应根据水源选择的原则，选择合适的水源水，并做好水源的卫生防护工作；其次为保证饮用水安全，应对水源水进行净化和消毒处理。经过处理的饮用水，各项水质指标均应达到我国《生活饮用水卫生标准》，满足生活饮用水的基本卫生要求。

住宅是人类居住、生活、学习、工作的重要场所。为创造健康、舒适的室内环境，住宅的平面设置、住宅的卫生规模、住宅的采光和照明均应符合我国住宅建筑设计的卫生标准。室内环境相对密闭，对健康危害的形式多种多样。近年来，由于室内空气污染而导致的“不良建筑物综合征”和“空调综合征”等问题日益突出，因此，必须采取各种措施以保证室内空气清洁。

纳入我国重点地方病防治管理的碘缺乏病和地方性氟中毒，分布广、病区人口多、危害大，有明显的地区分布和人群分布特征。碘缺乏病最典型的表现为地方性甲状腺肿和地方性克汀病。补碘是防治碘缺乏病最根本的措施。防治地方性氟中毒的根本措施是控制氟源，减少氟的摄入量。饮水型氟中毒以更换水源、饮水除氟为主；煤烟污染型氟中毒以改炉改灶，减少食物氟污染为主；饮茶型氟中毒应做好低氟砖茶的研制和砖茶除氟技术的研究，将氟含量降低到

Note

安全范围内。

思考题

1. 水体污染的后果是什么？应采取什么措施保证饮用水的安全？
2. 同学结合自己家庭的住宅情况分析你所居住的环境的优缺点。
3. 如何预防碘缺乏病和地方性氟中毒？

自测题

一、A1 型题（单项选择题）

1. 下列哪一种水源最理想？（　　）
A. 降水　B. 江河水　C. 深层地下水　D. 浅层地下水　E. 湖泊水
2. 水体富营养化的原因是水中排入了大量的（　　）。
A. 汞　B. 镉　C. 农药　D. 合成洗涤剂　E. 杀虫剂
3. 饮用水要求在流行病学上安全，主要的目的是（　　）。
A. 不发生与饮水相关的地方病　B. 不发生急性中毒　C. 不发生介水传染病
D. 不发生放射性疾病　E. 不发生慢性中毒
4. 生活饮用水卫生标准对消毒 30 分钟后水中游离性余氯的要求是（　　）。
A. 不低于 0.05 mg/L　B. 不高于 0.05 mg/L　C. 不低于 0.3 mg/L
D. 不高于 0.3 mg/L　E. 不高于 0.03 mg/L
5. 余氯=（　　）。
A. 加氯量－需氯量　B. 加氯量＋需氯量
C. 加氯量/需氯量　D. 加氯量×需氯量
6. 地面水水源卫生防护规定取水点上游（　　）m 至下游（　　）m 范围内不得排入废水和污水。
A. 100，100　B. 100，1000　C. 1000，100　D. 1000，1000　E. 10，100
7. 室内空气污染的特点不包括（　　）。
A. 长期性　B. 多样性　C. 单一性　D. 累积性　E. 复杂性
8. 碘缺乏病的防治措施中，最简便易行、最具普及意义的是（　　）。
A. 食用碘盐　B. 口服或注射碘油　C. 多食含碘丰富的食物
D. 常规监测　E. 制定标准
9. 地方性氟中毒原因中最为常见，分布最广的是（　　）。
A. 食物型　B. 饮水型　C. 燃煤污染型　D. 饮茶型　E. 井盐型
10. 投射角的正常值为（　　）。
A. 不小于 4°　B. 不大于 4°　C. 不小于 27°　D. 不大于 27°　E. 以上都不对

二、X 型题（多项选择题）

11. 饮用水的基本卫生要求包括（　　）。
A. 流行病学上安全　B. 感官性状良好　C. 水量充足、取用方便
D. 净化消毒设施完善　E. 不含微生物
12. 以下属于《生活饮用水卫生标准》水质指标的是（　　）。
A. 微生物指标　B. 毒理指标　C. 营养学指标
D. 放射性指标　E. 感官性状和一般化学指标

Note

13. 下列饮用水消毒方法中属于化学消毒法的是(　　)。
A. 紫外线消毒　　B. 臭氧消毒　　C. 氯化消毒
D. 二氧化氯消毒　　E. 煮沸消毒
14. 室内小气候包括哪些因素?(　　)
A. 气温　　B. 湿度　　C. 气流　　D. 热辐射　　E. 太阳辐射
15. 纳入国家重点地方病防治管理的地方病有(　　)。
A. 克山病　　B. 地方性氟中毒　　C. 碘缺乏病
D. 血吸虫病　　E. 地方性砷中毒
16. 预防地方性氟中毒的措施包括(　　)。
A. 选择低氟水源　　B. 改炉改灶　　C. 控制煤烟的污染
D. 控制氟源,减少氟的摄入　　E. 使用低氟砖茶
17. 住宅居室的卫生规模包括(　　)。
A. 居室面积　　B. 居室进深　　C. 居室采光　　D. 居室净高　　E. 居室容积

(郁　沁)

自测题答案

Note

第三章　职业环境与健康

扫码看课件

学习目标

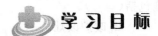

1. **掌握**：职业性有害因素、职业病的概念；职业病的特点及职业病的诊断原则；生产性粉尘与尘肺病的概念、诊断原则与处理原则。

2. **熟悉**：铅、汞、苯中毒的典型临床表现和防治原则。

3. **了解**：职业性有害因素的防治原则；尘肺病诊断标准；防尘"八字方针"。

临床案例

某蓄电池厂磨粉工，工龄14年。近半年出现头痛、手指麻木、肌肉关节酸痛等症状，实验室检查有轻度贫血。

思考：

(1) 该职工可能罹患了何种职业病？如何明确做出诊断？

(2) 哪些职业环境存在该种疾病的接触机会？其主要临床症状有哪些？

生产劳动是人类生存和发展的需要，但生产环境中常存在着可能危害劳动者健康的各种不良的劳动条件及职业有害因素，这些条件和因素可引起职业有关的疾病。

第一节　职业性有害因素与职业性损害

职业性有害因素是指职业环境中存在的某些能对劳动者的健康和作业能力产生一定的有害作用的因素。

在实际生产劳动场所中，往往同一工作场所同时存在多种职业性有害因素，不同的工作场所存在同一种职业性有害因素。在识别、评价、预测和控制不良职业环境中有害因素对职业人群健康的影响时应加以考虑。

一、职业性有害因素的来源与分类

职业性有害因素种类众多，按其来源主要分为三大类。

(一) 生产过程中的有害因素

按其性质可分为以下三类。

1. 化学因素

(1) 生产性毒物　常见的有金属及类金属、有机溶剂、刺激性和窒息性气体、农药及高分子化合物等，如铅、汞、苯、氯乙烯、一氧化碳、四氯化碳、有机磷农药等。

Note

(2) 生产性粉尘　如矽尘、煤尘、石棉尘、有机粉尘以及混合性粉尘。

2. 物理因素　常见的有异常气象条件、异常气压、噪声与振动、电离辐射、非电离辐射等。如高温、高湿、高气压、紫外线、X线、射频辐射等。

3. 生物因素　包括病毒、细菌、寄生虫和真菌等微生物。如皮革制品企业劳动人员接触附着于皮毛上的病原而致病，医务人员感染乙型肝炎等。

(二) 劳动过程中的有害因素

1. 劳动制度和组织的不合理　合理的劳动制度及作息安排能促进劳动者的身心健康，反之，如持续加班、工作职责不明、日均工作时间延长等则可危害健康。为保障劳动者健康，从1960年起国家就开始推行8小时工作制；1994年和1995年，又对周工作时间进行了两次调整，先是将沿用已久的每周工作48小时改为44小时，紧接着又缩短为40小时。

2. 过度躯体紧张　①劳动强度过大，安排的工作与劳动者生理状况不相适应；②不良体位，如长久站立导致下肢静脉曲张、不良坐姿导致脊柱变形等；③个别器官或系统过度紧张，如视力紧张致视力下降，肌群紧张致肌痉挛、腱鞘炎等。

3. 不良心理反应状态　有些特定的职业，劳动者如不具备相应的心理素质，在劳动过程中易处于过度紧张状态，表现为疲倦、躯体不适、注意力不集中，甚至出现厌恶工作情绪，可导致焦虑、抑郁，与多种心身疾病关系密切。

(三) 生产环境中存在的有害因素

生产环境中存在的有害因素主要有职业环境布局或建设的不合理因素，如将有害工种、工序和无害工种、工序安排在同一个车间内；工作场所缺乏必要的卫生防护措施，如产生粉尘、毒物的场所无除尘、排毒措施。

21世纪是高新技术，尤其是生命科学技术飞速发展的时代，随着社会经济的发展和新工艺、新材料的应用，以及“清洁生产”“前期预防”的推广，原有的化学和生物性有害因素将进一步被有效控制，作业环境可望更好地改善，而一些新材料和新工艺所带来的职业性有害因素、不良社会心理性因素以及工效学问题等已成为我国职业卫生工作的重要内容。生物工程技术的开发和应用，如基因重组或突变所致的生物性致病原的潜在危害性以及基因工程产品对人的安全性评价也将是职业卫生的一个新课题。

二、职业性损害

在一定作用条件下，各种职业性有害因素所致的劳动者健康危害统称为职业性损害。一般分为三类，包括职业病、工作有关疾病和职业性外伤。

(一) 职业病

1. 概念　职业病是指企业、事业单位和个体经济组织等用人单位的劳动者在职业活动中，因接触粉尘、放射性物质和其他有毒、有害因素而引起的疾病。

职业病的发生必须具备一定的作用条件，即职业性有害因素作用于劳动者的强度与时间超出一定限度，机体不能代偿而导致功能性或器质性病理改变，出现相应的临床征象，并影响劳动者的劳动能力。

职业病有广义职业病和法定职业病之分，一般特指法定职业病，即我国职业病名单中的10大类132种各类职业病(见附录B)。

2. 职业病的特点

(1) 病因明确　职业性有害因素是直接的，甚至是唯一的病因，对其进行有效的控制后可消除或减少发病。

Note

（2）存在剂量-反应关系　职业病的病因大多是可以识别和定量测量的，病损程度与有害因素的接触水平、接触强度和接触时间存在联系。

（3）发病有群体性　职业病发病较少出现个别病例，在接触同样有害因素的劳动人群中，常有一定的发病率。

（4）早期诊断、及时合理处理，预后康复效果好　多数职业病无特效治疗方法，往往造成机体的不可逆损害，发现愈晚，疗效也愈差。防治职业病，关键在于早期发现并及时处理，要加强第一级预防和第二级预防。

（5）重在预防　除职业性传染病外，治疗个体无助于控制人群发病。

从职业病的特点看，职业病是一种人为的疾病，它的发生率与患病率的高低，反映着国家医疗预防工作的水平。

3. 职业病诊断原则

（1）职业接触史　职业史是职业病诊断的重要前提。应详细询问患者现职工种、工龄，以及接触有害因素的种类、程度和时间、生产劳动方式、防护措施；既往工作经历，包括部队服役史、再就业史、打工史及兼职史等，以便判断患者接触毒物的机会和程度。

（2）职业卫生现场调查与危害评价　了解患者所在岗位的生产工艺过程、劳动过程；职业病防护设施运转状态及个人防护用品佩戴情况；同一作业场所其他作业工人是否受到伤害或有类似的表现；工作场所毒物检测与分析。

（3）临床表现及辅助检查结果　根据患者的症状与体征，结合职业病病名判断符合哪种职业病，要进行与职业接触有关的特殊项目的辅助检查，并注意与非职业性疾病的鉴别。

对一时不能确诊的可疑职业病，须随访观察，定期复查。没有证据否定职业病有害因素与患者临床表现之间的必然联系的，在排除其他疾病因素后，应当诊断为职业病。

职业病的诊断有别于一般的医疗卫生疾病，涉及劳动者、企业和国家三方利益，需按照国家法律规定的诊断标准，由具有专门诊断权的机构作出。《职业病防治法》规定，从事职业病诊断的医疗卫生机构由省级以上人民政府卫生行政部门批准，并在其《医疗机构执业许可证》上注明获准开展的职业病诊断项目。在进行职业病诊断时，应当组织 3 名以上取得职业病诊断资格的执业医师集体诊断；职业病诊断证明书，应当由诊断医师共同签署，并经承担职业病诊断的医疗卫生机构审核盖章。

4. 职业病治疗原则

（1）力求病因治疗　职业病是一种病因明确、诊断清楚的疾病，治疗上应及早去除病因，并予以病因治疗，从根本上治疗疾病。

（2）重视对症，支持治疗　目前很多职业病尚缺乏特异性病因治疗，对症、支持治疗往往是唯一的选择。

（3）早期和预见性治疗　职业病早期的病理生理变化往往是可逆的，故早期治疗效果好。而且职业病病情演变规律性较强，在治疗过程中，可根据患者现时情况评价和预见可能的变化，并针对即将发生的病变、并发症和后遗症等，采取有效措施，防止其发生或者减轻其严重程度。

（4）以整体观指导治疗　支持治疗在职业病治疗中有时往往是唯一的选择，但须用整体观原则，选择最优化的治疗方案，以提高整体抗病水平。

（5）贯彻个体化治疗原则　根据患者的个体差异，病情变化及疗效适时调整。

5. 职业病患者待遇　职业病患者享受国家规定的职业病待遇。职业病患者的诊疗，康复费用，伤残以及丧失劳动能力的职业病患者的社会保障，依法享有工伤社会保险和获得民事赔偿的权利。

（1）职业病患者医疗待遇　用人单位应按照国家规定，安排职业病患者进行治疗、康复和

Note

定期检查。职业病患者的诊疗、康复费用包括接受诊断、体检、实验室检查、药物治疗、手术治疗及住院治疗费用，以及在接受治疗期间必须享有的生活费用和康复费用，按照国家有关工伤社会保险的规定执行。

(2) 职业病患者工作变动待遇　用人单位对不适宜继续从事原工作的职业病患者，应当调离原岗位，并妥善安置。患有职业病的职工变动工作单位后，新发现的职业病不论与现工作有无关系，其职业病待遇由新单位负责，其依法享有的待遇不变。原有的职业病由原单位负责或两个单位协商处理，双方商妥后方可办理调转手续，并将其健康档案、职业病诊断证明及职业病处理情况等材料全部移交新单位。

(3) 因职业病致残、致死待遇　根据国家有关工伤社会保险的规定，因职业病致残者享有一次性伤残补助金、伤残津贴或一次性工伤医疗补助金和伤残就业补助金以及医疗待遇等。因职业病死亡，其直系亲属可领取丧葬补助金、供养亲属抚恤金和一次性工亡补助金。

(4) 其他待遇　用人单位对从事接触职业病危害的作业的劳动者，应当给予适当岗位津贴。从事有害作业的职工，应按规定接受职业性健康检查所占用的生产、工作时间，应按正常出勤处理，如职业病防治机构认为需要住院做进一步检查的，不论其最后是否诊断为职业病，在此期间都应享受职业病待遇。

(二) 工作有关疾病

工作有关疾病又称职业性多发病，是由于生产环境、劳动过程中某些不良因素，造成职业人群常见病发病率增高、潜伏的疾病发作或现患疾病的病情加重等，这些与职业有关的非特异性疾病统称为工作有关疾病。

该类疾病不属于我国法定的职业病范围，其特点如下。

(1) 工作有关疾病的病因往往是多因素的，职业性有害因素在其发生发展中起一定的作用，但并不是该病发生的唯一因素，两者间不一定存在直接因果关系。如动脉粥样硬化病因复杂，若在工作中存在二硫化碳接触，可影响劳动者发病。

(2) 职业性有害因素影响劳动者健康，降低机体抵抗力，促使潜在的疾病暴露或病情加重。如肺部功能不良的劳动者，在空气污染物浓度较高的职业环境中较易诱发或加重呼吸道疾病。

(3) 通过控制职业性有害因素和改善作业环境，可减少此类疾病的发生或使病症缓解。

知识链接

“鼠标手”与“键盘腕”

从事电脑打字工作的人员由于长期操作鼠标、敲击键盘，手腕背屈一定的角度，造成进入手部的血管和正中神经在腕管处受到压迫，出现“腕管综合征”。主要症状为手腕、拇指、食指及中指麻木、僵硬和疼痛，感觉指关节笨拙迟钝，但小指和无名指内半侧无明显异常。手腕关节的这种长期密集和反复过度的活动，使肌腱、神经来回摩擦，发生慢性损伤，造成炎症水肿，出现腕关节肿胀、手部精细动作不灵活等，甚至拉伤手腕韧带。应在操作电脑时将腕部垫起，避免悬腕强迫；工作一段时间如 1 小时后，做短暂休息，活动手腕关节；尽量减少在电脑前工作时间，可避免此类疾病的发生和发展。

(三) 职业性外伤

职业性外伤是指劳动者在从事职业活动或与之有关的活动时发生的突发性意外伤害，多由外部因素直接作用而造成机体器官与组织的意外创伤，严重者残废，甚至死亡。常与生产设

Note

备、防护设备、劳动组织、生产管理及个人因素等有关，如烧伤、电伤、机械伤和化学伤等。

职业性外伤在一般意义上可称为工伤。但目前国际上认为的“工伤”范围较为广泛，将因工作直接或间接引起的事故伤害和职业病伤害均包括在内。我国于2003年9月18日首次制定并通过了《工伤认定办法》，于2004年1月1日起执行。新修订的《工伤认定办法》也已经通过，并于2011年1月1日起执行。

三、职业性有害因素与职业性损害的预防与控制

职业性有害因素在一定的条件下造成了劳动者的职业性损害，对有关的危害因素合理有效地加以控制或消除，职业性损害是可以预防的。其成效的获得需要多部门、多学科的通力合作，在整个工作过程中应遵循和贯彻“三级预防”原则及相关防治措施。

（一）三级预防原则

1. 第一级预防　又称病因预防，从根本上阻止职业性有害因素对人体的损害作用。对职业环境和生产劳动过程中可能产生有害因素的各个环节，提出控制方案和具体措施，制定劳动卫生标准，从根本上消除或减少对职业性有害因素的接触；加强职业人群的健康教育和健康促进，做好个人卫生防护，实施环境监测。如正确选择厂址等。

2. 第二级预防　又称发病预防，对作业人群实施职业健康监护，早期发现职业损害，及时合理处理和进行有效治疗以防止病情进一步发展。

3. 第三级预防　又称临床预防，对已患职业病的患者应调离原有工作岗位，并予以积极合理的治疗，促进康复，预防并发症。建立健全职业病医疗机构，完善职业病医疗保险制度和社会救助补偿制度。加强治疗药物，特别是特殊解毒药物的研究。

（二）预防措施

1. 职业卫生法律法规　为预防、控制和消除职业危害，防治职业病，我国制定并颁布了系列的法律法规，通过卫生立法和执法管理，对劳动卫生及职业病的防治提供了有力保障，有效地保护了职业人群的身心健康。

知识链接

《中华人民共和国职业病防治法》

《中华人民共和国职业病防治法》于2001年10月27日经全国人大常务委员会通过，于2002年5月1日起执行，是我国第一部全面规范职业病防治工作的法律，共有7章79条：第一章为总则，共12条；第二章为前期预防，共6条；第三章为劳动过程中的防护与管理，共20条；第四章为职业病诊断与职业病患者保障，共16条；第五章为监督检查，共7条；第六章为法律责任，共15条；第七章为附则，共3条。

《职业病防治法》规范了用人单位的行为，规定了产生职业危害的用人单位必须承担的法律责任，保障了劳动者的合法权益，是迄今有关职业卫生方面最全面、最系统、最权威的法律文件。

2. 技术措施　预防职业病发生的根本性措施，包括：厂房建筑和生产过程的合理安置；改革生产工艺，优先采用利于防治职业病和保护劳动者健康的新技术、新工艺、新材料；用无毒或低毒物质替代有毒物质，如用无苯材料代替有苯材料、无氰电镀代替有氰电镀等；实现生产过程机械化、自动化和密闭化，采用电脑数控设备远距离操作，减少和消除职业危险因素的接触机会；加强工业通风，改善车间的空气环境，尽量将尘源、毒源加以密闭并排出工作场所，使空

气中有毒有害物质浓度限制在卫生标准规定的接触限值以下。

3. 职业健康教育和健康促进 通过加强职业人群的卫生教育、安全教育和心理教育，提高劳动者自我保健和防护意识，熟悉职业卫生有关法律法规，知道自己所在岗位的职业有害因素的种类、特点及防护方法。严格遵守安全操作规程，自觉选择有利于健康的行为，纠正不良生活工作方式。

第二节 生产性毒物与职业中毒

一、生产性毒物概述

生产性毒物是指在职业环境和生产劳动过程中危害劳动者健康的化学物质。生产性毒物摄入较小剂量即可引起机体功能性或器质性损害，甚至危及生命。

劳动者由于接触了生产性毒物而发生的中毒称为职业中毒。

职业中毒可分为急性中毒和慢性中毒。急性中毒是在较短时间内接触大量生产性毒物所致，机体出现一系列功能障碍和临床病征，损害表现快速剧烈、变化迅速，须及时进行诊断处理。慢性中毒是低剂量生产性毒物长时间持续或经常性作用于机体，使损害不断累积造成机体病理改变，从而出现相应的临床症状和体征的过程。

（一）毒物的来源与存在形态

1. 来源 生产性毒物的来源有多种形式，包括原料、辅助原料、中间产品、成品、半成品、副产品及各种分解产物、废弃物等。如塑料制品经不恰当的热分解后可产生毒性气体氯化氢。

2. 存在形态 在生产环境中的毒物以固体、液体、气体或气溶胶的形态存在。气溶胶是空气中粉尘、烟和雾的统称。

固体物质经碾磨或机械粉碎时可产生粉尘，直径为 0.1～10 μm 的微粒能较长时间悬浮在空气中。烟是指粒径在 0.1 μm 以下的固体微粒，主要为有机物和金属在加热、熔融或燃烧时形成，如熔铅作业时产生的铅烟。雾是悬浮于空中的液体微粒，多由蒸汽冷凝或液体喷洒而成。

掌握生产性毒物的来源及其存在形态，可以了解毒物危害机体的途径与程度，对制定预防措施、开展环境监测具有重大意义。

（二）毒物进入机体的途径

在职业环境中，毒物进入机体的途径有以下三种。

1. 呼吸道 生产性毒物进入机体的最主要途径。肺泡呼吸膜扩散面积大，成人可达 100 m^2，因此进入呼吸道的毒物，可迅速通过肺泡直接进入体循环，毒性作用发生快。

呈气体、蒸气、气溶胶状态的毒物都可经呼吸道进入体内。影响呼吸道吸收的因素主要如下：①毒物在空气中的浓度或分压，浓度高，毒物在呼吸膜内外的分压差大，进入血液的速度较快；②毒物的血气分配系数，毒物在血液中的浓度与在肺泡空气中的浓度之比称为该毒物的血气分配系数，此系数越大，毒物越易被吸收；③毒物的质量，质量轻的气体，扩散决，易进入机体；④毒物的水溶性，水溶性大的毒物如氨气，易在上呼吸道溶解吸收，水溶性低的毒物如光气，对上呼吸道的刺激较小，易进入呼吸道深部；⑤劳动强度、呼吸深度和频率、肺血流量与肺通气量，以及生产环境中的气象条件等因素也可影响毒物经呼吸道的吸收。

2. 皮肤 在生产劳动过程中毒物经皮肤吸收而致中毒者也较常见，如芳香族的氨基、硝

Note

基化合物，有机磷酸酯化合物，金属有机化合物等。经皮肤吸收的途径有两种：一是经表皮屏障到达真皮，进入血液循环；另一种通过皮肤的附属器如汗腺、毛囊与皮脂腺，绕过表皮屏障到达真皮。经皮肤吸收的毒物也可直接进入体循环。

影响毒物经皮吸收的因素有毒物本身的化学特性（如脂溶性）、毒物的浓度和黏稠度、溶剂的种类、生产环境的温度和湿度、接触皮肤的部位和面积等。

3. 消化道 生产性毒物经消化道进入体内而致中毒的情况较少，以固体和粉末状毒物为主。见于个人卫生习惯不良或误食，有些进入呼吸道的难溶性气溶胶被清除至咽部时，可经由咽部进入消化道，通过小肠吸收。

（三）毒物在体内的代谢过程

1. 分布 毒物被吸收后进入血液和体液，随血流和淋巴分散到全身的过程称为分布。多数毒物在体内呈不均匀分布，会相对集中于某些特定的器官或组织。如铅、氟集中于骨骼，一氧化碳集中于红细胞。影响毒物分布的因素如下。

（1）器官或组织的血流量及其对毒物的亲和力：化学毒物在体内的初始分布阶段主要取决于器官或组织的灌注速率，如灌注速率高的心、肺、肝、肾、脑等器官中的毒物浓度高。随着时间的延长，受到器官或组织对毒物亲和力及毒物经膜扩散速率的影响，引起毒物的再分布。

（2）与血浆蛋白结合：毒物与血浆蛋白结合后，相对分子质量增大，不能跨膜转运而影响其分布、代谢及排泄。

（3）特殊屏障作用：屏障是阻止或减少毒物由血液进入器官或组织的一种生理保护机制。主要的屏障有血-脑屏障、血-胎屏障、血-眼屏障等，但均不能有效地阻止亲脂性毒物的转运。

2. 生物转化 毒物吸收后在体内经过一系列的生化代谢，其化学结构发生一定改变的过程，称为毒物的生物转化。生物转化可使大多数毒物的毒性降低，使亲脂性物质转变为更具极性和水溶性的物质，使之更快地随尿或胆汁排出体外。另一方面，也有些毒物经过生物转化毒性反而增强，甚至产生致突变、致癌和致畸作用，此现象称作代谢活化或生物活化。许多致癌物如芳香胺，就是经过体内生物转化而被激活的。

毒物在体内的生物转化可概括为氧化、还原、水解和合成四种反应，其代谢过程主要在肝脏进行，包括与葡萄糖醛酸、硫酸、谷胱甘肽、氨基酸等基团的结合，乙酰化作用和甲基化作用等。

3. 排出 进入体内的毒物可以以原形或经转化后以代谢物的形式排出。排出的途径如下。①肾脏，肾脏是机体排出毒物的主要器官，许多毒物特别是多数金属毒物经此途径排出。影响肾脏排出的因素包括肾小球滤过率、肾小管分泌和重吸收能力、排出物的极性和离子化程度等。②呼吸道，气态及挥发性毒物可经呼吸道以被动扩散方式排出，受到呼吸膜内外分压差及通气量的影响。③消化道，一些金属毒物（如铅、锰、镉等）可由肝脏分泌，由肠道排出，或者经口摄入后未被吸收，随粪便排出。④其他途径，有些毒物可经乳汁、唾液及汗液排出，但排出量极少。

4. 蓄积 毒物进入体内后，如解毒和排出的速度慢于吸收的速度，毒物或其代谢产物在体内就会逐渐积累，称为毒物的蓄积。当毒物在其作用的靶器官蓄积时，则较易发生慢性中毒。若蓄积的器官或组织并未显示出明显的毒性作用，这些器官或组织即可称作该毒物的储存库，主要有肝脏、肾脏、脂肪组织和骨骼组织等。储存库可减少毒物在靶器官中的含量。起到一定的保护作用。但其储存状态是相对的，一旦条件改变致机体内环境失衡，储存的毒物就会释放入血，作用于相应的靶器官而出现毒性危害。

（四）影响毒物对机体作用的因素

职业性毒物对机体健康损害的程度和特点，主要取决于下列因素和条件。

Note

1. 毒物的特性 毒物的毒性与其化学结构密切相关。如脂肪族直链饱和烃的麻醉作用，在3～8个碳原子范围内，随着碳原子数的增加而增加。毒物的理化特性对其进入人体的机会及体内过程有重要影响。分散度高、挥发性大的毒物，较易经呼吸道进入机体；化学活性大、溶解度大的毒物，中毒危险性高。如锰的烟尘毒性大于锰的粉尘，氧化铅溶解度大于硫化铅，毒性前者大于后者。

2. 毒物的剂量、浓度和作用时间 职业人群发生中毒的概率、损害的程度与环境中毒物的浓度、进入机体的毒物剂量及作用时间有直接联系。毒物的剂量、浓度及作用时间必须达到一定程度才会导致机体损害。

3. 毒物的联合作用 生产环境中常常有数种毒物同时存在，并共同作用于劳动者。这种联合作用可表现为独立作用、相加作用、协同作用或拮抗作用。因此，进行工作场所危害因素评定时，应考虑毒物的联合作用。此外，亦应注意职业性毒物与生活性毒物的联合作用，例如，乙醇（酒精）可增强苯胺、硝基苯的毒性作用。

4. 生产环境与劳动强度 生产环境中的温度、湿度和气压等可影响毒物对机体的毒性作用。在高温环境下，机体代谢增加，利于毒物的吸收和毒性增强。如高温条件下接触对硫磷可增加皮肤吸收。体力劳动强度大时，毒物吸收多，耗氧量大，使机体对导致缺氧的毒物更加敏感。

5. 个体易感性 接触相同剂量的毒物，不同个体出现的不良反应强度并不会完全一致，甚至相差很大。引起这种差异的因素很多，包括年龄、性别、健康状况、生理变动期、内分泌功能、营养状况等，有的还与某种遗传缺陷有关。

（五）职业中毒的防治

为预防、控制和消除职业中毒危害，保护劳动者的身体健康及生命安全，要贯彻、做好三级预防措施。

1. 组织管理措施 认真贯彻实施《职业病防治法》《使用有毒物品作业场所劳动保护条例》等职业卫生法律、法规，设置职业卫生管理机构，建立健全职业中毒管理制度及操作规程、工作场所毒物监测及评价制度，制定职业中毒事故应急预案等。

2. 技术措施 积极研发和探索用无毒、低毒的物质代替有毒、高毒的物质，消除或减少原料及产品中的毒物含量；改进生产工艺和生产设备，以密闭、隔离操作代替敞开式操作，尽量减少有毒物质的外逸和散发；采用局部排风将有毒有害气体在发生源处控制、收集并排出，或在工作场所全面通风换气，保证作业场所生产性毒物浓度符合国家职业卫生标准。

3. 个人防护 主要做好呼吸道和皮肤的防护，在有生产性毒物危害的环境中佩戴防护服、防护眼镜、防护面罩和呼吸防护器等。同时注重个人卫生，做到饭前洗脸、洗手，作业环境中严禁就餐、吸烟，工作服定期清洗、隔离存放等。

4. 职业健康监护 建立职业健康监护档案，做好岗前、在岗和离岗的职业性健康检查，有职业禁忌的劳动者不得从事相关作业。一经发现应调离工作岗位，并妥善安置；对检查中存有疑问的劳动者，应当按照体检机构的要求安排相应复查和医学观察。

5. 中毒急救 急性职业中毒发生后应及时采取有效措施，迅速使患者脱离中毒环境，避免毒物继续吸收；对气体或蒸气吸入中毒者，可给予吸氧；经口中毒者，须立即引吐、洗胃及导泻；对进入体内的毒物，要尽快地排毒和解毒。在现场救治中，要严密观察患者的呼吸、脉搏、血压及意识状态，做好心、肺、脑等重要脏器的保护。

6. 治疗 职业中毒患者可使用特定的排毒剂和解毒剂。排毒剂主要为金属配合剂，包括氨羧配合剂和巯基配合剂，能与多种金属离子结合生成稳定配合物。常用的有依地酸二钠钙、二巯丁二钠、乙酰青霉胺、二巯丙醇等。解毒剂是能解除毒作用的特效药物，如高铁血红蛋白

Note

还原剂类的亚甲蓝、苯甲胺蓝，氰化物解毒剂类的亚硝酸钠、硫代硫酸钠，以及氯解磷定、阿托品等。由于特效解毒剂的使用种类和效果有限，还应对患者做好对症治疗，保护体内重要脏器，解除病痛，促进功能恢复。同时，合理营养和休息也有利于改善患者的机体状况，帮助患者康复。

二、常见的职业中毒

（一）铅及其化合物中毒

1. 铅的理化特性 铅（Pb）是一种质地较软的重金属。比重 11.3，熔点 327 ℃，沸点 1620 ℃，400 ℃以上即可形成铅蒸气逸出，在空气中易被氧化形成氧化亚铅（Pb_2O），并凝集为铅烟。随着温度升高，还可逐步生成氧化铅、三氧化二铅（Pb_2O_3，黄丹）和四氧化三铅（Pb_3O_4，红丹）。铅的氧化物都以粉末状态存在，并易溶于酸。

2. 铅的接触机会

（1）生产过程中接触 在生产过程中接触铅的机会很多，如铅矿的开采及冶炼，制造铅丝、铅皮、电缆和铅管，蓄电池及颜料工业的熔铅和制粉，旧印刷业的铸版铸字，含铅油漆的生产与使用，铅的化合物的生产和使用等。

（2）日常生活中接触 如含铅的锡箔制品，用铅壶和含铅锡壶烫酒饮酒，滥用含铅的偏方治疗慢性疾病等。

3. 毒理

（1）吸收 在工作场所，铅及其化合物主要以粉尘、烟的形式经呼吸道进入人体，少量经消化道摄入。

（2）分布 进入血液中的铅约 90%与红细胞结合，10%在血浆。血浆中的铅一部分与血浆蛋白结合，另一部分形成可溶性的磷酸氢铅。血液中的铅初期分布于血流丰富的器官和组织中，如肝、肾、脾、脑等，以肝、肾浓度最高；数周后铅由软组织转移，以难溶性的磷酸铅形式，缓慢地沉积于骨、毛发、牙齿等组织。体内 90%～95%的铅储存于骨中，相对比较稳定。但当缺钙或因感染、饮酒、外伤和服用酸性药物而造成 pH 值改变、酸碱平衡紊乱时，均可使骨内不溶性的磷酸铅转化为可溶性磷酸氢铅进入血液，引起铅中毒。

（3）排出 铅主要经肾脏随尿排出，小部分随粪、胆汁、乳汁、唾液、汗液和月经血排出。血铅可通过胎盘进入胎儿，影响子代，母体内的铅也可通过乳汁影响婴儿。

（4）作用机理 铅可影响体内许多生物化学过程：①铅通过抑制卟啉代谢过程中一系列酶的活性，导致血红蛋白的合成障碍，加之铅可使红细胞脆性增加，可导致低色素性正常细胞型贫血，骨骼内幼红细胞代偿性增生，血液中点彩红细胞、网织红细胞、碱粒红细胞增多；②铅使大脑皮质兴奋和抑制过程失调，皮质-内脏调节紊乱，出现一系列神经系统功能障碍；③铅对神经鞘细胞的直接作用，可引起神经纤维节段性脱髓鞘，最终导致垂腕；④铅可抑制肠壁碱性磷酸酶，导致肠壁和小动脉壁平滑肌痉挛引起腹绞痛；⑤铅还可导致暂时性的高血压、铅面容、眼底动脉痉挛与肾小球滤过率降低。

4. 临床表现 职业性铅中毒多为慢性中毒，临床上主要表现为神经系统、消化系统和血液系统的损害。

（1）神经系统 ①神经衰弱综合征：中毒性类神经征是铅中毒早期常见症状，主要表现为头痛、乏力、肌肉和关节酸痛、失眠和食欲不振等。②外周神经炎：随着病情的进展，患者可出现周围神经病，分为感觉型、运动型和混合型。感觉型出现肢端麻木，四肢末梢呈手套或袜套样感觉减退；运动型表现为伸肌无力，握力下降，重者可出现伸肌瘫痪，“腕下垂”为铅中毒特征性表现。③中毒性脑病：严重铅中毒病例，可出现铅中毒性脑病，主要表现为癫痫样发作精神

Note

障碍或脑神经受损的症状。此类患者目前已极为少见。

(2) 消化系统 ①一般症状：铅中毒的患者口内有金属味，常感食欲不振、恶心、腹胀、腹隐痛，腹泻与便秘往往交替出现。②铅线：口腔卫生不良者在齿龈与牙齿交界边缘可出现暗蓝色"铅线"，为硫化铅颗粒沉淀形成。③腹绞痛：中等或较重中毒患者，可出现铅绞痛。多为突然发作，在脐周呈持续性绞痛，阵发性加剧，少数在上腹部或下腹部。发作时患者面色苍白，出冷汗，多伴有呕吐、烦躁不安，手压腹部疼痛可缓解。检查时腹部柔软平坦，可能有轻度压痛，但无固定压痛点，肠鸣音减弱。一般止痛药不易缓解，发作时可持续数分钟以上。

(3) 血液系统 因卟啉代谢障碍，表现为贫血，为低色素正常细胞型，多属轻度，外周血中可见点彩红细胞、网织红细胞及碱粒红细胞增多。

(4) 其他 慢性铅中毒患者可引起高血压，造成肾脏损害，重者尿中出现蛋白、红细胞及管型。女性患者伴有月经不调、流产及早产等。铅可通过乳汁影响婴儿，引起母源性婴儿铅中毒。

5. 诊断 铅中毒诊断必须依据职业史、工作场所的条件、临床表现及实验室辅助检查结果进行综合分析，并按国家职业卫生标准《职业性慢性铅中毒诊断标准》诊断。

6. 治疗 包括特殊治疗、对症治疗及一般治疗。

(1) 驱铅治疗：根据患者具体情况，使用金属络合剂驱铅治疗。首选药物为依地酸二钠钙($CaNa_2$-EDTA)，0.5～1 g 加入 10%葡萄糖 250～500 mL 静脉滴注，每日一次，3～4 天为 1 个疗程，间隔 3～4 天重复用药。根据驱铅情况决定疗程。依地酸二钠钙在与铅配合的同时也可与体内的钙、铜、锌等形成稳定的配合物而排出，从而导致血钙降低及其他必需微量元素排出过多，故不合理用药可出现"过配合综合征"，患者自觉疲劳、乏力、食欲不振等。另外，还可用二巯丁二钠(Na-DMS)和二巯丁二酸(DMSA)驱铅。近年来研究发现，DMSA 性质较稳定，可口服，应用方便，剂量为 0.5 g，每日 3 次，连用 3～4 天，2 个疗程间隔停药 3～4 天。

(2) 对症治疗：有类神经征者给予镇静剂；铅绞痛发作时，可静脉注射葡萄糖酸钙或皮下注射阿托品，以缓解疼痛。

(3) 一般治疗：适当休息，合理营养，补充维生素等。

7. 预防

(1) 降低铅浓度：加强生产工艺改革，促进生产过程机械化、自动化、密闭化。加强通风，控制环境中铅烟浓度在 0.03 mg/m^3 以下。用无毒或低毒物代替铅等。

(2) 加强个人防护和卫生操作制度：工人应穿工作服，戴滤过式防尘、防烟口罩；严禁在工作场所内吸烟、进食；严格执行车间内湿式清扫；定期对工人进行体检；妊娠及哺乳期女工应调离铅作业环境等。

(二) 汞及其化合物中毒

汞有三种形态：金属汞、无机汞化合物和有机汞化合物。汞在工农业生产中使用广泛，如不注意防护，极易引起中毒，及对人类环境造成污染。

1. 汞的理化特性 汞为银白色液态金属，比重 13.59，熔点为 −38.9 ℃，沸点 375 ℃，在常温下即能蒸发，随温度增高，蒸发量也增高。汞表面张力大，洒落在地面或桌面上，立即形成细小汞珠，增加蒸发的表面积，也易沉积于衣服、毛发及面部。

2. 汞的来源及接触机会

(1) 金属汞(元素汞)。

①空气中汞主要来源于岩石的风化、火山爆发及水中汞的蒸发。全球每年有 2700～6000 吨汞散发到空气中，此外，来自煤的燃烧、金属冶炼、水泥生产、废料焚烧等。②水中的汞来自大气及工农业生产的污染，如氯碱工业用汞作阴极电解食盐，除汞蒸气的挥发外，大量的汞和

Note

氯化汞从废水中排出。我国生活饮用水水质卫生标准规定汞不超过 0.001 mg/L。③食物中的汞，通常以甲基汞的形式存在。④医学上常采用汞齐合金作牙科材料，其中含汞量可达45%～50%，牙科医生在工作中，常可接触汞蒸气。此外，温度计及各种测压仪表的检验、维修与制造均造成接触汞的机会。

(2) 无机汞化合物　生产中有各种汞化合物，如用氧化汞作为电池的阳极，氯化汞($HgCl_2$)作为催化剂及杀真菌剂，也常与氯化亚汞(Hg_2Cl_2)混合，处理某些植物和保护木材。

(3) 有机汞化合物　有机汞的种类很多，有的在体内易分解成无机汞化合物，如苯基汞和烷氧基汞。有的较稳定不易分解，如烷基汞。前两者主要用作农药。目前我国已禁止生产、进口和使用有机汞农药，除拌种常用的醋酸苯汞、氯化乙基汞外，各国都已禁止使用有机汞农药。但民间剩余的农药，仍有间断使用的，应引起注意。

沉积于河底的汞离子，经过厌气细菌的作用，在甲基维生素 B_{12} 存在下，形成甲基汞和二甲基汞，甲基汞能积聚在水生生物中，参加食物链，使汞在鱼体内富集浓缩，达到极高浓度。如日本水俣湾鱼体中，甲基汞浓度达 1～20 mg/kg。

不论哪一种类型的汞，在生产和使用中造成环境污染时，都可通过食物链造成对人、畜的危害。

3. 毒理

(1) 吸收　金属汞及其化合物主要以蒸气或粉尘形态经呼吸道进入人体，也可经消化道、皮肤黏膜侵入。①呼吸道：金属汞主要经呼吸道进入人体，其蒸发性、弥散性及可溶性很强，一旦吸入，可迅速通过肺泡膜弥散，在几分钟内即被吸收，占吸入汞量的 75%～85%。人吸收浓度 1～3 mg/m³ 的汞蒸气数小时即可致急性中毒。汞化合物则以粉尘或气溶胶状态经呼吸道进入。②消化道：金属汞经消化道吸收的量甚微，烷基汞及氯化汞可迅速由消化道吸收。Hg^{2+} 较 Hg^{+} 更易吸收。③皮肤黏膜：汞或汞化合物也可通过皮肤黏膜吸收，如含汞的阴道栓剂，含汞油膏等药物的使用等。

(2) 分布　汞进入血液后，无机汞 50% 与血浆蛋白结合。有机汞 90% 与红细胞结合，以后分布到脑和肾脏，其次为肝、肠壁、心、肺、呼吸道黏膜和皮肤。吸收的汞化合物约有 80% 蓄积于肾近曲小管中。睾丸、甲状腺、头发及指甲等也可含有一定量的汞。

(3) 排出　无机汞主要从尿排出，而甲基汞主要从肠道排出，汞蒸气可由呼气呼出，少量汞随唾液、乳汁、汗液排出。金属汞在血液内氧化成二价汞离子后，与血浆蛋白、血红蛋白等结合，形成结合型汞；也可与低分子巯基化合物如半胱氨酸、还原型谷胱甘肽、辅酶 A 等以及体液中的阴离子结合，形成可扩散型汞；金属汞也可通过胎盘屏障影响胎儿发育。这两种类型的汞均可随血流分布于各组织器官，并逐渐转移至肾。肾组织中金属硫蛋白与汞结合，对汞在肾脏内蓄积起主要作用。汞与蛋白质结合，可使半抗原成为抗原，引起变态反应，出现肾病综合征。反复接触汞，肾内金属硫蛋白和尿汞增加，如果此种蛋白与汞结合而耗尽时，则出现肾损害。

4. 临床表现

(1) 职业性急性中毒　极罕见，仅见于意外事故。如在狭小而通风不良的室内熔炼金属，使金属汞以汞蒸气的形式大量逸散。主要引起呼吸道刺激症状，严重者可致化学性肺炎。由汞化合物引起的急性中毒，部分是蓄意自杀或误食氯化汞($HgCl_2$)所致。主要引起肠胃道坏死，循环衰竭，严重的致肾衰竭。汞盐致死剂量约为 1 g。

(2) 慢性中毒　长期吸入汞蒸气所致，其主要靶器官是中枢神经系统，亦常伴有自主神经功能紊乱。主要有兴奋性增高、震颤和口腔炎三大症状。表现为情绪易激动、烦躁、胆怯、注意力不集中、记忆力减退及失眠。震颤多为意向性的，最初多出现在眼睑、舌及手指的肌肉，以后

Note

发展到肢体，较重时全身肢体出现粗大震颤。口腔炎主要表现为齿龈炎、口腔黏膜肿胀、溃疡、糜烂、牙齿松动易脱落。其他表现还有肾病综合征及肾小球肾炎等，一般极少出现。

（3）慢性中毒亚临床表现　长期处在空气汞浓度为 0.08～0.1 mg/m³ 的环境中时，可出现体重下降、厌食、轻度震颤及失眠等症状。也常见于用汞制剂冲洗黏膜、涂敷皮肤，或用含汞偏方治疗某些疾病等情况。

（4）有机汞中毒　最突出的症状是神经精神症状，早期表现为神经衰弱综合征，少数严重者，症状可持续发展加重，表现为精神障碍。严重者可出现神志障碍、谵妄、昏迷。神经系统也可累及，严重的出现锥体外系受损。小脑受损时可出现踉跄步态、书写困难等共济失调现象。颅神经受损，出现向心性视野缩小、听力减退等。其他亦可表现为消化道刺激症状、肾脏损害及心、肝受损害等。日本的水俣病，即是慢性有机汞中毒的一种。患者开始时口齿不清，步态不稳，面部痴呆，进而耳聋眼瞎，全身麻木，最后精神失常，病情进一步发展致死。

5. 诊断　应根据职业接触史、临床症状、体征，以及生物材料中汞测定作出汞中毒的诊断。

（1）急性汞中毒　尿汞往往增高，结合接触史诊断不难。

（2）慢性汞中毒　根据 1974 年颁布的《汞中毒的诊断标准及处理原则》规定，分为轻度、中度和重度三级。轻度中毒表现为神经衰弱综合征、口腔炎以及手指、舌、眼睑轻微震颤，尿汞常超过正常值。中度中毒除上述症状、体征外，尚有易兴奋症，明显的手指震颤，尿汞可增高。重度中毒表现为中毒性脑病；精神性格改变显著，手、足及全身出现粗大震颤，四肢共济失调，尿汞增高或正常。由于尿汞的波动较大，宜根据多次测定结果，加以综合分析。

（3）汞吸收　尿汞超过正常，无明显中毒症状。

目前规定尿汞正常上限值为 250 nmol/L（0.05 mg/L）（双硫腙法），100 nmol/L（0.02 mg/L）（冷原子吸收法），或 50 nmol/L（0.01 mg/L）（蛋白沉淀法）。

6. 处理原则

（1）患者应避免汞接触，进行驱汞治疗和对症处理。

（2）误服汞盐患者应立即用鸡蛋清、牛奶或豆浆等灌胃，有助于延缓汞的吸收和保护胃壁。也可用 0.2%～0.5%活性炭洗胃。同时可给予 50%硫酸镁 40 mL 导泻，使毒物排出。

（3）驱汞治疗　目前驱汞首选药物是二巯基丙磺酸钠、二巯基丁二酸钠，其次是青霉胺。前两者为巯基配合剂，可保护人体巯基酶不受汞的损害，也可恢复被汞作用而失去活性不久的酶，一旦巯基与汞结合后，可由肾脏排出。

7. 预防

（1）改善生产设备和改革工艺流程，达到生产密闭化、自动化，如温度计灌汞用真空冷灌法代替热灌法，从事汞的分装工作，应在通风柜下进行。

（2）用无毒原料代替汞　在一些汞危害较严重的生产部门，尽可能少用汞或不用汞，如电力工业中可用硅整流器代替汞整流器，用电子仪表、气动仪表代替汞仪表。氯碱工业中用隔膜电极代替汞电极。用酒精温度计代替汞温度计。

（3）降低车间汞蒸气浓度　加强车间通风排气，操作台设置孔下吸风或旁侧吸风。防止汞的污染和沉积；车间地面、墙壁及天花板宜采用光滑材料；操作台和地面应有一定的倾斜度，以便清扫与冲洗；对污染的车间，要采取降低汞浓度措施，如用 1 g/m³ 碘加酒精点燃熏蒸，使其生成不易挥发的碘化汞，然后用水冲洗；对排出的含汞废气，可用碘化或氯化活性炭吸附净化后排放。

（4）加强个人卫生防护，建立必要的卫生制度　汞浓度较高的车间，可戴 2.5%～10%碘处理过的活性炭口罩，工作后用 1∶5000 高锰酸钾洗手。

（5）职业禁忌证　神经系统、肝、肾器质性疾病、自主神经功能紊乱、精神病者均不宜从事

Note

汞作业。

(三) 苯中毒

1. 苯的理化特性 苯在常温下是无色透明的具有特殊芳香气味的易燃液体。沸点 80.1 ℃，易挥发，蒸气比重 2.77，易沉积在车间空气的下方。苯微溶于水，易溶于乙醇、乙醚、氯仿、汽油、丙酮和二硫化碳等有机溶剂。

2. 苯的接触机会

(1) 苯在制造过程中，是从焦炉气(煤气)和煤焦油中提炼的，或者是由石油裂解重整与乙炔反应合成的，可引起接触。

(2) 苯作为有机化合物的原料，可制造酚、氯苯、药物、农药、塑料、合成纤维、合成洗涤剂、合成染料和炸药等，可引起接触。

(3) 苯作为溶剂、稀释剂和萃取剂，可用于油墨、油漆、树脂、人造革、黏胶和制鞋业等，可引起接触。

3. 毒理

(1) 吸收　苯在生产环境中以蒸气状态存在，主要通过呼吸道进入人体，皮肤仅能吸收少量，消化道吸收较完全，但职业意义不大。

(2) 分布与排出　吸收的苯约 50%以原形由呼吸道呼出，40%左右在体内氧化，形成酚、对苯二酚、邻苯二酚等，这些代谢产物与硫酸根和葡萄糖醛酸结合随尿排出，故测定尿酚的量可反映近期体内苯吸收的情况。余下的约 10%以原形蓄积在体内各组织，主要分布于骨髓、脑及神经系统等富有类脂质的组织，尤以骨髓中含量最多。

(3) 作用机制　苯的急性毒作用主要表现为对中枢神经系统的麻醉作用，慢性毒作用则主要为造血系统的损害。苯的毒作用机制未完全阐明，主要表现为干扰细胞因子对骨髓造血干细胞的生长和分化调节作用，抑制细胞增殖，造成 DNA 损伤，诱发染色体突变，引起再生障碍性贫血等。

4. 临床表现

(1) 急性苯中毒　短时间内吸入大量苯蒸气所致的中枢神经系统的麻醉作用。轻者表现为兴奋、面部潮红、眩晕等酒醉状，中毒进一步发展，可出现恶心、呕吐、步态不稳，甚至意识丧失，瞳孔对光反射消失，脉细速，呼吸浅表，血压下降，严重的可因呼吸和循环衰竭而死亡。实验室检查可见白细胞先轻度增加，然后降低，尿酚、血苯升高。轻度中毒者经治疗可恢复正常，无任何后遗症。

(2) 慢性苯中毒　长期接触低浓度苯可引起慢性中毒。早期出现不同程度的中毒性类神经征，主要表现为头痛、头晕、记忆力减退、失眠、感觉异常、食欲不振等。对造血系统的损害是慢性苯中毒的主要特点，早期表现为白细胞总数降低及中性粒细胞减少，而淋巴细胞相对增多；中性粒细胞可出现中毒性颗粒或空泡。随后可发生血小板减少，皮肤、黏膜出血及紫癜，出血时间延长；女性可出现月经量增多。出血倾向不一定与血小板减少相平行。在苯中毒早期，红细胞由于补偿作用及其寿命较长，其数量不见明显减少。中毒晚期可出现全血细胞减少，牙龈、鼻腔、黏膜与皮下常见出血，眼底检查可见视网膜出血，易发生再生障碍性贫血，最严重者可发展成白血病。苯所致白血病有多种类型，其中以急性粒细胞白血病较多见。

5. 诊断　苯中毒诊断必须依据职业史、工作场所、临床表现及实验室辅助检查进行综合分析。

(1) 急性苯中毒　根据短期内吸入大量的高浓度苯蒸气，临床表现有意识障碍，并排除其他疾病引起的中枢神经功能改变，可作出诊断。

(2) 慢性苯中毒　应根据较长时间密切接触苯的职业史，以造血系统损害为主的临床表

Note

现，参考工作场所的调查监测资料，进行综合分析，排除其他原因引起的血象改变，并按国家职业卫生标准《职业性苯中毒诊断标准》进行诊断。

6. 治疗

(1) 发生急性中毒时，应迅速将患者移至空气新鲜的场所，脱去被污染的衣服，清洗皮肤。可静脉注射葡萄糖醛酸，但忌用肾上腺素。

(2) 对慢性苯中毒患者，应采取针对造血系统损害的对症治疗。可选用有助于造血功能恢复的中西药物，如给予多种维生素、核苷酸类药物，以及皮质激素、丙酸睾酮和升血细胞药物等。慢性重度苯中毒的治疗原则和其他原因引起的或原因不明的白血病和再生障碍性贫血相同。

7. 预防 改革生产工艺，以无毒或低毒的物质取代苯；做好生产环境的通风排毒，确保空气中的苯浓度低于 6 mg/m^3 的国家标准；同时做好苯作业接触者的卫生保健措施。

第三节 生产性粉尘与尘肺病

一、生产性粉尘

生产性粉尘是指在生产过程中产生的，能长时间浮游在空气中的固体微粒。生产性粉尘可致多种职业性肺部疾病，是威胁劳动者健康的最为重要的职业性有害因素之一。

(一) 生产性粉尘来源及分类

1. 来源 工农业生产的很多生产过程中都可产生粉尘，如矿山开采、隧道开凿、筑路、矿石加工及生产中的固体物质的破碎和机械加工；水泥、玻璃、陶瓷、机械制造、化学工业等生产中的粉末状物质的配料、混合、过筛、包装、运转等；皮毛、纺织业的原料处理；金属熔炼、焊接、切割以及可燃物的不完全燃烧等。此外，生产环境中沉积的降尘也可因机械振动、气流变化等形成二次扬尘，成为生产性粉尘的另一种来源。

2. 分类

(1) 无机性粉尘 包括矿物性粉尘，如石英、石棉、滑石、煤等；金属性粉尘，如铝、铅、锰、锌、铁、锡等及其化合物；人工无机性粉尘，如水泥、玻璃纤维、金刚砂等。

(2) 有机性粉尘 包括动物性粉尘，如兽毛、羽绒、骨质等；植物性粉尘，如棉、麻、亚麻、谷物、木屑等；人工有机尘，如合成染料、合成树脂、合成纤维、TNT 炸药、有机农药等。

(3) 混合性粉尘 在工作场所中大部分生产性粉尘是以两种或多种粉尘的混合形式存在的，称为混合性粉尘。如农业生产中收割稻米，有谷物粉尘和泥土尘；煤矿开采有煤尘和矽尘等。

(二) 生产性粉尘的特性及其卫生学意义

生产性粉尘的理化性质、粉尘浓度和接触时间是决定粉尘对机体健康危害的主要因素。

1. 粉尘的化学性质 粉尘的化学成分是决定其对机体作用性质的最主要因素。不同化学成分的粉尘对机体作用性质各异，可致纤维化，也可致中毒、致敏等，如游离型二氧化硅粉尘可致肺硅沉着病(矽肺)，含结合型二氧化硅的石棉尘可引起肺石棉沉着病(石棉肺)，铅尘可致铅中毒，棉、麻尘可引起棉尘病等。

2. 粉尘的分散度 分散度是指物质被粉碎的程度。小粒径粉尘所占比例越大，则粉尘的分散度越高。粉尘的分散度影响其在空气中的悬浮稳定性，即分散度越高，在空气中悬浮时间

Note

就越长，沉降速度越慢，被人体吸入的机会越大；分散度越高，其比表面积大，生物活性愈高，对机体危害也愈大。分散度还影响粉尘在呼吸道中的阻留部位和阻留率。直径小于 15 μm 的尘粒可进入呼吸道，称为可吸入性粉尘；粒径在 10～15 μm 的粉尘主要沉积于上呼吸道；粒径小于 5 μm 的尘粒可达呼吸道深部和肺泡，称为呼吸性粉尘。

3. 粉尘浓度与接触时间 工作场所中粉尘浓度、接触时间以及粉尘分散度等是影响肺内粉尘蓄积量的主要因素。同一粉尘，浓度越高，接触时间越长，劳动者吸入的量就越大，对机体的危害也越严重。

4. 其他 粉尘的比重、硬度、溶解度、荷电性、爆炸性等均具有一定卫生学意义。粉尘比重影响尘粒在空气中的沉降速度；粒径较大的坚硬尘粒能引起上呼吸道黏膜的机械性损伤；具有化学毒性粉尘的溶解度大，其毒性作用强；无毒粉尘溶解度大，则对机体危害性弱。

（三）生产性粉尘对健康的损害

生产性粉尘可因其理化性质、作用于机体的部位和性质的不同而引起不同的病理损害。

1. 局部作用 尘粒可对呼吸道黏膜产生局部刺激作用、致敏作用，可引起皮肤、耳及眼等器官疾病。刺激性强的粉尘（如铬酸盐尘等）造成鼻腔黏膜充血、水肿、糜烂、溃疡，甚至导致鼻中隔穿孔；金属磨料粉尘可引起角膜损伤；粉尘堵塞皮肤的毛囊、汗腺、皮脂腺造成皮肤干燥、粉刺、毛囊炎、脓皮病等；沥青粉尘可引起光感性皮炎等。

2. 中毒作用 含有毒物的粉尘可引起急、慢性中毒，如吸入铅、锰、砷等粉尘可在呼吸道黏膜快速溶解进入体内，导致中毒。

3. 呼吸系统危害

（1）肺尘埃沉着病（尘肺病） 是长期吸入较高浓度的某些生产性粉尘所引起的以肺组织纤维化为主的全身性疾病。其特征是肺内有粉尘积留并有胶原型纤维增生的肺组织反应，病变呈进行性，脱离粉尘作业后仍可继续发展，致肺泡结构永久性破坏，不可痊愈。

（2）肺粉尘沉着症 某些生产性粉尘如锡、钡、铁、锑，沉积于肺部后，可引起一般性异物反应，并继发轻度的肺间质非胶原型纤维增生，但肺泡结构保留，脱离接尘作业后，病变不进展，甚至会逐渐减轻，X 线阴影消失。

（3）有机粉尘引起的肺部病变 吸入棉、大麻、亚麻等粉尘可引起棉尘病；吸入霉变枯草尘等可引起以肺泡和肺间质反应为主的外源性变态性肺泡炎和哮喘；吸入聚氯乙烯、人造纤维粉尘可引起非特异性慢性阻塞性肺疾病；吸入禽类排泄物和含异体血清蛋白的动物性粉尘，可引起禽类饲养工肺等。

（4）呼吸系统肿瘤 吸入石棉、放射性矿物质、镍、铬酸盐等可致肺部肿瘤。

（5）粉尘性支气管炎、肺炎、支气管哮喘 长期吸入较高浓度的煤尘、谷草尘、电焊烟等可造成支气管上皮损伤，出现粉尘性支气管炎。

二、尘肺病

尘肺病是由于在职业活动中长期吸入生产性粉尘并在肺内潴留而引起的以肺组织弥漫性纤维化为主的全身性疾病。

在我国现行职业病名单中列入了 13 种尘肺病（见附录 B），其中矽肺（硅沉着病）是发病率最高，危害最严重的一种，占尘肺病患者的一半以上。

（一）影响尘肺病发生的因素

1. 环境因素

空气中生产性粉尘的理化性质、浓度、分散度、工人接触粉尘的时间、防护措施等是尘肺病发生的重要因素。

Note

2. 个体因素

个体的健康素质、遗传因素、年龄、卫生习惯及呼吸道疾病，特别是肺结核等均是影响尘肺病发病的重要因素。

（二）发病机制

一般来说，进入呼吸道的粉尘97%～99%在24小时内能被机体排出，但若粉尘浓度过高，接尘时间过长，超过机体清除能力时，粉尘可在肺内蓄积。进入肺泡的粉尘，被巨噬细胞吞噬成为尘细胞。绝大多数尘细胞随呼吸道黏液排出。部分尘粒侵入肺间质，可被肺间质巨噬细胞吞噬，或以游离方式向肺门淋巴结引流，并逐渐在淋巴结和淋巴管中堆积，并扩散到全肺和胸膜，产生纤维化作用。

（三）临床表现

尘肺病无特异的临床表现，由于肺的代偿功能很强，可在相当长时期内无明显自觉症状，但X线胸片上已呈现较典型的矽肺影像。随病情进展，或有合并症时，可出现胸闷、气短、胸痛、咳嗽、咳痰等症状和体征，并逐渐加重，肺部可听到摩擦音、哮鸣音、啰音，其症状轻重与胸片上改变程度不一定平行。

（四）诊断原则和诊断标准

1. 诊断原则 根据可靠的生产性粉尘接触史、现场劳动卫生学调查资料，以技术质量合格的X射线后前位胸片作为主要依据，参考动态观察资料及尘肺病流行病学调查情况，结合临床表现和胸部X线检查，排除其他肺部类似疾病后，对照尘肺病诊断标准作出尘肺病的诊断和X射线分期。

2. 诊断标准 粉尘作业人员健康检查发现X射线胸片有不能确定的尘肺样影像学改变，其性质和程度需要在一定期限内进行动态观察。2009年11月1日，卫生部发布新版《尘肺病诊断标准》。根据X射线胸片表现将尘肺病分为三期。

一期是指有总体密集度1级的小阴影，分布范围至少达到2个肺区。

二期是指有总体密集度2级的小阴影，分布范围超过4个肺区，或有总体密集度3级的小阴影，分布范围达到4个肺区。

三期是指有下列情形之一者：有大阴影出现，其长径不小于20 mm，短径不小于10 mm；有总体密集度3级的小阴影，分布范围超过4个肺区并有小阴影聚集；有总体密集度3级的小阴影，分布范围超过4个肺区并有大阴影。

尘肺病诊断结论的表述：具体尘肺病名称＋期别，如矽肺一期、煤工尘肺二期等。未能诊断为尘肺病者，应表述为“无尘肺”。

（五）治疗

尘肺病的处置原则是脱离粉尘污染环境，治疗和预防各种并发症为主，防止并发症会延缓尘肺病的进展。

1. 对症治疗和并发病治疗 尘肺病确诊之后，就应调离粉尘作业岗位，病情较重者应休息或安排疗养，在冬春两季要注意防止呼吸道感染。患者应在医疗监护下工作或休息、做保健体操、太极拳等活动，以增强体质。给予对症治疗，以缓解症状、减轻痛苦。积极预防、发现和治疗并发病，特别是预防和治疗结核病极为重要。

2. 药物治疗

（1）常用药物 克矽平、汉防己甲素及铝制剂，可延缓尘肺病的进展。

（2）中医中药治疗 中药具有行气活血、清肺润燥、提高机体免疫力、增加肺通气功能和延缓肺纤维化进展的作用，常用药物有川芎嗪注射液、丹参酮注射液、银杏叶制剂、痰热清等。

3. 手术介入治疗 病理为肺组织弥漫性纤维化，肺功能下降，对尘肺病合并结核球，其他肺组织纤维化轻者，可考虑手术切除结核球；对肺组织弥漫性纤维化、肺大疱，严重影响肺功能者，不适合手术治疗。近年来，不少医疗单位开展肺灌洗术，肺灌洗适合于近期大量接触粉尘且矽肺一期以下患者，不适合矽肺二期及有严重合并症患者。

（六）预防

目前尘肺病尚无根治方法，应以预防为主。预防的关键是贯彻执行国家有关防止粉尘危害的法令和条例，坚持综合防尘，降低粉尘浓度。多年来，我国防尘工作总结了非常实用的防尘八字方针，即“革、水、密、风、护、管、教、查”，取得了巨大成就。

（1）革，即技术革新。改革工艺过程，革新生产设备，使生产过程中不产生或少产生粉尘，以低毒粉尘代替高毒粉尘是防止粉尘危害的根本措施。

（2）水，即湿式作业。采用湿式作业来降低作业场所粉尘的产生和扩散是一种经济有效的防尘措施。

（3）密，即密闭尘源。对不能采取湿式作业的场所，可采取密闭抽风除尘的办法。

（4）风，即通风除尘。通风除尘是通过合理通风来稀释和排出作业场所空气中粉尘的一种除尘方法。

（5）护，即个体防护。对于采取一定措施仍不能将工作场所粉尘浓度降至国家卫生标准以下的，或防尘设施出现故障的，为接尘工人佩戴防尘口罩仍不失为一个较好的解决办法。

（6）管，即加强管理。要认真贯彻实施《职业病防治法》《安全生产法》等法律法规，建立健全防尘的规章制度，定期监测工作场所空气中粉尘浓度。

（7）教，即宣传教育。对企业的安全生产管理人员、接尘工人应进行职业病防治法律法规的培训和宣传教育，了解生产性粉尘及尘肺病防治的基本知识，使工人认识到尘肺病是百分之百可防的，只要做好防尘、降尘工作，尘肺病是可以消除的。

（8）查，即加强对接尘工人的健康检查、对工作场所粉尘浓度进行监测和各级监管部门、安全监察机构对尘肺病防治工作进行监督检查。

第四节 职业性物理因素的危害与控制

一、概述

生产环境中与健康相关的物理因素有异常气象条件，如气温、湿度、气流等，可引起中暑或冻伤等；噪声，长时间接触噪声可引起噪声聋；振动，可引起振动病等疾病；电离辐射，如 X 射线、γ 射线等，可引起放射病、放射性皮炎、白血病等疾病；非电离辐射，包括紫外线、可见光、红外线、激光、射频辐射和工频电磁场等。其预防控制措施是将其控制在“正常范围”或“适宜范围”。对物理因素引起的损伤或疾病，应根据其病变特点采取相应的治疗措施。

二、噪声

（一）基本概念

1. 噪声 无规则、非周期性振动所产生的声音为噪声（noise）。从卫生学角度来讲，凡是使人厌烦或不需要的声音都属于噪声。在生产过程中产生的频率和强度没有规律、使人感到

Note

厌烦的声音称为生产性噪声(productive noise)。

2. 声压级和声级 声音的大小以声压级来衡量,单位为分贝(decibel,dB)。人对声音强弱的主观感觉不仅和声压有关,还和声音的频率有关,将声压级和频率统一起来表示声音响度的主观量称为 A 声级,用 dB(A)表示。一般两人间普通谈话约 60 dB(A),城市交通平均约 80 dB(A)。

3. 听阈和痛阈 使人耳刚能引起音响感觉的声压称为听阈。使人耳刚能感觉到疼痛的声压称为痛阈。

(二)生产性噪声的接触机会

生产性噪声根据产生来源可分为机械性噪声,如织布机、球磨机、冲压机等产生的声音;流体动力性噪声,如空压机、汽笛等产生的声音;电磁性噪声,如电动机、变压器发生的噪声。从事这些工种的工人在作业中会接触到这些噪声。

(三)噪声对人体的危害

噪声对人体健康的危害是全身性的,主要是引起听觉系统损害,也可对心血管系统、神经系统等非听觉系统产生不良影响。

1. 听觉系统危害 长期接触强烈的噪声,听觉系统首先受损,听力的损伤有一个从生理改变到病理改变的过程。

(1) 暂时性听阈位移(temporary threshold shift,TTS) 人接触噪声后可引起听阈变化,脱离噪声环境后经过一段时间听力可以恢复到原来水平。根据变化程度不同分为听觉适应(auditory adaptation)和听觉疲劳(auditory fatigue)。

①听觉适应 人体在短时间暴露在强噪声环境中,听觉器官敏感性下降,听阈可上升10～15 db,脱离噪声环境后数分钟内即可恢复正常,此现象称为听觉适应,是一种正常生理保护现象。

②听觉疲劳 较长时间暴露在强噪声环境中,听力可出现明显下降,听阈上升超过 15～30 db,离开噪声环境后,需数小时甚至数十小时听力才能恢复,称为听觉疲劳;听觉疲劳是病理前状态,多在十几个小时内可以完全恢复,仍属于生理性变化范围。

(2) 永久性听阈位移(permanent threshold shift,PTS) 随着接触噪声时间的延长,在前一次接触噪声引起的听力改变尚未完全恢复便再次接触噪声,听觉疲劳则逐渐加重,致使听力不能完全恢复,称为永久性听阈位移。此属于不可逆的改变,也就是感音器官出现器质性退行性病变。根据损伤的程度,永久性听阈位移又可分为听力损伤(hearing impairment)和噪声性耳聋(noise-induced deafness)。

①听力损伤 永久性听阈位移早期常表现为高频听力下降,听力曲线在 3000～6000 Hz,尤其常在 4000 Hz 处出现“V”形凹陷,对高频声听力感困难,而语言频段(500～2000 Hz)未受损,因此主观上无耳聋感觉,能进行交谈和社交活动。这是噪声引起听力损伤的早期特征性改变。

②噪声性耳聋 随着接触噪声时间延长,耳蜗病理损伤加重,听力损伤进一步发展,听力损失不能完全恢复,不仅高频听力受损,而且语言频段(500～2000 Hz)听力下降,表现为主观感觉语言说话听力障碍,日常生活谈话困难,社交活动受影响,听力曲线从低频到高频呈倾斜性下降,以高频听力损伤为重,达到一定程度,即称为噪声性耳聋。噪声性耳聋属于法定职业病。

(3) 爆震性耳聋(explosive deafness) 主要是由于防护不当或缺乏必要的防护措施,因强烈爆炸所产生的冲击波造成急性听觉系统的外伤,可出现鼓膜破裂、听骨破坏、内耳组织出血等,引起听力严重障碍或完全丧失。轻症可部分或大部分恢复,重症则致永久性耳聋。

Note

2. 听觉外系统危害 噪声对神经系统、心血管系统、消化系统、生殖功能等均可产生一定的影响,如易疲劳、头痛、头晕、睡眠障碍、注意力不集中、记忆力减退等一系列神经症状。高频噪声可引起血管痉挛、心率加快、血压增高等心血管系统变化。长期接触噪声还可引起食欲不振、胃液分泌减少、肠蠕动减慢等胃肠功能紊乱等。噪声可使肾上腺皮质功能亢进,导致女工出现月经失调,男工出现精子减少、活力下降等。

(四)噪声性耳聋的诊断和处理原则

噪声性耳聋属于国家法定职业病。根据接触噪声的职业史、相应的临床症状和体征,结合听力检查和生产现场调查,按照国家《职业性噪声聋诊断标准》(GBZ49—2007)进行诊断。

1. 观察对象 双耳高频(3000 Hz,4000 Hz,6000 Hz)平均听阈达到 40 dB(HL)。

2. 噪声聋 连续噪声作业工龄 3 年以上,纯音测听为感音神经性聋,听力损失呈高频下降型,根据较好耳语频(500 Hz、1000 Hz、2000 Hz)平均听阈作出诊断分级。①轻度噪声聋:听力下降,听阈在 26～40 dB。②中度噪声聋:听力下降,听阈在 41～55 dB。③重度噪声聋:听力下降,听阈达到 56 dB。

观察对象不需要调离噪声工作场所,但同时患有耳鸣者例外。轻度、中度及重度噪声聋患者均应调离噪声作业场所,需要进行劳动能力鉴定者,按 GB/T 16180 处理。重度噪声聋患者应配戴助听器。对噪声敏感者即上岗前体检听力正常,在噪声环境下作业 1 年,高频段 3000 Hz、4000 Hz、6000 Hz 任一频率,任一耳听力下降,听阈达到 65 dB 应调离噪声工作场所。

目前对噪声性耳聋还缺乏特效治疗方法,临床上主要是促进内耳血液循环,加强营养和改善代谢。

(五)噪声危害的预防

预防噪声危害重点在于做好第一级预防和加强个人防护。通过技术手段改革工艺过程和生产设备、控制和消除噪声源是噪声危害控制的根本措施;采取消声、吸声、隔声等措施控制噪声的传播,可以有效地降低作业场所的噪声;同时做好就业前体检,及时发现就业禁忌证;还应通过加强个人卫生防护和环境监测来减少噪声对作业人员的健康损害。作业场所应该严格执行工业噪声卫生标准。

三、中暑

(一)概述

中暑(heat stroke)是在高温环境下机体因热平衡和(或)水盐代谢紊乱所致的以中枢神经系统和(或)心血管系统障碍为主要表现的急性热致疾病。

1. 致病因素 高气温、高湿度、气流小、强辐射和劳动强度过大、劳动时间过长等是中暑发生的主要致病原因,体弱、肥胖、睡眠不足、未产生热适应等是诱发因素。高温作业可分为以下三类。

(1) 高温、强热辐射作业 这种作业特点是高气温和强热辐射同时存在,而相对湿度较低,形成干热环境。如炼钢、炼铁、轧钢、铸造、玻璃、陶瓷、砖瓦等工业和锅炉间等。夏季车间气温可高达到 40～50 ℃。

(2) 高温、高湿作业 这种作业又称为湿热作业,其特点是高气温与高湿度同时存在,而热辐射强度不大。主要是由于生产过程中产生大量水蒸气或生产上要求车间内保持较高的相对湿度所致。常见于纺织、造纸、印染、缫丝等作业和通风不良的矿井。这类作业夏季气温可高达 35 ℃以上,相对湿度可达 90%。

(3) 夏季露天作业 夏季从事各种农业生产劳动、建筑、搬运、野外考察、军事训练等。该

Note

作业特点是环境气温高，太阳辐射强，劳动者受到被加热的地面和周围物体的二次辐射，一般作用时间较长。

2. 临床表现 可分为以下三种类型。

（1）热射病（包括日射病） 人体在高温环境下散热途径受阻，体温调节机制紊乱，体内蓄热所致，是最严重的一型。其特点是在高温环境中突然发病，体温可达 40 ℃以上，早期大量出汗，继之"无汗"，可伴有皮肤干热及不同程度的意识障碍、嗜睡、昏迷、抽搐等。治疗及时仍有高达 20%的死亡率，可死于循环、呼吸衰竭。

（2）热痉挛 由于大量出汗，体内钠、钾过量丢失，水盐平衡失调，引起肌痉挛。主要表现为明显的肌痉挛，伴有收缩痛。好发于活动较多的四肢肌肉及腹肌等，尤以腓肠肌为著，常呈对称性。时而发作，时而缓解。患者意识清，体温一般正常。

（3）热衰竭 其发病机制尚不明确，多认为在高温、高湿环境下，外周血管扩张，皮肤血流增加，引起心血管功能失代偿，导致脑部暂时供血不足的结果。其发病特点是起病迅速，先有头痛、头晕、恶心、呕吐、多汗、皮肤湿冷，面色苍白，血压短暂下降，脉搏细微，继而晕厥，体温不高或稍高。通常休息片刻即可清醒，一般不引起循环衰竭。

（二）中暑的诊断

根据《职业性中暑诊断标准》（GBZ 41—2002），依据患者高温作业史及体温升高、肌痉挛或晕厥等主要临床表现，排除其他类似疾病，可诊断为职业性中暑。按其诊断分级如下。

1. 中暑先兆（即观察对象） 在高温作业场所劳动一定时间后，出现头昏、头痛、口渴、多汗、全身疲乏、心悸、注意力不集中、动作不协调等症状，体温正常或略有升高。

2. 轻症中暑 除中暑先兆的症状加重外，出现面色潮红、大量出汗、脉搏快速等表现，体温升高，达 38.5 ℃以上。

3. 重症中暑 出现热射病、热痉挛或热衰竭之一者，或者混合型者，可诊断为重症中暑。

（三）中暑的治疗

主要是根据中暑的严重程度不同，对症治疗。

1. 中暑先兆与轻症中暑 患者应立即脱离高温作业环境，密切观察病情，给予含食盐饮料及对症处理。可服人丹、十滴水、解暑片、藿香正气片等。有循环衰竭倾向的，给予葡萄糖生理盐水静脉滴注。

2. 重症中暑 其治疗原则为迅速降低过高的体温，纠正水、电解质平衡紊乱及酸碱平衡失调，积极防治休克和脑水肿。

（1）物理降温 可用冷水浴或在头部、腋下及腹股沟等大血管区覆盖湿毛巾，再放置冰袋或用酒精擦身，并用电扇吹风等。物理降温宜与药物降温同时进行，否则易引起皮肤血管收缩和肌肉震颤，影响机体散热。

（2）药物降温 首选氯丙嗪。用氯丙嗪溶于生理盐水中静脉滴注。氯丙嗪可以影响体温调节中枢，使产热减少；扩张周围血管，加速散热；松弛肌肉，减少肌震颤；增强机体耐受缺氧能力等。

（3）其他措施 如纠正电解质平衡紊乱，维持良好呼吸循环，对脉细弱者立即注射中枢兴奋剂，并给予升压药以防休克。

中暑患者经及时处理，一般可很快恢复，不必调离原作业。

（四）防暑降温措施

1. 技术措施 改革工艺流程，改进设备和操作方法，如实现自动化遥控操作、隔绝热源、通风降温等。

2. 保健措施 供应清凉饮料和合理营养，合理作息，进行就业前及入暑前的体检等。高

Note

温作业的工作服可用耐热、导热系数小而透气性能好的材料制成。按不同要求可佩戴防护帽、防护眼镜、面罩、手套、护腿等。

3. 组织措施 认真贯彻执行国家有关防暑降温法规和劳动卫生标准,制定合理的劳动休息制度,进行高温作业前热适应锻炼。

小 结

职业有关疾病主要包括职业病、工作有关疾病和职业性外伤。职业病诊断依据有职业接触史、职业卫生现场调查与危害评价、临床表现及辅助检查结果。职业病诊断要在具备诊断权的机构由具备诊断资格的3名以上医师集体诊断。

三大职业中毒:慢性铅中毒典型临床表现有铅绞痛、贫血、周围神经炎。首选排铅药为依地酸二钠钙。重度以上铅中毒需要调离铅作业。慢性汞中毒典型临床症状有口腔炎、震颤、易兴奋症。中度以上汞中毒须调离汞作业。慢性苯中毒主要表现为造血系统损害,一经确诊即应脱离苯作业。

尘肺病的主要诊断依据是X线胸片,根据国家尘肺病诊断标准进行诊断。防尘八字方针是"革""水""密""风""护""管""教""查"。

思 考 题

1. 职业病的诊断原则有哪些?
2. 简述尘肺病的诊断原则和处置原则。
3. 简述防尘"八字方针"。

自 测 题

一、A1型题(单项选择题)

1. 驱铅治疗的首选药物是( )。

A. 依地酸二钠钙　B. 亚硝酸钠　C. 阿托品　D. 亚甲蓝　E. 青霉胺

2. 在进行职业病诊断时,应当组织( )以上取得职业病诊断资格的执业医师集体诊断。

A. 1名　B. 2名　C. 3名　D. 4名　E. 5名

3. 腕下垂是( )中毒的特征性表现。

A. 铅　B. 汞　C. 镉　D. 砷　E. 苯

4. 下列哪项不属于慢性铅中毒的临床表现?( )

A. 肢端麻木　B. 贫血　C. 腹绞痛　D. 易兴奋症　E. 腕下垂

5. 某煤矿工人长期在井下采煤,经常因工作不能按时用餐,患有慢性胃溃疡,此病应属于( )。

A. 职业病　B. 法定职业病　C. 职业特征　D. 常见病　E. 工作有关疾病

6. 苯的慢性中毒主要影响( )。

A. 心血管系统　B. 消化系统　C. 呼吸系统　D. 造血系统　E. 中枢神经系统

7. 慢性铅中毒引起的贫血为( )。

A. 再生障碍性贫血　B. 低色素性　C. 溶血性

Note

D. 缺铁性　　E. 大细胞性

二、X 型题(多项选择题)

8. 职业病的特点是(　　)。

A. 病因明确　　B. 存在剂量-反应关系　　C. 发病有群体性

D. 重在预防　　E. 早期诊断、及时合理处理,预后康复效果好

9. 以下哪些属于劳动过程中的职业性有害因素?(　　)

A. 持续加班、工作职责不明　　B. 劳动强度过大　　C. 不良工作体位

D. 日均工作时间延长　　E. 医务人员在工作中感染乙型肝炎

10. 气溶胶包括(　　)。

A. 粉尘　　B. 气体　　C. 烟　　D. 蒸汽　　E. 雾

11. 关于粉尘的分散度描述正确的是(　　)。

A. 物质被粉碎的程度

B. 以粉尘粒径大小的数量或质量组成百分比来表示

C. 分散度越高,在空气中悬浮时间越长

D. 大粒径粉尘所占比例越高,粉尘的分散度越高

E. 分散度影响粉尘在呼吸道中的阻留部位和阻留率

12. 粉尘对机体具有(　　)作用。

A. 致纤维化　　B. 刺激　　C. 致敏　　D. 中毒　　E. 致肿瘤

13. 尘肺病二期的 X 线诊断标准是(　　)。

A. 有总体密度 2 级的小阴影,分布范围至少达到 2 个肺区

B. 有总体密度 2 级的小阴影,分布范围超过 4 个肺区

C. 有总体密度 3 级的小阴影,分布范围达到 4 个肺区

D. 有总体密度 3 级的小阴影,分布范围超过 4 个肺区并有小阴影聚集

E. 有大阴影出现,其长径不小于 20 mm,短径不小于 10 mm

(吴　莹)

自测题答案

Note

第四章　社会环境与健康

扫码看课件

学习目标

1. 掌握：行为生活方式对健康的影响；心身疾病的特点及影响因素；促进健康行为分类；危害健康行为分类。

2. 熟悉：社会心理因素对健康的影响；心身疾病的治疗和预防；积极情绪和消极情绪对健康的影响；促进健康行为特征；危害健康行为特征。

3. 了解：社会经济、文化、风俗习惯及宗教对健康的影响。

社会环境又称非物质环境，是指人类生存及活动范围内的社会物质、精神条件的总和，是人类活动的产物，有明确、特定的社会目的和社会价值。社会环境是人类在生产、生活和社会交往过程中逐渐形成的，主要由社会制度、经济、文化和风俗习惯等因素构成。

第一节　社会因素与健康

社会因素是指社会的各项构成要素，是一系列与社会生产力和生产关系有密切联系的因素，包括经济状况、社会保障、人口状况、科学技术、社会制度、文化教育、家庭婚姻、宗教信仰、医疗保健制度等。社会因素可以通过人们的生活环境、生活条件和心理过程影响人群健康。

社会因素对健康的影响具有广泛性、非特异性、持久性、累积性以及交互作用的特点，在疾病的发生、发展、转归及防治过程中，起着至关重要的作用。由于遗传及后天发育的差异，个体对相同刺激的耐受性也不同，从而使社会因素的致病作用及健康效应表现出非特异性。社会因素对健康产生的作用具有持久性，并以一定的时间顺序影响健康，形成反应的累加、功能损害的累加和健康效应的累加作用。社会因素广泛存在于人们的现实生活中，对人类健康的作用通常是以交互作用方式产生效应。一种社会因素可直接作用于机体，也可以作为其他社会因素的中介，或以其他社会因素为中介作用于健康。

一、社会经济、文化与健康

（一）社会经济与健康

社会经济发展与人群健康的关系是辩证的，社会经济发展是提高人群健康水平的根本保证，人群健康又是社会经济发展的先决条件。

1. 社会经济对健康的影响　全世界范围的统计资料表明，一个国家、一个地区的宏观经济发展水平与居民健康状况之间具有非常密切的联系。经济发展促进人群健康水平提高；反之，经济贫困不利于健康水平的提高。

Note

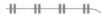

(1) 经济发展提高了居民物质生活水平　经济的发展为人们提供了衣、食、住、行等基本生活保障，促进了物质生活条件及卫生状况的改善，有利于居民生活质量和健康状况的提高。

(2) 经济发展促进医疗卫生事业发展　经济的发展为加大医疗卫生资源的投入提供了物质保障。不同经济水平的国家，卫生经费投入占国民生产总值的比例存在较大差异，造成了不同国家或地区居民健康水平差距明显。随着卫生经费投入的增加，卫生服务的组织实施更加完善，在促进医疗卫生事业发展的同时，进一步促进了人群健康水平的提高(表 4-1)。

表 4-1　部分国家居民健康指标与经济水平的关系

国家	人均 GNP /美元	出生期望寿命 /岁	新生儿死亡率 /(‰)	婴儿死亡率 /(‰)
美国	45640	79	4	7
瑞典	38590	81	2	2
澳大利亚	38210	82	3	4
日本	33470	83	1	2
墨西哥	14100	76	7	15
巴西	10200	73	12	17
中国	6890	74	11	17
埃及	5680	71	11	18
斯里兰卡	4720	71	9	13
印度	3250	65	34	50
坦桑尼亚	1350	55	34	68

资料来源：WORLD HEALTH STATISTICS 2011，WHO。

(3) 经济发展对教育的影响　经济发展有利于人群接受良好的教育，提高人群的卫生保健知识水平，改变健康观念，从而间接地影响了人群的健康。

2. 经济发展带来的新问题　经济发展促进了健康水平的提高，但在经济发展的同时，也对健康产生了负面效应，带来了一些新的健康问题。

(1) 环境污染和生态破坏　当今世界的工业化、城市人口的膨胀、化学产品无节制的生产和应用，使人类赖以生存的环境受到严重污染，生态平衡遭到破坏。全球的水污染、空气污染等问题日益突出，由此产生的健康问题和潜在危害广泛存在。

(2) 行为生活方式的改变　随着经济的发展，生活水平日益提高，人们膳食结构发生了明显的变化。同时，现代化生活使体力劳动不断减少，行为生活方式发生了改变。长期不良行为生活方式对身心健康产生的不良影响，已经成为现代人突出的健康问题，并产生了如肥胖症、高血压、冠心病、糖尿病、电脑综合征等一系列“现代社会病”。

(3) 心理健康问题突出　经济发展带来了激烈的社会竞争，导致生活节奏加快、工作压力增大、心理负荷加重、人际关系复杂、应激事件增加，使心身疾病、精神疾病增加，自杀现象增多。

(4) 其他　经济发展导致社会流动人口增加，大量农村人口流入城市，在加重城市生活设施、治安、卫生保健等负担的同时，也带来了诸多健康问题。经济发展还使社会负性事件增多，如交通拥挤、交通事故、暴力犯罪、家庭暴力、青少年暴力等。

3. 健康水平对经济发展的促进作用　经济发展从根本上说是生产力发展的结果，生产力诸要素中最重要的是具有一定体力、智力和劳动技能的人，人的健康与智慧对生产力的发展起着决定性的作用。人群健康水平的提高有助于延长劳动力的工作时间，提高劳动效率，创造更多的社会财富，促进社会经济的发展。提高健康水平的同时，减少了医疗卫生资源的消耗，节

Note

约了社会资源，促进了经济增长。

(二) 文化因素与健康

世界卫生组织在第六次报告中指出：一旦人们的生活水平达到或超过起码的需求，有条件决定生活资料的使用方式，文化因素对健康的作用就越来越重要了。文化是一种人类社会现象，涉及物质、制度、观念等诸多方面。广义的文化是社会物质财富和精神财富的总和；狭义的文化即精神文化，包括思想意识、宗教信仰、文学艺术、道德规范、习俗、教育、科学技术和知识等。社会医学主要研究狭义的文化对人群健康的影响。

1. 文化影响健康的特征

(1) 无形性　文化所包含的价值观念、理想信念、行为准则、思维方式、生活习惯等是以群体定势及氛围存在的，对人们的行为产生潜移默化的影响。这种影响和作用无法度量或计算，具有无形性，每时每刻都在发挥着作用。

(2) 本源性　文化因素中的价值取向和健康取向在影响人群健康观、行为生活方式过程中，对健康产生巨大本源性影响。

(3) 软约束性　文化不是通过强制性、硬性的条文规定实现对健康的影响，而是促使人们形成思维定势，自发地通过行动加以实现的过程。

(4) 稳定性　即文化惰性，也称文化保守性，是每种文化在发展过程中的惯性作用，文化积淀越深，稳定性就越强。

(5) 民族性　评估文化因素对健康的影响过程中，要充分考虑文化的地区、民族差异。当个体在更换环境时，由于沟通障碍、日常活动改变、风俗习惯以及态度、信仰的差异，会对健康产生不良影响。

2. 文化教育对健康的影响　教育是促使个体社会化的过程和手段，属于一种规范文化，它既规范人的智能，也规范人的行为。在全球范围内，不同区域人群的受教育水平与其健康水平存在着显著差异，受教育水平与健康水平呈正相关。文化教育通过影响人们的生活方式和自我保健能力来影响健康。

(1) 文化教育影响生活方式　教育主要通过培养人的文化素质来指导生活方式。不同文化程度的人，生活方式也不同，消费结构和闲暇时间是生活方式的两项重要指标。①消费结构是指各类消费支出在总费用支出中所占的比重，收入水平是影响消费结构最重要、最基本的因素。大多数研究表明，接受教育的程度与收入水平成正比。收入高的人群基本生活必需品的支出在家庭总费用支出中所占比重小，使消费可能在外延上和内涵上扩大，以满足精神、保健等更高层次的需要，从而产生良好的健康效应。②闲暇时间是人们在劳动时间之外，除去满足生理需要和家庭劳动需要等生活支出后，剩余的个人可自由支配的时间。不同文化程度的人对闲暇时间的消磨方式不同。一般来说，文化程度越高，闲暇活动就越丰富而有意义，有助于形成文明、健康、科学的生活方式，提高人群健康水平。

(2) 文化教育影响自我保健能力　自我保健是指个人、家庭、邻里、亲友、同事自发的卫生活动，并做出与卫生有关的决定。教育可以有效地引导人们将健康需要转化为健康需求，提高自我保健意识，从而在遇到健康问题时，能积极主动地寻求卫生服务，有效地解决健康问题，提高健康水平。文化程度高的人自我保健意识强，容易接受和掌握健康和疾病的防治知识，注重生活质量，保持良好的心理，善于利用社会提供的卫生保健服务，从而有效地预防和控制疾病，促进健康。

二、社会风俗习惯、宗教与健康

(一) 风俗习惯与健康

风俗习惯是在人类社会发展进程中长期形成的传统风尚、礼节、习性，主要包括民族风俗、

Note

节日习俗、传统礼仪等。风俗习惯与人们的日常生活关系密切，贯穿于人们的衣、食、住、行等各个环节，对健康的影响也十分广泛。不同民族、不同国家和地区都有其固有的风俗习惯，良好的风俗习惯有益于健康，应积极弘扬。如端午节挂艾枝、悬菖蒲、洒雄黄水、饮雄黄酒，可杀菌驱蚊虫，对虫媒疾病的防治有积极意义。相反，不良的风俗习惯危害人群健康。如中国人见面时敬烟、宴席上劝酒、过节时燃放烟花爆竹、给亡故者烧纸钱等，均会给健康带来直接或间接的危害。要采取法律禁止、行政命令和说服教育相结合的方式，让人们移风易俗，让风俗习惯往健康的方向改变。19 世纪初，巴布亚新几内亚东部高地的土著部落弗雷人有分食死者的肌肉、脏器以示悼念的风俗（食人俗葬礼），导致一种神经系统疾病——库鲁病（Kuru 病）在当地流行，其主要症状为震颤、共济失调、脑退化痴呆，渐至完全丧失运动能力，3～6 个月内因衰竭而死亡。禁止该葬礼后，该病便日趋控制和消灭。

（二）宗教信仰与健康

宗教是以对神的崇拜和服从神的旨意为核心的信仰与行为准则的总和。宗教主要通过教义、教规、仪式等形式，影响人的心理过程及行为，从而对健康产生重大影响。宗教对健康的影响具有双面性。

1. 宗教的精神作用 宗教信仰常使人对自己难以解决或难以回答的问题有了归宿。宗教信徒把自己的人生曲折或难题归于天命，从而达到心理平衡，能坦然面对疾病或灾难，有利于健康。同时，宗教信仰的强大心理驱动作用在某些情况下，能加重信徒的思想负担，因此产生自责、自罪、心情抑郁等，危害自身健康，甚至危及生命。

临床案例

1978 年 11 月 18 日，一个名叫“人民圣殿教”的美国教派的九百多名信徒，突然在该派设在圭亚那首都乔治敦附近的琼斯镇集体服毒自杀。这次集体自杀事件共有 913 人死亡，包括 276 名儿童。这件惨案震动了美国社会，成为轰动全球的悲剧。

思考：该事件反映了什么问题？应当如何正确看待宗教信仰与健康的关系？

2. 宗教对行为的影响 宗教对人行为的影响，是通过教规或教令及教徒的信仰来实现的，其作用有高度的强制性和高度的自觉性。宗教对行为的益处表现为教化人们养身修行、劝恶从善，如佛教五戒规定一不杀生、二不偷盗、三不邪淫、四不妄语、五不饮酒。反之，教徒的盲目信仰会对健康带来危害。世界上曾发生过 6 次古典霍乱大流行都源自印度恒河，霍乱所呈现出的地方性、季节性和周期性等流行病学特征，在空间和时间上与印度朝圣息息相关。恒河是印度教徒心中的圣河，其周边的圣地成为印度教徒心中最为理想的朝圣场所。到圣地朝圣是印度教徒自古以来沿袭至今的宗教传统，每天都有成千上万的教徒长途跋涉赶到恒河朝圣、沐浴、生饮恒河水。为求魂归恒河，教徒死后尸体随水漂流，导致恒河严重污染，造成了霍乱的数次大流行。

第二节　心理因素与健康

心理因素是指社会环境中普遍存在的能导致人们心理行为及身体状态发生变化的因素，在疾病的发生、发展、转归方面起着重要的作用。心理因素涉及面较广，既包括认识、情绪、意志等心理过程，也包括气质、能力、性格等个性心理特征。积极心理因素有助于疾病的预防、治疗和康复，可促进健康；反之，消极心理因素可引发心身疾病。

临床案例

美国心理学家霍华德·加德纳发明的"死囚放血实验"

在征得死囚同意后,实验在手术室里进行,犯人躺在小间的床上,一只手伸到隔壁的大间,他可以清晰地听到护士与医生的对话。护士问医生:"放血瓶准备5个,够吗?"医生答:"不够,这个人块头大,要准备7个。"护士在犯人手臂上用刀尖点了一下,并在手臂上方用一根细管子放热水,水顺着手臂一滴一滴地滴进瓶子里,犯人感觉到自己的血在一滴一滴地流出。滴了3瓶后犯人休克,滴了5瓶后犯人死亡,死亡的症状与因放血而死一样,但实际上他一滴血也没有流。

思考:囚犯为什么会死呢?

一、心身疾病

心身疾病是一组发生发展与社会心理因素密切相关,但以躯体症状表现为主的疾病。主要特点包括:①疾病的发生、发展与社会心理因素有关;②以躯体症状为主,有明确的病理生理过程;③常发生在自主神经支配的系统或器官;④遗传与个性特征与心身疾病的发生有一定关系;⑤有反复发作的倾向;⑥心身综合治疗比单用生物学治疗效果好。

(一)心身疾病的流行特征

1. 地区分布 城市高于农村,工业化水平高的国家或地区较高。

2. 人群分布 患病高峰为更年期,65岁以上老年人及15岁以下儿童较低;心身疾病女性多见,但也因疾病而异,如冠心病、消化性溃疡以男性居多;脑力劳动者高于体力劳动者。

(二)心身疾病的分类

美国心理生理障碍学会制定的心身疾病的分类如下。

1. 皮肤 神经性皮炎、皮肤瘙痒症、斑秃、牛皮癣、痤疮、慢性荨麻疹、慢性湿疹等。

2. 骨骼肌肉系统 类风湿关节炎、腰背疼、肌肉疼痛、痉挛性斜颈、书写痉挛等。

3. 呼吸系统 支气管哮喘、过度换气综合征、神经性咳嗽等。

4. 心血管系统 冠状动脉硬化性心脏病、阵发性心动过速、心律不齐、原发性高血压、原发性低血压、偏头痛、雷诺病等。

5. 消化系统 胃和十二指肠溃疡、神经性呕吐、神经性厌食、溃疡性结肠炎、幽门痉挛、过敏性结肠炎等。

6. 泌尿生殖系统 遗尿、过敏性膀胱炎、慢性前列腺炎、性功能障碍、月经紊乱、经前期紧张症、功能性子宫出血、原发性痛经、功能性不孕症等。

7. 内分泌系统 甲状腺功能亢进症、糖尿病、低血糖、艾迪生病等。

8. 神经系统 痉挛性疾病、紧张性头痛、睡眠障碍、自主神经功能失调症等。

9. 耳鼻喉科 梅尼埃综合征、喉部异物感等。

10. 眼科 原发性青光眼、眼睑痉挛、弱视等。

11. 口腔科 特发性舌痛症、口腔溃疡、咀嚼肌痉挛等。

12. 其他 类风湿关节炎、红斑狼疮、恶性肿瘤等。

(三)心身疾病的影响因素

1. 社会心理因素 影响心身疾病的社会心理因素主要有个体的应激状态、情绪、人格特征、心理防御机制和社会支持系统等。其中个体的不良人格特征是心身疾病的易感因素,生活

Note

事件所引起的负性情绪及应激状态则是心身疾病的诱发因素，而社会支持系统对心身疾病的发生、发展起着重要缓冲作用。同时，心身疾病与心理健康损害相互影响，心理损害可引发心身疾病，心身疾病又可作为生活事件加剧心理损害，形成恶性循环，使病情迁延难愈。

负性生活事件可作为心理应激源，引起负性情绪，使机体处于应激状态，抑制机体免疫功能，使机体对疾病的易感性上升。行为类型和人格特征对心身疾病的发生、发展、转归、预后都有明显影响。临床资料证实A型性格者易患冠心病，并与高血压、脑卒中、消化道溃疡关系密切。而C型性格是癌症的易感性行为模式，并可促进恶性肿瘤的转移，促进癌前病变的恶化。

知识链接

行为类型与健康

A型性格(急躁好胜型)，快节奏、高效率、好竞争、好胜心强、过分抱负、支配欲强、有时间紧迫感。C型性格(忍气吞声型)，克制压抑、怒而不发、易生闷气、生活和工作中没有主意和目标、易产生失望无助感、易焦虑、抑郁。B型性格(知足常乐型)，生活工作节奏慢、缺少抱负、不喜竞争、随遇而安、悠闲自在、对人随和，从健康角度出发，B型性格发生各类疾病的概率较低。

2. 生理因素

(1) 生理始基　即心身疾病患者在患病前的生理特点，如高甘油三酯血症是冠心病的生理始基，胃蛋白酶原水平增高是溃疡病的生理始基，高尿酸血症是痛风的生理始基。由于生理特点的不同，不同个体对不同的心身疾病有不同的易感性，只有在生理始基和社会心理刺激同时存在的情况下，才会引发心身疾病。

(2) 中介机制　社会心理因素以各种信息影响大脑皮质的功能，而大脑皮质则通过自主神经系统、内分泌系统、神经递质系统和免疫系统等重要的生理中介机制，影响内环境的平衡，使组织器官产生病变。

(四) 心身疾病的治疗

心身疾病应采取心、身同治的原则，但对于具体病例，则应各有侧重。对于急性发病且躯体症状严重的患者，应以躯体对症治疗为主，辅之以心理治疗。如急性心肌梗死患者，首先采取生物性救助措施是解决问题的关键，其次再针对有严重焦虑和恐惧反应的患者实施床前心理指导。对以心理症状为主，躯体症状为其次的患者，则应重点安排心理治疗，同时辅助常规躯体治疗。如经前期紧张症患者，除了给予适当的药物治疗外，应重点做好心理和行为指导等各项工作。

治疗心身疾病，不仅要采取有效的生物医学手段，在身体水平上处理具体的病理过程，还要在社会、心理水平上加以干预和控制。心身疾病的心理干预手段，应视不同层次、不同方法、不同目的而决定。可选择支持疗法、环境控制、松弛训练、生物反馈、认知治疗、行为矫正、理性情绪治疗等多种方法，围绕三个目标进行：①消除社会心理刺激因素；②消除心理学病因；③消除生物学症状。

(五) 心身疾病的预防

心身疾病是生物、心理、社会多种因素长期作用的结果，因此预防应从早做起，采取多层次、多侧面的综合预防措施。

(1) 开展心理健康教育，培养健全人格。

(2) 培养健康生活习惯，矫正不良行为。

(3) 完善社会支持系统，增强应对能力。

Note

(4) 识别高危人群，及时处置高危因素。

(5) 避免或消除应激源刺激，积极疏导，保持平和心态。

二、情绪与健康

情绪是人们对客观事物是否符合自身需要而产生的态度体验，情绪具有 3 个特征：①情绪不是固有的，是由客观现实的刺激引起的；②情绪是主观体验；③情绪的产生是以客观事物是否满足人的需要为中介。美国心理学家埃利斯发明的"ABC 情绪理论"认为，人的情绪主要根源于个人对激发事件的认知、评价而产生的信念，非理性信念常会使个体产生情绪的困扰，甚至引起情绪障碍。即事情的前因(antecedent)通过当事者对该事件的认知与评价而产生的信念(belief)为桥梁，最终产生不同的情绪和行为结果(consequence)。

知识链接

情绪实验

古代阿拉伯学者阿维森纳，把一胎所生的 2 只羊羔置于两个不同的环境中，一只在舒适的羊群中生活，而另一只则放在狼圈旁。不久，生活在狼圈旁的小羊羔因惊恐不能进食而死去。实验告诉我们，愤怒、焦虑、恐惧、仇恨等负面情绪会影响机体的生理功能，引发一系列心理及身体上的连锁反应。

(一) 积极情绪与健康

积极情绪是指由能够满足个体需要的事件引起的，伴随愉悦感受的情绪，包括愉快、兴趣、满意和爱等四种情绪。首先，积极情绪有利于躯体健康。积极情绪能提高机体的免疫力，从而增强机体抵抗疾病的能力；积极情绪能使机体各器官系统活动协调一致，充分发挥机体潜能，使人精力充沛，身体健康；积极情绪还有利于疾病的康复。其次，积极情绪促进心理健康。积极情绪能使机体积极地应对负性生活事件引起的应激反应，降低心理疾病的易感性，同时，积极情绪的表达也有益于心理健康。

(二) 消极情绪与健康

消极情绪是在某种具体行为中，由外因或内因影响而产生的不利于继续完成工作或正常思考的情感。消极情绪包括忧愁、悲伤、愤怒、紧张、痛苦、恐惧、憎恨等，属于破坏性的情感，如果长期得不到有效的疏导和宣泄，就会破坏机体各系统之间的平衡，影响机体正常生理功能而引发疾病。

情绪致病的原因，一是作为疾病发作和复发的诱发因素，二是直接作为致病因素或疾病促发因素。人有喜、怒、忧、思、悲、恐、惊七种情绪变化，七情与脏腑的活动密切相关。当长期的情绪刺激超出了正常的生理活动范围时，可使脏腑气血功能紊乱而导致内伤疾病的发生，故称为"七情内伤"。七情过激直接影响内脏生理功能，产生各种病理变化。《素问·阴阳应象大论》说，"怒伤肝""喜伤心""思伤脾""忧伤肺""恐伤肾"。七情过激也可使已患疾病的病情加重，加速恶化，甚至导致死亡。

许多实验医学研究及临床观察结果证实了消极情绪与多种疾病有密切关系。如过度的悲伤、恐惧、愤怒会使肾上腺素皮质激素分泌增加，导致心率加快、血管收缩、血压升高、呼吸加深、胃肠蠕动减慢，易诱发冠心病、恶性肿瘤、消化性溃疡等多种疾病。情绪在变态行为或精神障碍中同样起着重要的核心作用，持久性的消极情绪会使机体心理失衡，引发焦虑、抑郁等心理疾病，严重者甚至可导致精神分裂症。

Note

第三节　行为生活方式与健康

一、概念

行为是具有认知、思维、能力、情感、意志等心理活动的人，对内外环境刺激做出的能动反应，是心理因素与环境交互作用的产物。狭义的行为即外显行为，是可以直接观察到或可以测量记录的行为，如言谈举止等，一般所说的行为主要是指外显行为。广义的行为不限于外显行为，还包括思想、意识、动机等不易观察到的内在行为。

生活方式是在一定的生产方式基础上产生的，在一定的社会意识及传统文化习俗影响下所形成的一系列生活习惯和活动方式，包括衣、食、住、行，以及闲暇时间的利用等。

世界卫生组织经调查研究得出结论，认为影响人类健康和寿命的因素主要取决于四个方面：卫生服务因素占 8%；生物学因素占 15%；环境因素占 17%；行为与生活方式占 60%。由此可见，行为生活方式已经成为影响健康最重要的因素。因此，促使人们改变不良行为，建立科学健康的生活方式，对预防疾病、促进健康有非常重要的意义。

二、促进健康的行为

促进健康的行为是指个体或群体表现出的在客观上促进或有利于健康的一组行为。

（一）促进健康行为的特征

1. 规律性　行为有规律地发生而不是偶然行为，表现出保持恒定的有序重复。如起居有常、饮食有节、定期健康检查等。

2. 有利性　行为表现对自身、他人、环境有益，有利于健康。

3. 和谐性　个体行为表现与其所处的环境和谐统一，并能根据环境随时调整自身行为，一旦与环境发生冲突，健康行为能表现出良好的适应性和宽容性。

4. 一致性　个体的外在行为与内在心理活动协调一致。

5. 适宜性　行为强度与频度适宜，有理性控制，无明显冲动表现。

（二）促进健康行为的分类

1. 基本健康行为　人们在日常生活中一系列有益于健康的基本行为，如平衡膳食、合理营养、积极锻炼、良好睡眠等。1992 年 WHO 在《维多利亚宣言》中明确提出健康的四大基石是合理膳食、适量运动、戒烟限酒、心理平衡。这四大基石构成了促进健康的行为，它能使高血压减少 55%，脑卒中减少 75%，糖尿病减少 50%，肿瘤减少 1/3，平均寿命延长 10 年以上。

2. 戒除不良嗜好　吸烟、酗酒、赌博、吸毒等不良嗜好均已经被证实能严重危害健康，并导致各种疾病的发生。从健康角度出发，应戒除一切不良嗜好，养成科学、文明、健康的行为生活方式。

3. 预警行为　对可能发生的危害健康的事件预先给予警示，从而预防事故的发生，并能在事故发生后，尽快采取正确的处置行为以减少危害。如驾车、乘飞机时系好安全带，溺水、火灾、地震发生时采取的自救和他救行为等。

4. 避开环境危险　自然环境和社会环境中存在对健康有害的各种危险因素，要学会正确识别，积极应对，有效控制，以避免环境危险因素对健康的危害。

5. 合理利用卫生服务 卫生服务是卫生机构借助各种卫生资源，向居民提供的医疗、预防、保健、康复等服务的总称，有效、合理地利用现有的卫生服务，保护和促进健康的行为是有益于健康的医学行为。

(1) 保健行为 如定期体格检查、预防接种等维护身心健康的行为。

(2) 求医行为 是指在得知自己处于疾病状态后，主动寻求医疗机构或医生帮助的行为。

(3) 遵医行为 又称患者的依从性，是指患者遵从医护人员的医嘱进行检查、治疗和预防疾病的行为。

三、危害健康的行为

危害健康的行为是指偏离个人、他人、社会的期望，客观上不利于健康的一组行为。

(一) 危害健康行为的特征

1. 危害性 行为对自己、他人、社会健康有直接或间接的明显或潜在的危害作用。如吸烟行为，不仅危害自身健康，还会使不吸烟者因被动吸烟而受到危害。

2. 稳定性 行为对健康的危害有一定的作用强度和持续时间，非偶然发生。

3. 习得性 危害健康的行为是个体在后天的生活经历中获得的，是自我创造而非他人所迫，故又称"自我制造的危险因素"。

(二) 危害健康行为的分类

1. 日常危害健康行为 人们在日常生活及职业活动中养成的一系列习以为常的对健康有害的行为习惯，主要包括吸烟、酗酒、药物滥用、性滥交、赌博、缺乏体育锻炼、不良饮食习惯等。长期进食无规律，饮食过度或过少，偏食挑食，进食过快、过热、过硬、过酸，常吃烧烤、烟熏、腌制、油炸食品等不健康饮食行为与肥胖、心脑血管疾病、糖尿病、恶性肿瘤等各类慢性病的发生密切相关。

2. 致病行为模式 导致特异性疾病发生的行为模式，如A型行为与冠心病、高血压、脑卒中等疾病密切相关，其冠心病发病率、复发率和病死率均比非A型行为者高2～4倍。C型行为又称"肿瘤易发行为"，其宫颈癌、胃癌、食管癌、结肠癌和恶性黑色素瘤发生率比非C型行为者高3倍左右，并易发生癌的转移。

3. 不良疾病行为 个体从感知到自身患病到疾病康复过程中所表现出来的不利于健康的行为。不良疾病行为常见表现为疑病、瞒病、恐病、讳疾忌医、不及时就诊、不遵从医嘱、求神拜佛、自暴自弃等。

4. 违规行为 违反法律法规、道德规范并危害健康的行为，如药物滥用、性滥交等。违规行为不仅直接危害行为者个人健康，还严重影响社会健康，扰乱正常的社会秩序，引发严重的公共卫生和社会问题。

小　结

社会环境是社会物质、精神条件的总和，其中与健康有关的因素主要包括社会因素、心理因素及行为生活方式。社会经济、文化、风俗习惯、宗教信仰等社会因素均能直接或间接地影响人群健康。心理因素包括心理过程及个性心理特征，在疾病的发生、发展、转归方面起着重要的作用。积极心理因素有助于疾病的预防、治疗和康复，可促进健康，而消极心理因素可引发心身疾病。WHO认为影响人类健康的因素60%取决于行为生活方式，是多种慢性非传染性疾病的重要危险因素。因此建立科学、文明的生活方式，养成促进健康的行为，避免危害健康行为，对预防疾病、促进健康至关重要。

Note

思 考 题

1. 哪些行为属于危害健康的行为？你在日常生活中有哪些行为对健康产生影响（包括促进健康和危害健康的行为）？

2. 心身疾病的特点是什么？应如何预防其发生？

自 测 题

一、A1 型题（单项选择题）

1. 发展中国家与发达国家的疾病类型和死因谱存在明显差异，主要原因是（　　）。

A. 政治制度　B. 经济因素　C. 教育因素　D. 卫生服务

2. 文化影响健康的特征不包括（　　）。

A. 有形性　B. 稳定性　C. 民族性　D. 软约束性

3. 与肿瘤有关的行为性格是（　　）。

A. A 型性格　B. B 型性格　C. C 型性格　D. 与行为性格无关

4. 求医行为属于哪一种促进健康的行为？（　　）

A. 戒除不良嗜好　B. 预警行为　C. 基本健康行为　D. 合理利用卫生服务

5. 起居有常、饮食有节体现促进健康行为的哪一种特征？（　　）

A. 适宜性　B. 和谐性　C. 规律性　D. 一致性

二、X 型题（多项选择题）

6. 社会文化因素包括（　　）。

A. 文学艺术　B. 科学技术　C. 宗教信仰　D. 风俗习惯

7. 日常危害健康行为包括（　　）。

A. 吸烟酗酒　B. 不良饮食行为　C. 缺乏体育锻炼　D. 疑病、瞒病

8. 心身疾病流行特征的描述中，正确的是（　　）。

A. 女性高于男性　B. 农村高于城市

C. 脑力劳动者高于体力劳动者　D. 患病高峰为更年期

9. 世界卫生组织认为影响人类健康和寿命的因素主要取决于（　　）。

A. 卫生服务因素　B. 生物学因素　C. 环境因素　D. 行为与生活方式

（郁　沁）

自测题答案

Note

第五章　食物与健康

扫码看课件

学习目标

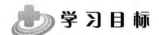

1. 掌握：人体所需的各种营养素的主要生理功能和食物来源；中国居民膳食指南和膳食宝塔；食物中毒的预防措施。

2. 熟悉：特殊人群的营养；食品污染的概念和常见污染物的危害。

3. 了解：营养素参考摄入量；食物中毒的种类和诊断原则。

临床案例

1520 年，航海家麦哲伦率领船队从南美洲东岸起程向太平洋进发。3 个月后，一场灾难突然降临，很多船员患上了一种怪病。他们全身弥漫性出血，很多人不治身亡。大家只能睁睁地看着一个个伙伴葬身大海，却无计可施。当船队到达太平洋的菲律宾群岛时，200 多名船员只活下来不到 1/3。麦哲伦船队遭遇的这场劫难，后来被称为“坏血病”。截至 18 世纪中叶，坏血病先后夺取了数十万欧洲水手的生命。

思考：

(1) 为什么他们会得“坏血病”？

(2) 人类需要哪些营养素，缺乏或过量会给机体带来哪些影响？

人类为了维持机体正常的生理功能和满足劳动工作的需要，而每天必须从外界环境摄入一定量的食物。机体摄取、消化、吸收、利用食物或营养物质的整个生物学过程称为营养(nutrition)。合理的营养可维持正常人的生理功能，促进生长发育，保障智力发展和身体健康，提高抵抗力，有利于防治疾病和延缓衰老。相反，不合理的膳食可能导致营养不良、肥胖症、心脑血管疾病等。食品被污染，会引起食物中毒，肠道传染病、寄生虫病，也可能会引起慢性中毒、致癌、致畸等。

第一节　人体需要的营养素和能量

营养素(nutrients)是指食物中含有能维持机体生存和健康，促进机体生长发育的物质。人体需要的营养素概括为六大类：蛋白质、脂类、糖类、矿物质、维生素和水。机体需要量较大的蛋白质、脂类、糖类，称为宏量营养素(macronutrient)；机体需要量较小的矿物质和维生素，称为微量营养素(micronutrient)。根据营养素在体内代谢过程中是否产生热量，又可分为两大类：一类为产热营养素，如蛋白质、脂类和糖类；另一类为非产热营养素，如维生素、矿物质和水。膳食纤维也称为第七大营养素。

Note

一、产热营养素和热能

(一) 蛋白质

蛋白质是生命的物质基础,没有蛋白质就没有生命。蛋白质占人体重量的16%~20%。蛋白质是由氨基酸组成的高分子含氮化合物,由于组成的氨基酸种类和数量不同,形成了种类繁多,性质、功能各异的各种蛋白质。构成人体蛋白质的氨基酸有20种,其中有9种人体不能合成或合成量不能满足机体需要,需要从食物中直接获得,称为必需氨基酸,即亮氨酸、异亮氨酸、赖氨酸、蛋氨酸、苯丙氨酸、苏氨酸、色氨酸、缬氨酸、组氨酸,其中组氨酸是儿童必需氨基酸。除此以外,人体可以利用一些前体物质来合成的氨基酸为非必需氨基酸。

1. 蛋白质的生理功能

(1) 参与构成人体一切细胞组织,是人体不可缺少的构成成分。

(2) 参与构成具有重要生理作用的物质,如运输氧的血红蛋白以及具有催化和调节作用的酶和激素。

(3) 参与构成具有可以抵御外来微生物及其他有害物质入侵等免疫作用的抗体。

(4) 维持正常渗透压使水分在体内正常分布,维持体内酸碱平衡。

(5) 提供能量 每克蛋白质在体内约产生16.7 kJ的能量。

2. 食物蛋白质营养价值评价

(1) 蛋白质含量 蛋白质含量是食物蛋白质营养价值的基础。食物中蛋白质是唯一含氮的营养素,而且含氮量基本稳定为16%,因此测定蛋白质一般用凯氏定氮法测得的含氮量乘以6.25得到蛋白质的含量。一般情况下,动物食品蛋白质含量较高,植物食品蛋白质含量较低,但是大豆类例外。畜禽肉和鱼类含蛋白质为10%~20%,蛋类为11%~14%,鲜奶类为1.5%~3.8%,大豆类为20%~40%,粮谷类为7%~14%。

(2) 蛋白质消化率 蛋白质消化率是指食物蛋白质摄入后被机体消化的程度。

$$蛋白质消化率=吸收氮/摄入氮\times 100\%$$

蛋白质消化率越高,被机体吸收的程度越高,营养价值也越高。一般动物性食物的蛋白质消化率高于植物性食物的蛋白质。

(3) 蛋白质生物学价值 蛋白质生物学价值(biological value,BV)是指食物中蛋白质吸收后被机体储存和利用的程度。

$$蛋白质生物学价值=储留氮/吸收氮\times 100\%$$

表5-1 常用食物蛋白质的生物价

蛋白质	生物价	蛋白质	生物价	蛋白质	生物价
鸡蛋	94	牛肉	76	玉米	60
牛奶	90	猪肉	74	花生	59
鱼	83	小麦	67	绿豆	58
大米	77	豆腐	65	高粱	56

蛋白质生物学价值越高,则被机体利用的程度就越高。蛋白质生物价的高低取决于食物中必需氨基酸的含量和比值,其比值越接近人体需要,则该食物蛋白质的生物价越高。

当食物蛋白质缺乏一种或几种必需氨基酸,与人体蛋白质氨基酸模式差异较大时,就会影响该食物蛋白质被机体吸收利用,使蛋白质营养价值降低,通常把这些缺乏的必需氨基酸称为限制氨基酸。如粮谷类赖氨酸含量较低,而大豆类蛋氨酸含量较低。

两种或两种以上食物混合食用时,其中的必需氨基酸互相补充,使之接近人体所需要的必

Note

需氨基酸模式，提高蛋白质的利用率，我们把这种作用称作蛋白质互补作用。例如，豆类和谷类混合食用，豆类蛋白质中丰富的赖氨酸可补充谷类蛋白质中赖氨酸的不足，从而提高谷类蛋白质的利用率。

3. 参考摄入量与食物来源

（1）食物来源　人体所需的蛋白质主要来源于动物和植物食品。动物食品蛋白质含量高、易消化吸收、利用率也高，因此是优质蛋白质，如奶、蛋、鱼、瘦肉等。植物食品一般含量较低，如粮谷类低于10%；但是大豆类含有丰富的蛋白质，因此也是优质蛋白质的来源。食用时，可以充分利用蛋白质互补作用。一般要求动物性蛋白质和大豆蛋白质占膳食总蛋白质的30%～50%。

（2）参考摄入量　蛋白质参考摄入量是根据不同性别、年龄而制定的，正常成人蛋白质的参考摄入量为1.0～1.2 g/(kg·d)，蛋白质供能比例一般占总热能的10%～15%为宜，其中儿童、青少年为12%～15%，保证正常生长发育；成年人为10%～12%，确保正常生理功能。中国居民膳食营养素参考摄入量中蛋白质的推荐摄入量18岁以上男性为65 g/d，女性为55 g/d。

当蛋白质长期摄入不足时，人体会出现疲倦、体重减轻、贫血、营养性水肿、伤口愈合不良、免疫和应激能力下降等。儿童还可引起发育迟缓、消瘦、体重过轻，甚至智力障碍。蛋白质摄取过多，一方面动物脂肪和胆固醇摄入量随之增加，导致肥胖；另一方面蛋白质摄入过多可增加骨骼中钙的丢失，同时增加肾脏负担。

（二）脂类

脂类(lipids)是人体必需的一类有机化合物，占正常人体重的10%～20%。脂类包括脂肪(fats)和类脂(lipoids)（磷脂和固醇类）。脂肪也称中性脂肪，是由1分子甘油和3分子脂肪酸组成的，又称甘油三酯。脂肪酸根据饱和度可分为饱和脂肪酸、单不饱和脂肪酸和多不饱和脂肪酸。大多数脂肪酸在人体内可以合成。人体不能合成而又不能缺少，需要食物供给的脂肪酸称为必需脂肪酸(essential fatty acid，EFA)。

1. 脂类的生理功能

（1）供能和储能　人体正常生命活动所需能量的20%～30%由脂肪提供。1 g脂肪在体内氧化可产生37.7 kJ热量。脂肪也是人体内重要的储能物质，当机体摄入能量过多或不能被机体利用时，则以脂肪的形式储存在体内。

（2）构成机体组织和生理活性物质　脂肪是构成机体组织的重要成分，如在皮下脂肪、肠系膜、大网膜中脂肪可以保护和固定重要脏器，缓冲机械压力。磷脂和胆固醇是细胞膜的重要构成物质；人体内许多活性物质，如性激素、肾上腺素和维生素D等都是以胆固醇为原料合成的。

（3）调节体温作用　脂肪主要是分布在皮下，皮下脂肪具有调节体温作用。

（4）提供必需脂肪酸　必需脂肪酸主要包括亚油酸和α-亚麻酸。必需脂肪酸在体内具有重要的生理功能：①参与线粒体和细胞膜的合成；②参与合成前列腺素；③参与脂质代谢，能降低血脂含量，减少血液的黏稠性，对保持微血管的弹性有一定作用；④促进生长发育，提高智力。必需脂肪酸缺乏，将导致生长停滞、体重减轻，婴儿可能患湿疹。

（5）促进脂溶性维生素吸收　膳食中的脂溶性维生素常常与脂肪并存，脂肪酸是脂溶性维生素A、D、E、K的良好溶剂，这些维生素随着脂肪的吸收同时被吸收。

（6）增加食欲和饱腹感　油脂改善食物的感官性状和口感，增加食欲。同时脂肪进入十二指肠，刺激产生肠抑胃素，使肠蠕动减慢，延缓胃的排空，增加饱腹感。

Note

2. 营养价值评价

脂肪中必需脂肪酸和脂溶性维生素的含量、脂肪消化率是评价脂肪营养价值的主要指标。

(1) 必需脂肪酸的含量　膳食中最主要的多不饱和脂肪酸为亚油酸和亚麻酸，主要存在于植物油中，其营养价值优于动物脂肪。

(2) 脂肪的消化率　与其熔点密切相关，一般植物脂肪的消化率要高于动物脂肪。

(3) 脂溶性维生素的含量　一般脂溶性维生素含量高的脂肪，其营养价值也高。

(4) 某些有特殊生理功能的脂肪酸含量　鱼类脂肪，尤其是鱼油中含有丰富的多不饱和脂肪酸，具有重要的营养价值。

3. 食物来源与参考摄入量

(1) 食物来源　植物性食物来源于各种植物油、豆类及坚果类食品。动物性食物主要来源于各种动物油、动物内脏、乳类、蛋类和鱼类等。磷脂丰富的食品有蛋黄、脑、骨髓、心、肝、肾等内脏，但同时含有较高的胆固醇。海产鱼中二十碳五烯酸(EPA)、二十二碳六烯酸含量较高。

(2) 参考摄入量　我国营养学会推荐每日膳食中脂肪供能占总热能的 20%～30%，必需脂肪酸占总热能的 2%。对膳食胆固醇的推荐摄入量已经取消，但是含胆固醇高的食物应该适量控制。

(三) 糖类

1. 分类

(1) 单糖　主要有葡萄糖、果糖、半乳糖、甘露糖等。

(2) 双糖　由两分子单糖缩合而成，常见的有蔗糖、乳糖、麦芽糖、海藻糖等。

(3) 寡糖　由 3～9 个单糖分子结合而成的糖，也称低聚糖，如棉子糖和水苏糖。寡糖的共同特点是难以被胃肠消化吸收，甜度低、热量低，基本不影响血糖和血脂，因此可用于制作保健食品。

(4) 多糖　可分为两类，一类是能被机体吸收的多糖如淀粉、糊精、糖原，另一类是不被机体消化吸收的多糖如纤维素、半纤维素、果胶等，称为膳食纤维。①淀粉存在于植物种子、根茎以及干果中，在消化道内可缓慢分解为麦芽糖和葡萄糖而被人体消化吸收。淀粉占膳食中糖类的绝大部分。②糖原也称动物多糖，是人和动物体内糖的储存形式，在肝脏和肌肉中含量最多。肝糖原可维持血糖浓度，肌糖原提供机体运动所需的能量。

2. 生理功能

(1) 机体热能的主要来源　1 g 糖类可提供约 16.7 kJ 的能量，糖类缺乏时会导致机体供热不足、生长发育迟缓、体重减轻等。

(2) 机体组织的重要成分　如结缔组织的黏蛋白、神经组织的糖脂及细胞膜表面的糖蛋白，DNA 和 RNA 中也含有大量的核糖，在遗传中起着重要的作用。

(3) 节约蛋白质作用　糖类的主要作用是提供能量，摄入充足的糖类可防止机体过多动用蛋白质作为热能来源而消耗，有助于充分发挥蛋白质特有的生理功能，起到节约蛋白质的作用。

(4) 抗生酮作用　若糖类不足，脂肪酸不能被彻底氧化而产生酮体，过多的酮体则会引起酮血症，影响机体的酸碱平衡。

(5) 提供膳食纤维　膳食纤维具有以下功能：①增强肠道功能，预防便秘和结肠癌；②降低餐后血糖和血胆固醇浓度；③增加饱腹感，减轻热量，防治肥胖；当然，过多膳食纤维会影响食物消化吸收，影响营养素的吸收。

Note

3. 食物来源与参考摄入量

(1) 食物来源　膳食中糖类主要由粮谷类及根茎类供给，粮食中糖类含量高达 70%～80%。蔬菜、水果则是膳食纤维的主要来源。

(2) 参考摄入量　中国营养学会建议除了 2 岁以下的婴幼儿外，糖类供应的热能应占膳食总热能的 55%～65%。膳食纤维每天摄入 30 g 左右即可。

糖类摄入不足时，机体会出现消瘦、生长迟缓、低血糖、头晕乏力等症状。摄入过量时，会导致肥胖、心脑血管疾病、糖尿病的发病率增加。

(四) 热能

热能是人类维持生命和一切活动所需要的能量。热能由产热营养素(糖类、脂肪、蛋白质)提供。每克产热营养素在体内氧化产生的能量称为生热系数(或热能系数)，糖类、脂肪和蛋白质的热能系数分别是 16.7 kJ/g、37.7 kJ/g 和 16.7 kJ/g。

1. 人体的热能需要

(1) 基础代谢　机体处于安静和松弛状态下，清醒并静卧于舒适环境，室温在 18～25 ℃，无体力与脑力负担，也无胃肠和消化活动(空腹、禁食 12 小时)时所需要的能量。此时的能量仅用于维持体温、呼吸、血液循环及其他器官的生理活动需要，是维持生命的最低能量消耗。基础代谢与体表面积成正比，并受性别、年龄、内分泌、气候、疾病等影响。一般来说，男性比女性高，随年龄增大而逐渐减少，寒冷气候较高。

(2) 体力活动　影响人体能量消耗的主要因素，也是人体控制能量消耗、保持能量平衡及维持健康的重要部分。通常来说，由各种体力活动所消耗的能量占人体总能耗的 15%～30%。能耗与劳动强度(表 5-2)、持续时间、熟练程度、环境及气候有关。

表 5-2　不同劳动强度与平均能耗

分级	工作内容	平均能耗/(kJ/h)
极轻体力活动	以坐为主，不需要特别紧张的肌肉活动者(阅读，写字，办公室工作)	400
轻体力活动	站着工作，伴有步行或坐着工作，有不十分紧张的肌肉活动(售货员、修理电器、讲课、打字员打字等)	500
中等体力活动	肌肉活动较多或有肌肉紧张者(学生日常活动、机动车驾驶员、车床操作等)	700
重体力活动	非机械化农业劳动、炼钢、舞蹈、体育活动等	1100
极重体力活动	非机械化作业的装卸、伐木、采矿等	1500

(3) 食物特殊动力作用　也称为食物热效应，是指人体在摄食过程中，由于要对食物中营养素进行消化、吸收、代谢转化等，而引起的体内额外热能消耗。摄取不同的食物所消耗的能量不同，其中蛋白质的食物特殊动力作用最大，相当于它所产生能量的 30%，脂肪为 4%～5%，糖类为 5%～6%，混合膳食的特殊动力作用相当于基础代谢的 10%。

2. 热能的主要来源与参考摄入量

(1) 主要来源　人体热能的来源以粮谷类为主，动物食物为辅。三大产热营养素所供给热能的比例是，蛋白质 10%～15%，脂肪 20%～30%，糖类 55%～65%。

(2) 参考摄入量　不同性别、年龄、劳动强度及特殊生理状态所需的热能是不同的。我国营养学会推荐的膳食热能参考摄入量，成年轻体力活动的男性为 9400 kJ/d，女性为 7500 kJ/d。

Note

二、维生素

(一) 维生素概述

1. 概念 维生素是维持机体生命活动过程所必需的一类微量低分子有机化合物。

2. 特点 维生素在食物中以本体或可被利用的前体形式存在。不参与机体构成，也不提供热量，但却起着十分重要的生理作用，人体每日生理需要量仅以毫克或微克计，但体内不能合成或合成很少，需要由食物供给。

3. 分类 根据溶解性可分为脂溶性维生素和水溶性维生素。脂溶性维生素包括维生素A、维生素D、维生素E和维生素K。水溶性维生素包括B族维生素、维生素C。脂溶性维生素摄入过多可在体内蓄积而产生有害影响；水溶性维生素易溶于水，烹调时易损失，容易发生缺乏。

(二) 维生素A和胡萝卜素

狭义的维生素A仅指视黄醇，广义的是指维生素A和维生素A原(主要是胡萝卜素)。对酸、碱及热都稳定，易被氧化和紫外线破坏。

1. 生理功能

(1) 维持正常暗视觉，促进视觉细胞内感光物质视紫红质的合成与再生。

(2) 维持上皮细胞的正常生长，缺乏时可造成皮肤丘疹及异常粗糙。

(3) 促进生长发育，缺乏时可使儿童生长停滞、发育迟缓。

(4) 抑癌作用，可使上皮癌症的危险性减少。

(5) 维持机体正常免疫功能。

2. 维生素A缺乏及过量对健康的影响

(1) 维生素A缺乏 最早的症状是暗适应能力下降，严重者可导致夜盲症。维生素A缺乏还会引起干眼病，进一步发展可致失明。儿童维生素A缺乏最重要的临床诊断体征是毕脱氏斑。此外，维生素A缺乏还会引起机体不同组织上皮干燥、增生及角化，食欲降低，易感染，免疫功能降低，特别是儿童、老人容易引起呼吸道炎症，严重时可引起死亡。

(2) 维生素A摄入过量 维生素A长期摄入过量，可引起头痛、厌食、肝大、皮肤瘙痒等，每人每天摄入75 000～500 000国际单位3～6个月后，即可出现中毒现象。过量摄入维生素A还可引起急性、慢性及致畸毒性，如孕妇在妊娠早期每天大剂量摄入维生素A娩出畸形儿的相对危险度为25.6。摄入普通食物一般不会引起维生素A过多，绝大多数是由于过多摄入维生素A浓缩制剂所引起的。

3. 参考摄入量与食物来源 我国成人维生素A推荐摄入量，男性为800 μg视黄醇当量；女性为700 μg视黄醇当量。动物性食品是维生素A的主要食物来源，如肝脏、鱼肝油、蛋黄、奶类等。植物性食物尤其是红色、橙色、深绿色食物是胡萝卜素的主要来源，如胡萝卜、红薯、菠菜、芹菜等。

(三) 维生素D

具有钙化醇生物活性的一大类物质，维生素D是由储存于皮下的胆固醇衍生物(7-脱氢胆固醇)在紫外光照射下转变而成的。

1. 生理功能

(1) 促进钙、磷吸收。

(2) 作用于骨骼，使钙和磷成为骨质的基本结构。

(3) 促进皮肤的表皮细胞分化并阻止其增殖，对皮肤疾病有潜在的治疗作用。

2. 维生素 D 缺乏及过量对健康的影响

(1) 维生素 D 缺乏症　维生素 D 缺乏会导致肠道吸收钙和磷减少、肾小管对钙和磷的重吸收减少、影响骨钙化、造成骨骼和牙齿的矿物质异常、出牙推迟、容易发生龋齿等。常见的缺乏病有佝偻病、骨质软化症和手足痉挛症(表现为肌肉痉挛、小腿抽筋、惊厥等)。

(2) 维生素 D 过多症　过量摄入可引起维生素 D 中毒，出现关节 X 线改变，肾脏钙质沉着等异常情况。

3. 参考摄入量与食物来源　维生素 D 既可来源于膳食，又可由皮肤合成，所以很难估计膳食维生素 D 的摄入量。在钙、磷供给量充足的条件下，18 岁以上成年人(包括孕妇、乳母)维生素 D 的 RNI 为 10 μg/d，50 岁以上成人为 15 μg/d。维生素 D 在鱼肝油中含量最为丰富，其他如畜禽肝脏、蛋黄、奶油中含量相对较多。

(四) 维生素 B_1

维生素 B_1 又称硫胺素、抗脚气病因子和抗神经炎因子，易溶于水，酸性溶液中耐热，碱性溶液中加温后可大部分或全部破坏。

1. 生理功能

(1) 辅酶功能　硫胺素以辅酶的形式参与糖代谢。在机体代谢过程中起重要的作用；当硫胺素严重缺乏时，丙酮酸和乳酸会在机体内堆积，对机体造成损伤。

(2) 非辅酶功能　在神经组织中可能具有一种特殊的非酶作用，当硫胺素缺乏时会影响某些神经递质的合成和代谢(如乙酰胆碱合成减少和利用降低)，导致胃肠蠕动减慢，消化液分泌减少，导致消化不良，所以常将硫胺素作为辅助消化药。

2. 维生素 B_1 缺乏对健康的影响　维生素 B_1 又称硫胺素，硫胺素不足会影响糖代谢，引起神经组织能量供应不足，并出现相应的神经肌肉症状，称为脚气病。开始表现为疲乏无力、肌肉酸痛、头痛、失眠、食欲减退等，逐渐出现对称性周围神经炎。

3. 参考摄入量与食物来源　每提供 4200 kJ 热能需 0.5 mg 硫胺素。硫胺素广泛存在于天然食物中，含量丰富的食物有粮谷、豆类、坚果、禽畜肉及内脏等。粮谷类食物碾磨过于精细、过分淘洗或在烹调过程中加碱，都会造成硫胺素大量损失。

(五) 维生素 B_2

维生素 B_2 又称核黄素，微溶于水，耐热，中性或酸性溶液中稳定，碱性溶液中易被破坏，在光和紫外线作用下可造成不可逆的分解。

1. 生理功能　核黄素是机体许多重要辅酶的组成成分，通过呼吸链参与体内的氧化还原反应与能量代谢，维持蛋白质、脂肪及糖类的正常代谢，促进正常生长发育；维持皮肤和黏膜的完整性。

2. 维生素 B_2 缺乏及过量对健康的影响　如果机体内维生素 B_2 缺乏，会使物质和能量代谢发生紊乱，导致生长发育障碍及物质代谢障碍。维生素 B_2 不足还会导致口角炎、唇炎、舌炎、角膜炎和阴囊炎等。

3. 参考摄入量与食物来源　每提供 4200 kJ 热量需 0.5 mg 维生素 B_2。维生素 B_2 的主要食物来源为奶类、豆类、动物性食物内脏及蛋类，谷类在加工过程中核黄素有所损失。

(六) 维生素 C

维生素 C 又称抗坏血酸，易溶于水，易氧化分解，在酸性溶液中稳定，在碱性溶液中易被破坏。血浆中的抗坏血酸主要以还原形式存在，测定还原型抗坏血酸就可以了解血中抗坏血

Note

酸的水平。

1. 生理功能

(1) 具有抗氧化作用，参与机体重要的生物氧化还原过程。

(2) 促进胶原合成，维持牙齿、骨骼、血管、肌肉的正常功能，并促进伤口的愈合。

(3) 增加抗体形成，提高白细胞吞噬作用，增强抵抗疾病的能力。

(4) 在机体内能阻断亚硝胺的形成，具有防癌、抗癌功能。

(5) 能促进铁、钙及叶酸的利用和吸收，预防和辅助治疗贫血。

(6) 可以降低血清胆固醇，预防动脉粥样硬化的发生。

(7) 能清除自由基，具有抗衰老作用。

2. 维生素 C 缺乏及过多对健康的影响 维生素 C 缺乏的主要表现是出血和骨骼变化。维生素 C 缺乏后数月，患者会感到全身乏力，食欲差，易出血，由于血管壁脆性增加全身可有出血点；还可引起骨骼脆弱、坏死，易发生骨折。虽然维生素 C 毒性很低，但一次口服 2～8 g 时可能会出现腹泻、腹胀。患有草酸结石的患者，摄入量过多可增加尿中草酸盐的排泄，增加尿路结石的危险。

3. 参考摄入量与食物来源 18 岁以上成年人维生素 C 的 RNI 为 100 mg/d，对一些特殊人群(如在高温、寒冷和缺氧条件下劳动或生活，有毒作业工种的人群，某些疾病的患者，孕妇等)应增加维生素 C 的摄入量。维生素 C 的食物来源主要是新鲜蔬菜和水果。①新鲜蔬菜：叶菜类含量比根茎类多，含量较丰富的有辣椒、油菜、卷心菜、菜花等。②新鲜水果：酸味水果比无酸味水果含量多，含量较多的有猕猴桃、柑橘、柠檬、柚子、草莓等。此外，某些野菜野果中抗坏血酸含量尤为丰富，如苋菜、刺梨、酸枣等。

(七) 维生素 PP

维生素 PP 又称尼克酸或烟酸，易溶于水和乙醇，耐热，是最稳定的一种维生素，成年人体内的维生素 PP 可由色氨酸转化生成。

1. 生理功能

(1) 构成辅酶，参与机体生物氧化过程。

(2) 促进消化功能，维持皮肤和神经的功能。

(3) 降低血胆固醇水平。

2. 维生素 PP 缺乏或过量对健康的影响

维生素 PP 不足可引起癞皮病，出现“三 D”症状，即皮炎(dermatitis)、腹泻(diarrhea)、痴呆(dementia)。维生素 PP 过量可表现为皮肤发红、眼部不适、恶心、呕吐、高尿酸血症等，长期大量服用对肝脏有损害。

3. 参考摄入量与食物来源 每提供 4200 kJ 热能需维生素 PP 5 mg。食物来源：全谷、花生、豆类、动物肝肾、瘦禽肉、鱼类等。

(八) 叶酸

叶酸不溶于冷水，稍溶于热水，其钠盐易溶解于水，在中性和碱性溶液中对热稳定，在食物储存和烹调中一般可损失 50%～70%。

1. 生理功能

(1) 作为一碳单位的载体参与代谢，在细胞分裂和增殖中发挥作用。

(2) 促进苯丙氨酸与酪氨酸、组氨酸与谷氨酸、半胱氨酸与蛋氨酸的转化。

(3) 在某些甲基化反应中起重要作用，为许多生物和微生物生长所必需。

2. 叶酸缺乏和过量对健康的影响 叶酸缺乏可引起巨幼红细胞性贫血、胎儿神经管畸形。叶酸摄入不足与人类患结肠癌、前列腺癌及宫颈癌有关。同时，叶酸缺乏还可引起孕妇先

Note

兆子痫、宫内发育迟缓、早产等。叶酸过量表现为影响锌的吸收，导致锌缺乏，使胎儿发育迟缓，低体重新生儿增加。

3. 参考摄入量与食物来源 每天叶酸摄入量在 3.1 μg/kg，体内会有适量储存，即使无叶酸继续摄入，3～4 个月也不会出现缺乏；孕妇和乳母在此基础上增加 200～300 μg/d 即能满足需要。叶酸广泛存在于动植物食物中，良好的食物来源有肝脏、蛋、梨、蚕豆、芹菜、柑橘和香蕉等。

三、矿物质

（一）概述

1. 无机盐的概念 人体含有多种元素，其中碳、氢、氧、氮构成糖类、脂肪、蛋白质、维生素等有机物质和水分，约占体重的 95%。其余各元素统称无机盐，也称矿物质。在机体内含量较多的元素（占体重的 0.01%以上）有钙、镁、钾、钠、磷、硫、氯七种，称为常量元素。

2. 微量元素的概念 有些元素在体内含量甚微（占体重的 0.01%以下），但它是维持人体生命活动所必需的元素，称为必需微量元素，包括铁、锌、铜、硒、铬、碘、锰、氟、钴和钼 10 种。

（二）钙

1. 生理功能 ①参与构成骨骼和牙齿；②维持神经肌肉的正常兴奋性、神经冲动的传导、心脏的搏动等，维持细胞膜正常的生理功能；③促进酶的活性，参与血液凝固过程；④参与激素的分泌、维持体液酸碱平衡及调节细胞的正常生理功能。

2. 影响钙吸收的因素 食物中的维生素 D、乳糖会促进钙的吸收。食物中的草酸和植酸可与钙生成不溶于水的草酸盐和植酸盐，不利于钙的吸收。

3. 参考摄入量与食物来源 中国营养学会推荐成人钙的 RNI 为 800 mg/d，孕妇、乳母、老年人为 1000 mg/d。钙的良好食物来源为奶及奶制品、软骨、虾皮、豆及豆制品等。

（三）铁

为人体重要的必需微量元素，人体内含铁总量一般为 3～5 g，主要以铁蛋白和含铁血黄素形式存在于肝、脾及骨髓中。

1. 生理功能 ①维持正常的造血功能；②参与构成呼吸酶以及体内氧的运送和组织呼吸过程；③与维持正常的免疫功能有关。

2. 影响铁吸收的因素 维生素 C 促进非血红素铁的吸收，当铁与维生素 C 的比例为 1∶10时，铁的吸收率可提高 3～6 倍；动物肉类和肝脏也可促进铁的吸收。植物性食物中的草酸和植酸不利于铁的吸收。而动物性食物中铁的吸收不受膳食中植酸、草酸的影响。

3. 参考摄入量与食物来源 成人铁的 RNI 为男 12 mg/d、女 20 mg/d。良好的食物来源为禽畜肉、猪肝、鱼、动物全血等。

（四）锌、碘、硒

1. 锌、碘、硒生理功能 见表 5-3。

表 5-3 锌、碘、硒生理功能

微量元素	生理功能
锌	参与构成在体内发挥重要作用的酶；促进生长发育；促进免疫功能；增进食欲，摄入不足可引起食欲减退、异食癖
碘	促进蛋白质的合成和神经系统发育；促进糖和脂肪代谢；激活体内许多重要的酶

Note

续表

微量元素	生理功能
硒	抗氧化功能；保护心血管和心肌的健康；增强免疫功能；对有毒重金属有解毒作用。

2. 参考摄入量与食物来源

(1) 锌的来源广泛，如贝壳类海产品、畜肉类及内脏、蛋类、豆类、谷类胚芽等。中国营养学会推荐成人每日锌的 RNI 为男 12.5 mg、女 7.5 mg。

(2) 海产品含碘丰富，如海带、紫菜、干贝、淡菜、海参、海蜇等都是碘的良好食物来源。中国营养学会推荐成人每日碘的 RNI 为 120 μg。

(3) 海产品和动物内脏是硒的良好食物来源，如鱼子酱、牡蛎、猪肾等。中国营养学会建议成人每日硒的 RNI 为 50 μg。

知识链接

酸奶有利于防癌

最近一篇发表于《柳叶刀》杂志的文章研究结果说明，酸奶有利于防癌。《国际癌症杂志》研究结果也发现，吃发酵乳制品有利于降低患癌风险，其中喝酸奶效果最好，能降低 19% 的患癌风险。

首先，酸奶中含有丰富的钙质。钙能减少有毒的胆汁酸结合物或游离脂肪酸导致的细胞增生，减少肠癌风险。其次，酸奶中富含蛋白质，而酪蛋白和乳清蛋白可通过调节肠胃激素的分泌增加饱腹感，有利于控制体重，而健康体重是预防癌症发生的关键有利因素之一。再次，乳清蛋白通过调节保持合理的血糖浓度，这也是有利于防癌的。此外，酸奶中的有益微生物，也是防癌的因素之一。

第二节　合理营养

合理营养对于每个人来讲，都是至关重要的。膳食中的营养成分可以影响人的健康和寿命。随着生活水平的提高，人们早已不满足于吃饱，而如何能吃得健康，吃得长寿，是现代人关心的话题。

一、合理营养和膳食结构

(一) 合理营养的概念

合理营养(rational nutrition)是通过合理搭配不同食物质量、数量以及科学的烹调方法，以利于人体对各种营养素的消化吸收，避免膳食比例失调而实现的膳食与人体营养需要之间的平衡关系。合理营养是健康的物质基础，平衡膳食是合理营养的核心，是实现合理营养的唯一途径。平衡膳食(balanced diet)是指每餐的膳食由多种食物组成，其质和量能满足就餐者的生理需要，食物相互合理搭配，提供各种比例适宜的营养素，满足人体对热能和各种营养素需要的膳食。平衡膳食主要包括：①三大产热营养素之间的平衡；②动物性食物与植物性食物之间的平衡；③碱性食物和酸性食物之间的平衡。

Note

（二）合理营养的基本要求

合理营养是一个综合性的概念，它既要求通过膳食调配提供满足人体生理需要的热能和各种营养素（平衡膳食），避免膳食构成的比例失调对人体健康的影响，又要考虑合理的膳食制度和科学的烹调方法，要保证食物食用安全，对人体无毒无害。合理的加工烹调，可以改善食物的感官性状，减少营养素的损失，具有良好色、香、味、形的食物可以促进食欲，提高人体对食物的消化吸收率。合理的膳食制度是指把全天的食物定质、定量、定时地分配到用餐者的每餐中，还要有计划地定期改善饭菜的花样，一般要求编制食谱。此外，还应有舒适的进餐环境，以保证人们在良好的心情中进餐。

（三）膳食结构

膳食结构是指日常膳食中各类食物的数量及其在膳食中所占的比例。膳食中动物性、植物性食物所占的比例以及能量、蛋白质、脂肪和糖类的供给量，可以作为划分膳食结构的标准，据此可将世界不同地区的膳食结构分为以下四种类型。

1. 动植物食物平衡的膳食结构 此类型的代表是日本居民的膳食结构。日本居民膳食结构的特点是，谷类的消费量年人均约为 94 kg，动物性食物消费量年人均约为 63 kg。日本居民膳食中海产品所占比例达到 50%，动物性蛋白质占总蛋白质的 42.8%；能量和脂肪的摄入量低于以动物性食物为主的欧美发达国家，每天能量摄入保持在 8.4 MJ 左右。其宏量营养素的供能比例为糖类 57.7%、脂肪 26.3%、蛋白质 16.0%。此类型的膳食能量能够满足人体需要又不会过剩。三大营养素蛋白质、脂肪、糖类的供能比例合理。来自于植物性食物的膳食纤维和来自于动物性食物的营养素（如铁、钙等），均比较充足；同时动物脂肪食用量又不高，有利于避免营养缺乏病和营养过剩性疾病，促进健康。此类膳食结构已成为世界各国调整膳食结构的参考。

2. 以植物性食物为主的膳食结构 大多数发展中国家，如印度、巴基斯坦等属此种类型。此类膳食构成以植物性食物为主，动物性食物为辅。此种膳食结构的特点：谷类食物消费量大，年人均为 200 kg；动物性食物消费量小，年人均仅达 10～20 kg，动物性蛋白质一般占蛋白质总量的 10%～20%，低者不足 10%；植物性食物提供的能量占总能量的 90%。该类型的膳食能量基本可满足人体需要，但蛋白质、脂肪摄入量均低，来自动物性食物的营养素，如铁、钙、维生素 A 摄入不足。营养缺乏病是这些国家人群的主要营养问题，人的体质较弱、健康状况不良，劳动生产率较低。但是以植物性食物为主的膳食结构，膳食纤维充足，动物性脂肪较低，有利于冠心病和高脂血症的预防。

3. 以动物性食物为主的膳食结构 这是大多欧美发达国家的典型膳食结构。其膳食构成以动物性食物为主，属于营养过剩型膳食。此种膳食结构以提供高能量、高脂肪、高蛋白质、低纤维为主要特点，人均日摄入蛋白质 100 g 以上，脂肪 130～150 g，能量高达 13.8～14.6 MJ。谷类食物消费量小，人均每年 60～75 kg；人均每年消费肉类 100 kg 左右，奶和奶制品 100～150 kg，蛋类 15 kg，食糖 40～60 kg。与植物性为主的膳食结构相比，营养过剩是此类膳食结构人群所面临的主要健康问题。心脏病、脑血管病和恶性肿瘤已成为西方人的三大死亡原因，尤其是心脏病死亡率明显高于发展中国家。

4. 地中海膳食结构 此膳食结构以地中海命名，主要是因为该膳食结构是居住在地中海地区的居民所特有的，意大利、希腊等国家膳食结构可作为该类膳食结构的代表。该类膳食结构的主要特点如下。

（1）膳食富含植物性食物，诸如水果、蔬菜、土豆、谷类、豆类、果仁等。

（2）其食物的加工程度低，新鲜度较高，该地区居民以食用当季、当地产的食物为主。

（3）主要的食用油是橄榄油。

Note

(4) 脂肪提供能量占膳食总能量的 25%～35%，其饱和脂肪酸所占比例较低，为 7%～8%。

(5) 经常食用适量奶酪和酸奶。

(6) 每周食用少量或适量鱼、禽，少量蛋。

(7) 以新鲜水果作为典型的每日餐后食品，甜食每周只食用几次。

(8) 每月食用几次红肉(猪、牛和羊肉及其产品)。

(9) 大部分成年人有饮用葡萄酒的习惯。

此种膳食结构的突出特点是饱和脂肪酸摄入量低，膳食中含大量复合糖类，蔬菜、水果摄入量较高。地中海地区居民的这种膳食结构使其人群的心脑血管疾病发生率很低，已引起了西方国家的注意，并纷纷参照这种膳食模式改进自己国家的膳食结构。

二、中国居民膳食指南

《中国居民膳食指南(2016)》由国家卫生计生委疾控局于 2016 年 5 月 13 日发布，是为了提出符合我国居民营养健康状况和基本需求的膳食指导建议而制定的。

(一) 食物多样，谷类为主

每天的膳食应包括谷薯类、蔬菜水果类、畜禽鱼蛋奶类、大豆坚果类等食物。平均每天摄入 12 种以上食物，每周 25 种以上。每天摄入谷薯类食物 250～400 g，其中全谷物和杂豆类 50～150 g，薯类 50～100 g。食物多样、谷类为主是平衡膳食模式的重要特征。

(二) 吃动平衡，健康体重

各年龄段人群都应天天运动、保持健康体重。食不过量，控制总能量摄入，保持能量平衡。坚持日常身体活动，每周至少进行 5 天中等强度身体活动，累计 150 分钟以上；主动身体活动最好每天 6000 步。

减少久坐时间，每小时起来动一动。

(三) 多吃蔬果、奶类、大豆

蔬菜水果是平衡膳食的重要组成部分，奶类富含钙，大豆富含优质蛋白质。餐餐有蔬菜，保证每天摄入 300～500 g 蔬菜，深色蔬菜应占 1/2。天天吃水果，保证每天摄入 200～350 g 新鲜水果，果汁不能代替鲜果。吃各种各样的奶制品，相当于每天液态奶 300 g。经常吃豆制品，适量吃坚果。

(四) 适量吃鱼、禽、蛋、瘦肉

鱼、禽、蛋和瘦肉摄入要适量。每周吃鱼 280～525 g，畜禽肉 280～525 g，蛋类 280～350 g，平均每天摄入总量 120～200 g。优先选择鱼和禽。吃鸡蛋不弃蛋黄。少吃肥肉、烟熏和腌制肉制品。

(五) 少盐少油，控糖限酒

培养清淡饮食习惯，少吃高盐和油炸食物。成人每天食盐不超过 6 g，每天烹调油 25～30 g。控制添加糖的摄入量，每天摄入不超过 50 g，最好控制在 25 g 以下。每日反式脂肪酸摄入量不超过 2 g。足量饮水，成年人每天 7～8 杯(1500～1700 mL)，提倡饮用白开水和茶水；不喝或少喝含糖饮料。儿童少年、孕妇、乳母不应饮酒。成人如饮酒，男性一天饮用酒的酒精量不超过 25 g，女性不超过 15 g。

(六) 杜绝浪费

珍惜食物，按需备餐，提倡分餐不浪费。选择新鲜卫生的食物和适宜的烹调方式。食物制

Note

备生熟分开、熟食二次加热要热透。学会阅读食品标签，合理选择食物。多回家吃饭，享受食物和亲情。传承优良文化，兴饮食文明新风。

三、中国居民膳食宝塔

为了使一般人群在日常生活中能够实践《中国居民膳食指南》的主要内容，《中国居民膳食宝塔》直观展示了每日应摄入的食物种类、合理数量及适宜的身体活动量。膳食宝塔的使用说明中还增加了食物同类互换的品种以及各类食物量化的图片，为居民合理调配膳食提供了可操作性指导。

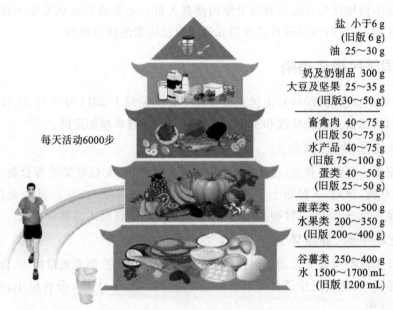

中国居民平衡膳食宝塔(2016)

知识链接

饮食指南：一天五色营养均衡

饮食中的五色是指食物的五种颜色，即白、黄、红、绿、黑。白色是指主食，包括面食及杂粮，是供人们果腹和提供热量的主要食物，人体生长发育的生命活动所需热量的60%以上是由此类食物供给的。

黄色代表各种豆类食物，富含植物蛋白质等营养素，以豆腐、豆芽等最易消化吸收。

红色代表畜禽肉类，含丰富的动物蛋白及脂肪等营养素，依照对人体健康的有益程度由高到低排列为鱼肉、鸡肉、牛肉、羊肉、猪肉等。但是此类食物所含动物脂肪较多，不宜多食。

绿色代表各种新鲜蔬菜和水果，是提供人体所需维生素、纤维素和矿物质，其中以深绿色的叶菜最佳。

黑色代表可食的黑色动植物，含丰富的维生素和微量元素，如甲鱼、海带、黑豆、黑芝麻等。

小　结

人体所需的各种营养素分为六类，即蛋白质、脂肪、糖类、矿物质、维生素、水等，人体通过饮食获得所需要的各种营养素和能量来维护健康，人体对营养素不仅有量的需求，而且还有合理的配比。合理膳食可维持人体的正常生理功能，促进健康和生长发育，提高机体的劳动能力、抵抗力和免疫力，有利于某些疾病的预防和治疗。

思 考 题

1. 简述维生素 D 缺乏对机体的影响。
2. 简述热能消耗的影响因素。

自 测 题

一、A1 型题（单项选择题）

1. 以玉米为主食的地区，人群中容易出现(　　)。

A. 多发性神经炎　B. 腹泻、皮炎、痴呆　C. 牙龈出血　D. 角膜干燥及毛囊炎　E. 夜盲症

2. 维生素中性质最不稳定的是(　　)。

A. 维生素 A　B. 维生素 B_1　C. 维生素 B_2　D. 维生素 C　E. 胡萝卜素

3. 维持人体基本生命活动的热能是(　　)。

A. 体力活动　B. 基础代谢　C. 非体力活动　D. 食物特殊动力作用　E. 生长发育

4. 多不饱和脂肪酸含量较多的食物是(　　)。

A. 海鱼　B. 江鱼　C. 畜肉　D. 禽肉　E. 蛋类

5. 以下不含膳食纤维的食物是(　　)。

A. 蔬菜水果　B. 大豆类　C. 动物性食物　D. 根茎类　E. 粮谷类

6. 钙主要存在于(　　)。

A. 红细胞　B. 造血细胞　C. 肌肉组织　D. 神经组织　E. 骨骼与牙齿

7. 下列不利于钙吸收的因素是(　　)。

A. 猪肝　B. 乳类　C. 菠菜　D. 肉类　E. 鱼肝油

8. 下列能抑制钙吸收的因素是(　　)。

A. 维生素 D　B. 乳糖　C. 乳酸　D. 膳食纤维　E. 以上都不是

9. 能促进铁吸收的因素是(　　)。

A. 草酸　B. 植酸　C. 抗坏血酸　D. 脂肪酸　E. 硫胺素

10. 膳食指南中建议每天吃奶类、大豆或相当量的制品，正确的值是(　　)。

A. 奶类 300 mL，豆类 25～35 g　B. 奶类 500 mL，豆类 30～50 g
C. 奶类 500 mL，豆类 300～500 g　D. 奶类 300 mL，豆类 10～20 g
E. 奶类 500 mL，豆类 250～350 g

（杜　颖）

自测题答案

Note

第三节　特殊人群的营养

临床案例

患儿，男，10个月。主诉：面色苍白4个多月，抽搐3次。病史：患儿系足月儿，正常产，出生时无窒息与产伤，生后混合喂养，除食少量面糊外，未添加任何辅食。4个多月前，家长发现患儿面色苍白，未予特殊注意，1天前夜间无明显诱因出现抽搐，头向后仰，双眼上翻，两上肢屈曲，发绀，持续2～3小时，缓解后患儿无其他异常表现。在院外注射青霉素，未见明显缓解，于入院前又抽搐2次，表现同前，发病后精神稍差，无吐泻及咳喘，大小便正常，其母怀孕期间有腿抽搐史，患儿生后20天起出汗多，常有夜间哭闹，睡眠不安。体格检查：发育尚可，营养欠佳，头颅略呈方颅，前囟2 cm×2 cm，平软，头发稀黄，枕后有脱发，胸廓无畸形，肋骨轻度外翻，神经系统未见异常。实验室检查：血红蛋白92 g/L，红细胞3.28×10^{12}/L，白细胞9.2×10^{9}/L，血钙2.3 mmol/L。X线片显示：双腕关节骨质疏松，尺骨远端呈杯状凹陷，骨质疏松，皮质变薄。

思考：

(1) 根据以上资料，可推测出该患儿可能什么营养素缺乏，造成缺乏的可能原因是什么？

(2) 如何为患儿进行喂养改善？试说出喂养方案。

人的生理状况随着性别、年龄的变化而有所不同，对营养的需求也不同，针对不同生理阶段如孕妇、乳母、儿童青少年和老年人营养的生理需求，给予合理的营养，可以有效地提高其健康水平。

一、孕妇与乳母营养

(一) 孕妇营养

孕妇是处于妊娠特定生理状态下的人群，从妊娠开始至分娩，母体要经历一系列的生理、生化改变。在此期间，母体不仅要保证自身生理变化的营养需要，还要供给胎儿生长发育所需要的营养。

1. 孕妇的营养生理特点

(1) 代谢的改变　妊娠期间由于大量雌激素、孕激素及绒毛膜促性腺激素等各种激素的影响，母体的合成代谢增强，基础代谢率在孕早期稍下降，中晚期渐增高，对能量的需要增加。

(2) 消化系统功能改变　妊娠早期常出现恶心呕吐、食欲减退、消化不良、腹胀等症状。消化能力降低，消化液分泌减少，胃肠蠕动减弱，胃排空时间延长。妊娠后期，消化、吸收能力增强，对钙、铁、维生素B_{12}、叶酸等吸收率增加。

(3) 循环血量和血液成分的改变　妊娠期间血浆容积增加45%～50%，而红细胞数量增加15%～20%。血浆总蛋白，特别是白蛋白下降，红细胞计数和血红蛋白下降，出现生理性贫血，血浆所有营养素降低，白细胞(主要为中性粒细胞)增加。

(4) 泌尿系统的变化　由于孕妇及胎儿代谢产物增多，肾脏负担增加，肾脏血流量和肾小

Note

球滤过率增加，某些营养素如氨基酸、水溶性维生素、葡萄糖等从尿中的排出量明显增加。由于肾小球滤过率增加，而肾小管对葡萄糖再吸收能力不能成比例增加，约 15% 的孕妇可在餐后 15 分钟出现糖尿，但钙的排出量减少。

（5）体重的变化　整个孕期增重 11～12.5 kg；孕期体重增加过低可能延缓胎儿生长发育，早产儿发生率较高，孕期体重增加过高则易出现巨大儿，增加难产危险，并诱发妊娠并发症。孕早期增重较少，为 1～2 kg；孕中期和孕晚期每周增重 350～400 g。

2. 孕期的营养需要

（1）能量　孕早期胎儿生长较慢，孕妇的基础代谢与正常人没有明显变化，从孕中期开始至孕晚期逐渐增加能量供给量，孕中期增加为 1300 kJ/d，孕晚期为 1900 kJ/d。孕期能量摄入与消耗以能够保持平衡为原则，能量摄入过多或过少对母体和胎儿均产生不利的影响。

（2）蛋白质　孕妇在整个妊娠期内增加蛋白质 900 g 以上，以供母体新组织、胎儿生长发育，以及准备分娩时的消耗，这些蛋白质均需孕妇在妊娠期间从膳食中获得。中国营养学会建议蛋白质的推荐摄入量：孕中、晚期分别增加 15 g/d、30 g/d，优质蛋白质至少占蛋白质总量的 1/3 以上。

（3）脂类　妊娠过程中孕妇平均增加脂肪 2～4 kg。脂类是胎儿神经系统的重要组成部分，脑细胞在增加、生长过程中需一定量的必需脂肪酸。脂肪对促进乳汁分泌也有利，故孕妇每天应补充适量的脂肪。中国营养学会推荐妊娠期妇女膳食脂肪提供的能量占总能量的 20%～30%。

（4）维生素　大多数维生素是机体酶系统中辅酶的组成部分，不仅是孕妇正常生理功能所必需，而且是胎儿健康发育和避免畸形所必需。妊娠期雌激素分泌增加，影响叶酸的代谢，孕妇缺乏叶酸，胎儿发生神经系统缺陷的危险性增高，还可能导致巨幼红细胞性贫血，贫血严重时，可引起流产、死产、新生儿死亡、妊娠毒血症、胎盘早期剥脱和产后出血等。因此，孕妇叶酸的需要量增加一倍。中国营养学会建议孕妇叶酸 RNI 为 600 μg/d。维生素 D 对胎儿骨骼和牙齿的形成极为重要，中国营养学会建议孕期维生素 D 的 RNI 为 10 μg/d。

（5）矿物质　妊娠期对矿物质的需要量增加，孕期膳食中易缺乏的矿物质主要是钙、铁、碘、锌。①钙：胎儿的骨骼和牙齿发育所需的钙来自母体，供应不足易导致母体骨质脱钙。中国营养学会建议钙的 RNI，孕早期为 800 mg/d，孕中、晚期为 1000 mg/d。②铁：妊娠期妇女对铁的需要量显著增加，主要是由于妊娠期母体生理性贫血，补偿分娩时失血而造成的铁丢失，胎儿、胎盘生长发育以及生后 6 个月内的铁消耗。因此，孕妇应特别注意铁的补充。我国营养学会推荐铁的 RNI 为，孕早期 20 mg/d，中期和晚期分别加 4 mg/d 和 9 mg/d。③碘：妊娠期母亲和胎儿的新陈代谢旺盛，甲状腺功能活跃，故对碘的需要量增加。妊娠期缺碘，可导致胎儿甲状腺功能低下，从而严重影响胎儿的大脑和身体发育。中国营养学会推荐孕期碘的 RNI 为 195 μg/d，膳食中应多摄入海产品，如海带、紫菜、鱼、虾及贝类等含碘丰富的食物。④锌：适量锌摄入对胎儿生长发育和防止胎儿畸形有非常重要的作用。从孕早期起，胎儿锌的需要量就迅速增加，所以孕妇膳食中锌的供给量也增加。中国营养学会建议孕期锌的 RNI 为 9.5 mg/d。

3. 孕期的膳食原则

（1）孕早期合理膳食　孕早期应给予清淡、易消化、增进食欲的食物，可以少食多餐，并保证摄入足量富含糖类的食物，如谷类和水果，避免因脂肪分解产生的酮体对胎儿早期脑发育造成不良影响。多摄入富含叶酸的食物，如动物肝脏、深绿色蔬菜及豆类。

（2）孕中、晚期合理膳食　从孕中期开始胎儿进入快速生长发育期，母体自身也开始储存脂肪和蛋白质。①适当增加鱼、禽、蛋、瘦肉、海产品的摄入量。②常吃含铁丰富的食物：如动物全血、肝脏和瘦肉等。③适当增加奶类的摄入，每日至少摄入 250 mL 的牛奶或相当量的奶

Note

制品，可满足钙的需要。④少吃刺激性食物，多吃富含膳食纤维的蔬菜和水果。⑤适量的身体活动，维持体重的适宜增长：孕期体重增长过多会增加妊娠期高血压、妊娠糖尿病及出生巨大儿的风险，因此，孕妇应适时监测自身体重，并根据体重的增长速率适当调节食物摄入量。

（二）乳母营养

乳母膳食营养素供给不足，将导致母体营养缺乏，乳汁分泌质量和数量也随之下降，因此，满足乳母的合理营养，不仅保证乳汁的正常分泌，并能维持乳汁的质和量。

1. 乳母的营养需要

（1）能量　乳母的能量需求包括其自身的消耗、泌乳的能量消耗以及供给婴儿乳汁的能量消耗三个部分。《中国居民膳食营养素参考摄入量》建议乳母能量 RNI 应较正常妇女增加能量 2000 kJ/d。

（2）蛋白质　蛋白质供给充足与否，直接影响乳汁的质和量。中国营养学会建议蛋白质的推荐摄入量 RNI：乳母在非孕妇女基础上每日增加 25 g，每天摄入的蛋白质应保证有 1/3 以上来自动物性食物。

（3）脂质　脂类能促进婴儿中枢神经系统的发育，且有助于脂溶性维生素的吸收。乳母每日脂质摄入量占比为 20%～30%，保证必需脂肪酸的摄入。

（4）维生素　维生素 B 与维生素 E 有促进乳汁分泌的作用，尤其是体内处于缺乏状态时，大量补充可使奶量增加。大多数水溶性维生素能自由通过乳腺进入乳汁。维生素 C 的 RNI 为 150 mg/d。乳汁中维生素 A 的含量比较稳定，乳母维生素 A 的 RNI 为 1300 μgRE/d。乳汁中维生素 D 含量很低，维生素 D 推荐摄入量为 10 μg/d。

（5）矿物质　乳汁中钙的含量比较恒定，一般为 35 mg/100 mL，中国营养学会建议乳母膳食钙的 RNI 为 1000 mg/d。铁不能通过乳腺进入乳汁，为了维持乳母的健康，补偿分娩过程失血造成的损失，促进产后康复，乳母膳食中铁供给量应增加，中国营养学会建议乳母铁 RNI 为 24 mg/d。乳母锌的需要量在原基础上增加 4.5 mg/d。

2. 乳母的膳食原则　由于乳母要分泌乳汁、喂养婴儿，所消耗的热量与各种营养素较多，因此乳母在选择食物时，要合理调配膳食，做到品种多样、数量充足、营养价值高。一日以 4～5 餐为宜，要注意粗细粮搭配。增加鱼、禽、蛋、瘦肉及海产品摄入。要有足够的新鲜蔬菜和水果。烹调方式多用炖、煮、炒的方法。科学活动和锻炼，可适当运动及做产后健身操，促使产妇机体复原，保持健康体重，同时减少产后并发症的发生。

二、婴幼儿营养

（一）婴幼儿营养需要

婴幼儿期（0～3 岁）是人生中第一个生长发育高峰，生长发育速度较快，体重、身高增加迅速，前 6 个月是大脑和智力发育的关键时期；但是消化系统仍然不完善，胃的贲门括约肌发育不完善，喂养方法不当易出现溢乳或呕吐。各种消化酶分泌较少，消化功能弱。所需的营养素相对高于成人，由于摄食能力、消化能力比成人弱，而且个体差异大，所以如果喂养不当，易造成营养不良和生长发育障碍。

（二）婴幼儿合理营养

1. 婴儿的合理喂养

（1）提倡母乳喂养　母乳喂养的优点：①母乳所含的营养成分最适合婴儿的生长发育；母乳中蛋白质含量较高，其蛋白质以乳清蛋白为主，有利于婴儿消化吸收；母乳蛋白质中必需氨基酸的组成与比例适合婴儿利用；母乳含有的脂肪颗粒小，且含乳脂酶，易被消化吸收；且含不

Note

饱和脂肪酸较多，对大脑及视网膜的发育起重要作用；母乳中含丰富的乳糖，乳糖在小肠中乳酸杆菌作用下形成乳酸，抑制肠道致病菌和腐败菌的繁殖，乳糖还有助于钙的吸收；母乳中所含铁、锌的利用率都高于牛乳，虽然含钙量不高，但钙磷比例适宜，易于吸收；母乳中维生素含量受乳母营养状况和膳食情况的影响，除维生素 D 外，一般能满足 6 月龄婴儿的需要。②母乳喂养可促进母婴之间交流感情及母体的产后恢复。③母乳喂养经济、方便、卫生又不易引起过敏，健康的母乳几乎是无菌的，又可直接喂哺，不易发生污染。④母乳蛋白质富含免疫球蛋白及多种生物活性物质，对保障婴儿健康十分有利。⑤母乳喂养可明显降低婴儿感染性疾病的发病率和死亡率，而且有利于预防成年慢性病。

(2) 合理添加辅食　在母乳喂养 4～6 个月至 1 岁断奶之间，称断奶过渡期。此时应在坚持母乳喂养的条件下，有步骤地补充婴儿所能接受的辅助食物，以保证婴儿营养。补充断奶过渡食物，应由一种到多种、少量到多量、稀到稠、细到粗，逐步适应。应在婴儿健康、消化功能正常时添加辅食，避免高糖、高盐和调味品多的食物。

2. 幼儿的合理营养　幼儿生长发育速度虽不如婴儿，但仍相当迅速。此期幼儿活动量逐渐增加，但消化吸收功能还不能完全适应成人饮食，一旦饮食不当，容易影响生长速度，还会影响智力发育。幼儿膳食注意以下原则。

(1) 注意保持膳食多样化，发挥各类食物营养成分的互补作用，达到均衡营养的目的。

(2) 幼儿的食物应单独制作，质地应细、软、碎、烂，避免刺激性强和油腻的食物。食物烹调时还应具有良好的色、香、味、形，以促进食欲。加工烹调也应尽量减少营养素的损失。幼儿不宜直接食用坚硬、腌制和油炸食物。

(3) 合理安排餐次，少量多餐　幼儿胃容量相对较小，加上幼儿活泼好动，容易饥饿，故每天进餐的次数要相应增加。膳食安排除每日三餐外，可增加 1～2 次点心，加餐的品种可多选用牛奶、水果、坚果类食物，少用高糖食物。

(4) 培养良好的饮食习惯，注意饮食卫生　儿童应养成不挑食、不偏食，少吃零食的习惯。餐前、便后要洗手，不吃不洁的食物。

(5) 营造舒适的进餐环境　安静、舒适的进餐环境，可使幼儿专心进食。

三、儿童青少年营养

(一) 学龄前儿童的营养

1. 营养需要　小儿 3 周岁后至 6～7 岁入小学前称为学龄前期，此期仍然处于生长发育之中。与婴儿期相比，学龄前儿童体格发育速度相对减慢，但仍保持稳步增长，脑及神经系统继续发育，咀嚼能力和消化能力较弱。因此，学龄前儿童的食物应细软，易于消化并且营养丰富。

2. 膳食原则

(1) 选择营养丰富、易消化的食物，专门烹调　儿童食物的选择应依据营养全面丰富、易消化的原则，保证鱼、禽、肉、蛋、奶、豆类和蔬菜、水果的摄入量以保证生长发育的需要。学龄前儿童的消化咀嚼功能仍低于成人，不能进食一般家庭膳食和成人膳食，过多的调味品也不宜儿童食用。食物要专门制作，烹调成质地细软、容易消化的膳食。

(2) 制定合理的膳食制度　学龄前儿童胃容量很小，又活泼好动，容易饥饿。因此，学龄前儿童以一日“三餐二点”为宜。能量分配为早餐 30%、午餐 35%、晚餐 25%、加餐点心 10% 左右。

(3) 培养良好的饮食习惯　养成不偏食、不挑食、少吃零食、不暴饮暴食、细嚼慢咽、口味清淡的饮食习惯，保证充足营养素的摄入，以保证正常的生长发育。

Note

(4) 每天足量饮水，少喝含糖高饮料 儿童最好的饮料是白开水。过多地饮用含糖饮料，不仅会影响其食欲，容易发生龋齿，而且还会造成过多能量摄入，导致肥胖或营养不良等问题，不利于儿童的生长发育。

(5) 确保饮食卫生 选择清洁新鲜的食物原料，不食隔夜饭菜，不吃变质的食物。注意个人卫生，培养儿童养成饭前便后洗手等良好的卫生习惯。

(二) 青少年的营养

1. 营养需要 7～12 岁学龄儿童体格生长速度较前更趋平稳，13～18 岁为青少年期（青春期），进入人生的第二次生长发育高峰，营养的供给必须根据青少年生理特点给予充足的保证，使其健康成长。能量和各种营养素的供给量均要相对高于成人，尤其是能量和蛋白质必须与生长速度成正比，适当增加优质蛋白质的摄入，注意钙、铁、锌、碘，以及维生素 A、D、C 等的补充。

2. 膳食原则 食物多样化，平衡膳食。多吃谷类，供给充足的能量。每天保证摄入足量的高蛋白质食物（鱼、肉、蛋、奶、豆类）。鼓励参加体育活动，避免盲目节食（特别是女生）。

四、老年人营养

老年人机体出现衰老和退化现象，机体功能明显衰退，营养需要发生变化，膳食营养随之要适当调整。

(一) 老年人的生理特点

1. 代谢功能降低 老年人体内的瘦体组织或代谢活性组织减少，脂肪组织相对增加，基础代谢率降低。老年人对蛋白质的分解代谢超过合成代谢，使蛋白质的合成率降低。

2. 身体成分改变 随年龄增长体内瘦体组织减少而脂肪组织增加，使身体成分发生改变。身体水分减少，主要为细胞内液减少。骨组织、矿物质和骨基质均减少，致使骨密度降低、骨强度下降，易出现骨质疏松症和骨折。

3. 器官功能改变 老年人的内脏器官如脑、心、肺、肾功能随年龄增高呈现不同程度的下降，机体的免疫功能亦下降；由于味蕾、舌乳头和神经末梢功能退化，嗅觉和味觉迟钝而影响食欲，肠道消化酶分泌减少，胃肠道蠕动缓慢，使机体对营养成分的吸收和利用能力下降。

4. 老年妇女的特殊生理改变 老年妇女体内激素水平普遍下降，如雌激素减少，卵巢形态改变，卵泡减少和卵巢功能衰退。与此同时，促卵泡激素、促黄体生长激素和促肾上腺皮质激素增加，导致甲状腺肾上腺皮质功能亢进，造成一系列内分泌失调综合征。

知识链接

哪些户外活动适合老年人

根据老年人的生理特点，老年人适合耐力性项目，如步行、慢跑、游泳、跳舞、打太极拳、打乒乓球、打门球和打保龄球等。

老年人运动四项原则：①安全，避免有危险性的项目和动作，运动强度、幅度不能太大，动作要简单、舒缓；②全面，尽量选择多种运动项目和能活动全身的项目，使全身各关节、肌肉群和身体多个部位受到锻炼；③自然，运动方式应自然、简便，不宜做负重憋气、过分用力、头部旋转摇晃的运动；④适度，应根据自己的生理特点和健康状况选择适当的运动强度、时间和频率。

(二) 老年人的营养需要

1. 能量 老年人基础代谢率降低，比青壮年下降 15%～20%，而且活动量减少，所以所需

Note

要的能量供应也相应减少。能量摄入过多，则可转变为脂肪使身体超重甚至肥胖。因此，老年人的能量供给以能维持理想体重为宜。老年人能量推荐摄入量：50 岁以上，男性为 8800 kJ/d，女性为 7300 kJ/d；65 岁以上，男性为 8500 kJ/d，女性为 7100 kJ/d。

2. 蛋白质 蛋白质对老年人的营养尤其重要，因为老年人体内代谢过程以分解代谢为主，较易发生负氮平衡。同时老年人由于消化功能紊乱常易发生低蛋白血症、水肿和营养性贫血，所以膳食中要有足够的蛋白质来补偿组织蛋白的消耗。但蛋白质的供给也不宜过多，以免增加肝肾负担。多供给生物学价值较高的优质蛋白质，以豆类、奶类、鱼类、瘦肉和蛋类作为蛋白质的主要来源。中国营养学会建议 50 岁以上老年人 RNI，男性为 65 g/d，女性为 55 g/d。

3. 脂肪 老年人胆汁酸合成减少，消化脂肪的能力降低，高脂肪膳食易引起消化不良。故老年人脂肪的摄入量不宜过高，以占总能量的 20%～30% 为宜。食用油以植物油为好，动物脑、鱼子、蟹黄、蛋黄、肝肾等食物不宜多食。

4. 维生素 老年人维生素的供给要充足，尤其是维生素 A、维生素 E、维生素 D、维生素 B_1、维生素 B_2、维生素 C、叶酸。维生素 A 可维持正常视力，维持上皮组织健康和增强免疫功能，有抗癌作用；维生素 E 能保护脂质过氧化对生物膜造成的损伤，提高机体的免疫功能，因而具有延缓衰老进程的作用；维生素 D 的补充有利于防止老年人的骨质疏松症；维生素 C 有抗氧化、预防肿瘤、改善脂质代谢、增强免疫力等作用；叶酸和维生素 B_{12} 能促进红细胞的生长，对防止贫血有利，叶酸还有利于预防消化道肿瘤。

5. 矿物质 ①钙：由于胃肠功能降低，肝肾功能衰退及老年人活化维生素 D 的功能下降，加上户外活动减少，导致老年人钙的吸收利用下降，容易发生缺钙而导致骨质疏松，故老年人适当补钙和维生素 D 是必要的。中国营养学会建议 50 岁以上老年人钙的适宜摄入量为 1000 mg/d。②铁：老年人对铁的吸收利用能力下降，造血功能减退，血红蛋白含量减少，易出现缺铁性贫血。故铁的摄入量应充足，50 岁以上老年人 RNI 为 12 mg/d。应选择铁含量高的食物，同时还应多食用富含维生素 C 的蔬菜、水果，以利于铁的吸收。③钠：高钠是高血压的危险因素，老年人应降低食盐的摄入，以每日不超过 6 g 为宜。

知识链接

老年人的膳食结构

一位体重 55～60 kg 的 65 岁的老年人，每日食物结构可按如下方法进行调整（同类互换、相互补充）。

一个鸡蛋、一碗牛奶、一斤蔬菜及水果（可用多种品种）、100 g 的动物性食物，包括鱼、禽、畜等肉类（以可食部分的重量计）、一两豆制品（包括豆腐、腐竹、豆片等）、一斤左右粮食（包括米、面、杂粮、根茎类等）、每餐饮汤一碗。

（三）老年人的膳食原则

1. 合理搭配食物 老年人膳食应在平衡膳食的基础上注意食物的多样化。老年人胃肠功能减弱，应选择易消化的食物，但食物不宜过精，应强调粗细搭配。

2. 合理烹调加工 食物烹调符合老年人要求，老年人味蕾萎缩引起味觉减退，导致食欲下降。因此，食物烹调要柔软、易消化，色、香、味、形能引起食欲。可采用炖、煮、炒的方法烹调，少用油煎、油炸、烟熏、火烤等加工方法。膳食宜清淡少盐，烹调用油一日在 20～25 g 为宜。

3. 合理的膳食制度 老年人避免饮食过饱，定时定量，少食多餐，不暴饮暴食，有适宜的进食环境。

Note

4. 适度参加体力活动，维持理想体重　老年人基础代谢下降，容易发生超重或肥胖，肥胖会增加慢性病发生的危险，故老年人要积极参加适宜的体力活动或运动。

小　结

由于孕妇、乳母、儿童青少年和老年人的生理特点不同，因此营养需求各有其特点。母乳喂养有许多优点，提倡母乳喂养。老年人膳食原则：合理搭配食物，合理加工烹调、合理膳食制度、维持理想体重。

思考题

1. 母乳喂养有哪些优点？
2. 老年人生理特点和营养原则有哪些？膳食应注意什么？

自测题

一、A1 型题（单项选择题）

1. 老年人易出现骨质疏松，这是由于体内（　　）含量减少引起的。

A. 铁　B. 硒　C. 钙　D. 锌　E. 碘

2. 妊娠期营养不良可使胎儿发生（　　）。

A. 佝偻病　B. 先天畸形　C. 低出生体重　D. 脑发育受损　E. 正氮平衡

3. 几乎不能通过乳腺，因而母乳中的含量很低的是（　　）。

A. 维生素 A　B. 维生素 B_1　C. 维生素 B_2　D. 维生素 C　E. 维生素 D

4. 孕期维生素 B_{12} 或叶酸缺乏可使孕妇出现（　　）。

A. 巨幼红细胞性贫血　B. 溶血性贫血　C. 再障性贫血

D. 营养不良性水肿　E. 骨质软化症

5. 乳母对铁的需要主要用于（　　）。

A. 供给婴儿生长发育　B. 预防婴儿缺铁性贫血　C. 恢复孕期铁丢失

D. 胎儿铁储备　E. 促进婴儿免疫力提高

自测题答案

第四节　食物安全与食物中毒

一、食物污染与常见污染物

（一）食物安全

食物安全（food safety）是指食物无毒、无害，符合应当有的营养要求，对人体健康不造成任何急性、亚急性或者慢性危害。根据世界卫生组织的定义，食物安全是“食物中有毒、有害物质对人体健康影响的公共卫生问题”。食物安全也是一门专门探讨在食物加工、储存、销售等过程中确保食物卫生及食用安全，降低疾病隐患，防范食物中毒的一个跨学科领域。

Note

临床案例

7月20日，×××奶粉陷入了“致癌风波”。广州市工商局网站公布了2012年第二季度第二次流通环节乳制品及含乳食品抽样检验情况，×××等多个品牌齐登“黑榜”，×××婴幼儿奶粉则被检出强致癌物黄曲霉毒素超标。×××是国内知名品牌，此次查出含有强致癌物，无疑给广大消费者当头一棒。

思考：黄曲霉毒素究竟为何物？其危害有多大？应该如何防范？

食源性疾病是指通过食物传播的方式和途径致使病原物质进入人体并引发的中毒或感染性疾病。世界卫生组织认为，凡是通过摄食进入人体的各种致病因子引起的，通常具有感染性的或中毒性的一类疾病，都称为食源性疾病。从此概念出发应当不包括与饮食有关的慢性病，如糖尿病、高血压等，然而国际上有人把这类疾病也归为食源性疾病的范围。顾名思义，凡与摄食有关的一切疾病(包括传染性和非传染性疾病)均属食源性疾病。

(二) 食物污染

食物污染是指食物被外来的对人体健康有害的物质所污染。它发生在食物的生产、加工、储存、运输、销售等方面，按其污染性质可分为三类。

1. 生物性污染 由微生物(包括细菌与细菌毒素、霉菌与霉菌毒素、肠道病毒)、寄生虫与虫卵、昆虫所造成的污染，主要以微生物污染为主。

2. 化学性污染 化学性污染来源复杂、种类繁多，主要包括来自工业排放的废物和有害金属；各种农药、化肥等在食物中的残留；食品容器、包装材料中的化学毒物污染；食品添加剂的使用不符合卫生要求等。

3. 放射性污染 食物可吸附或吸收外来放射性核素，特别是半衰期较长的放射性核素，在食品卫生上更具有重要意义。主要来自放射性物质的开采、冶炼及在生活中的使用与排放。

(三) 食物中常见污染物及其危害

1. 黄曲霉毒素

(1) 毒性 黄曲霉毒素在自然界中多来自谷物、坚果中的霉变成分，被世界卫生组织的癌症研究机构划定为1类致癌物。黄曲霉毒素共分17种，其中致癌作用最强的是黄曲霉毒素B_1，其毒性是氰化钾的10倍，砒霜的68倍。黄曲霉毒素对不同种类动物的毒性有很大差异，其中以鸭雏最为敏感。人的急性中毒表现为发热、食欲不振、呕吐，继而出现黄疸、腹水；部分病例有肝肿大和压痛，主要病理表现为肝脏急性损伤。

黄曲霉毒素对动物有强烈的致癌性，是目前发现的最强的化学致癌物，可诱发肝癌、肾癌、结肠癌等。根据国内外大量流行病学调查显示，食物中黄曲霉毒素污染严重的地区，居民肝癌发病率普遍较高。

知识链接

谷类食物的感官鉴定

一般优质谷类食物籽粒饱满、颗粒均匀完整、无杂质，色泽是其本身自有的正常颜色，无虫害和霉变。优质大米表皮干净、有光泽、硬度大，颗粒整齐、干燥、无虫蛀、无沙粒，抓在手中感觉清爽，松手后有“沙沙”声，残留在手中的糠粉很少；新米或优质大米有天然的清香味；优质大米放入口中细嚼之后，微甜无异味。劣质大米颜色发灰，米粒散碎，沙、虫、草等杂物多，比较潮湿，抓陈米或质量差的米时有涩感，手上沾满米糠粉，严重变质的米还易碎或易成粉状；陈米或质量差的米有霉味，严重的还有臭味；淘米时发现有油花漂浮在水面，并且淘洗后有绿色。

Note

（2）预防措施　①防霉：预防食物被黄曲霉毒素污染的最根本措施。霉菌的生长、繁殖需要一定的气温、湿度、粮食含水量及氧气。如果能有效控制其一，即可达到防霉目的。最有实际意义的是控制粮食含水量，使之降至安全水分之下。应在低温、干燥、通风的条件下保存。②去毒：挑去霉粒适用于花生及玉米去毒；碾轧加工及加水搓洗适用于大米去毒，但此法缺点是损失营养素较多；加碱适用于植物油去毒。③加强食品卫生监测、监督：限制各种食品中黄曲霉毒素的含量。

2. 亚硝基化合物　亚硝基化合物是一类具有亚硝基结构的有机化合物，对动物有较强的致癌作用。迄今为止，已发现的亚硝基化合物有300多种，大部分具有致癌性。根据其分子结构可分为亚硝胺和亚硝酸胺两大类。食品中含有丰富的蛋白质、脂肪以及人体必需的氨基酸，这些营养物质在腌制、烘焙、油煎、油炸等加工过程中，其内部会产生一定数量的亚硝基类化合物，因此食品中亚硝基类化合物的来源包括加工过程产生以及内源性合成两种。

（1）毒性　亚硝基化合物具有较强的致癌性，可使多种动物的多个器官组织产生肿瘤，以肝癌、食管癌、胃癌、肠癌多见。N-亚硝基化合物还可通过动物的胎盘及乳汁，使胎儿和子代发生中毒、畸胎或肿瘤。

尽管目前尚无亚硝基化合物对人类直接致癌的资料，但流行病学调查发现，人类的食管癌、肝癌及鼻咽癌具有明显的地区性分布，且与饮食习惯及食物中亚硝基化合物的含量有关。如河南省林县是我国食管癌高发区，当地居民喜食盐腌酸菜，其中所含的亚硝胺及其前体均较高。

（2）预防措施　①制定相应的标准和法规。食品卫生监督部门应从源头抓起，严格监控企业对硝酸盐、亚硝酸盐的使用。②低温储藏食物，增加维生素、新鲜蔬菜和水果的摄入，少食腌制和酸渍的食物。③改进食物加工，防止食物被微生物污染。

3. 多环芳烃化合物　多环芳烃(polycyclic aromatic hydrocarbons，PAH)，分子中含有两个或两个以上并环苯环结构的烃类化合物，并且不包含任何杂原子和取代基，是最早被认识的化学致癌物。目前已知的PAH有200多种，由煤、煤焦油、汽油及香烟和一些有机化合物的热解或不完全燃烧而产生，代表物为苯并(a)芘。

（1）毒性　苯并(a)芘对动物的致癌性是肯定的，可诱发胃癌、食管癌等。流行病学调查还显示，一些地区胃癌高发与当地居民经常食用家庭自制的苯并(a)芘含量高的食物有关。此外，苯并(a)芘也是许多短期致突变实验的阳性物。

（2）预防措施　①改进加工、烹调方法，防止污染；加强环境治理，减少环境对食物的污染；熏制食物、烘干粮食时，应改进燃烧过程和改良烟熏剂，避免食物直接接触炭火；粮食、油料种子不在沥青路面晾晒，以防沥青污染；机械化生产食物时，要防止机油污染。②食物如被苯并(a)芘污染，应采取去毒措施。如油脂类可采用活性炭吸附法，粮谷类可采用碾磨加工法。此外，用日光紫外线照射食物，可降低苯并(a)芘含量。③制定食品中最高允许量标准，并加强食品卫生监测。

知识链接

防癌膳食指南

世界癌症研究基金会和美国癌症研究会专家小组提出了14条膳食准则：①以植物性食物为主的多样化膳食；②保持适宜的体重；③坚持体力活动；④多吃蔬菜和水果；⑤选用富含淀粉和蛋白质的植物性食物；⑥不要饮酒；⑦控制肉类；⑧控制脂肪、油类；⑨成人每日食盐的摄入量不超过6 g；⑩食物储藏防止真菌污染；⑪食物应冷冻或冷藏保存；⑫食物中的添加剂、农药及其残留物和其他化学物应符合安全限量；⑬少吃烧烤和熏制的鱼和肉；⑭尽量不食用营养补充剂。

Note

二、食物中毒

食物中毒(food poisoning)是最常见的“食源性疾病”,是指正常人进食正常数量“可食状态”的“有毒食物”所引起的急性中毒性疾病的总称。

(一)引起食物中毒的原因

(1)食物在加工、运输、储存和销售过程中受到病菌的污染,有大量的活菌繁殖(沙门菌),或产生大量毒素(如金黄色葡萄球菌产生的肠毒素)。

(2)食物被有毒的化学物质污染,如农药等,达到了中毒剂量。

(3)食物本身含有有毒物质,如河豚毒素、发芽马铃薯产生的龙葵碱毒素等。

(二)食物中毒的特点

(1)潜伏期短,多为集体暴发,病势急剧,很快形成高峰。

(2)患者临床表现相似,多为急性胃肠炎症状,即恶心、呕吐、腹痛、腹泻等症状,有的伴有发热。由于食物中毒类型的不同,有些食物中毒还表现为神经系统症状,如河豚中毒。

(3)发病与某种食物有明确关系,未食者不发病。

(4)患者与健康人之间不传染,发病曲线呈突然上升又迅速下降的趋势,无肠道传染病流行曲线的余波。

(5)一年四季均可发生,但细菌性食物中毒以夏秋季多见。

(三)食物中毒的分类

食物中毒分为细菌性食物中毒和非细菌性食物中毒两大类。细菌性食物中毒又分为感染性食物中毒(包括沙门菌属、副溶血性弧菌、致病性大肠杆菌等)和毒素型食物中毒(葡萄球菌肠毒素、肉毒毒素等)。非细菌性食物中毒包括有毒动植物中毒、化学性食物中毒和真菌毒素食物中毒等。

1. 细菌性食物中毒 细菌性食物中毒是指进食被致病菌或其毒素污染的食物后,发生的急性或亚急性疾病,是食物中毒中最常见的一类,占食物中毒总发病率的58.6%。全年都可以发病,但夏秋季多发。

1)沙门菌属食物中毒

(1)病原 细菌性食物中毒最常见的病原菌之一,为肠杆菌科。革兰染色阴性,在自然界中广泛存在,存活力较强,在水、肉、乳制品中可生存数周至数月,不耐热,煮沸立即死亡。

(2)污染来源 主要是动物性食物。由于沙门菌属不分解蛋白质,因此被污染的食物可无感官性状的变化而容易被忽视。动物性食物中的沙门菌来源有两个:一是宰前感染,是指家畜在屠宰前已经感染了沙门菌;二是宰后污染,是指家畜在屠宰、加工、烹调等环节受到污水、带菌的容器、苍蝇及鼠等的污染而带菌。肉类食物生熟交叉污染也是引起中毒的原因之一。

(3)中毒机制 沙门菌在肠道内繁殖,经淋巴系统进入血液引起菌血症。同时,沙门菌可在小肠淋巴结和单核-巨噬细胞系统中破坏而释放毒力很强的内毒素,活菌和内毒素共同作用于胃肠道,使黏膜水肿、发炎、充血或出血,并引起腹痛腹泻等。内毒素不仅毒力较强,还是一种致热原。

(4)临床表现 潜伏期为数小时至3天,一般为12~24小时。主要症状为呕吐、腹痛、腹泻,大便多呈黄绿色水样便,有时带黏液和脓血。重者可出现寒战、惊厥、抽搐和昏迷等。病程一般为3~7天,预后良好。

2)副溶血性弧菌食物中毒

(1)病原 副溶血性弧菌为革兰阴性菌、嗜盐性弧菌,通常存在于海产品及用盐腌制的肉

Note

类、蛋类和咸菜中。在含盐3%～3.5%的培养基和食物中生长良好。不耐热，80 ℃维持1分钟即可被杀死；不耐酸，50%食醋即可被杀死；不耐淡水，淡水中生存不超过2天。

(2) 污染来源　海产品，盐渍食品(咸菜)。海产鱼贝类等带菌率可达45%～90%，生食或加热不充分或生熟交叉污染均易引起中毒。

(3) 中毒机制　细菌在胃肠道繁殖，侵入肠上皮细胞和黏膜下组织，引起炎症、水肿和充血。该菌还可产生肠毒素及耐热性溶血素，使人体出现感染、腹泻和黏液、血便。

(4) 临床表现　潜伏期一般为2～20小时，上腹部阵发性绞痛和腹泻为本病特点，多为水样便，典型者为洗肉水样便，后可转为脓血黏液便，恶心、呕吐、发热，重者有脱水表现，病程一般为3～5天，预后良好。

3) 致病性大肠杆菌食物中毒

(1) 病原　致病性大肠杆菌在室温下可生存数周，在水和土壤中可生存数月。加热至60 ℃维持15～20分钟可杀灭大多数菌株。

(2) 污染食品　各类食品均可受该菌污染，由于食品加热不彻底或生熟交叉污染，而引起食物中毒。

(3) 中毒机制　致病菌进入消化道后，可侵入肠上皮细胞并繁殖，在回肠或结肠部位引起炎症，出现急性菌痢样症状。而产肠毒素性大肠杆菌可在小肠繁殖并释放肠毒素，引起米泔样腹泻。

(4) 临床表现　潜伏期为4～48小时，呈急性菌痢样症状。特点是腹痛、腹泻、里急后重、发热。由肠毒素引起的中毒者，以急性胃肠炎症状为主，腹泻1～2天，粪便呈米泔样，伴有剧烈腹痛和呕吐等。

4) 葡萄球菌肠毒素食物中毒

(1) 病原　金黄色葡萄球菌常存在于正常人的皮肤、鼻腔、咽喉部的感染化脓病灶中，革兰染色阳性，不耐热，但能耐受干燥和低温。约有50%可产生肠毒素。在pH 6～7、水分较多、蛋白质或淀粉较丰富的环境中最易繁殖，并产生大量肠毒素。肠毒素耐热，一般的食物烹调方法不被破坏，加热煮沸30分钟仍保持毒性。

(2) 污染食品　引起中毒的主要食品为肉类、乳类和剩饭等。

(3) 中毒机制　肠毒素作用于迷走神经内脏分支而引起反射性呕吐，作用于肠黏膜引起充血、水肿、糜烂等炎症改变及水与电解质代谢紊乱，出现腹泻。

(4) 临床表现　潜伏短，一般为2～4小时。主要症状为恶心、剧烈反复呕吐、上腹部疼痛及腹泻，体温正常或稍高，病程一般1～2天，预后良好。

5) 肉毒毒素中毒

(1) 病原　肉毒梭状芽胞杆菌为革兰染色阳性厌氧杆菌，污染食物后，在适宜条件下(无氧，18～30 ℃)可大量繁殖并产生一种神经毒素。此种毒素是毒力极强的嗜神经毒素，是目前已知的化学毒物和生物毒物中毒性最强的一种，其毒性是氰化钾的1万倍。肉毒毒素不耐热，80 ℃保持30分钟或100 ℃保持10～20分钟均可完全破坏，pH＞7.0时亦可迅速分解，暴露于日光下迅速失去活力。

(2) 污染食物　以家庭自制植物性发酵食品多见，如臭豆腐、豆酱、面酱等，其他罐头瓶装食品，火腿、腊肉、酱菜、凉拌食品等也可引起。

(3) 中毒机制：肉毒毒素为剧烈神经毒，主要作用于颅脑神经核、神经肌肉接点和自主神经末梢，阻碍神经末梢释放乙酰胆碱(乙酰胆碱是神经递质)，引起肌肉麻痹和神经功能不全。

(4) 临床表现　潜伏期为6小时至半个月，一般1～5天。早期乏力、头晕、头痛、食欲不振。典型症状为视力模糊、眼睑下垂，瞳孔散大，咀嚼与吞咽困难，并伴有声音嘶哑、语言障碍、颈肌无力、头下垂等。由于呼吸肌麻痹，可出现呼吸困难或呼吸衰竭死亡。我国由于广泛采用

Note

了多价抗肉毒毒素血清治疗本病，病死率降到10%以下。患者经治疗后可逐渐恢复健康，治愈后一般无后遗症。

2. 非细菌性食物中毒

1）有毒动植物食物中毒　有毒动植物食物中毒是指食用了有毒的动物和植物性食物而引起的中毒。自然界有毒的动植物食物分布广泛，毒素成分复杂，常见的有毒动植物食物中毒有河豚中毒、毒蕈中毒、四季豆中毒、发芽的马铃薯中毒等。

（1）河豚中毒　河豚是一种味道鲜美但含有剧毒的鱼。主要产于沿海及长江下游地区。

①毒性　河豚的有毒成分称河豚毒素，是一种毒性极强的神经毒素，分布在内脏、血液及皮肤中，以卵和卵巢毒性最大，肝脏次之。对热稳定，需220 ℃以上方可分解；盐腌、曝晒或煮沸均不能破坏。

②临床表现　潜伏期短，潜伏期为半小时至3小时，发病急速而剧烈，病情发展迅速，早期出现手指、口唇和舌刺痛感，以及恶心、呕吐、腹痛、腹泻等胃肠道症状。随后出现以中枢神经麻痹为特征的症状，如口唇、手指、四肢麻木，严重者全身麻痹瘫痪、语言障碍、呼吸困难，血压下降和昏迷，最后死于呼吸麻痹、循环衰竭。

③防治措施　目前尚无特效解毒剂。对中毒患者的处理主要用催吐、洗胃和导泻，促使毒物排出体外，是抢救的关键。预防：加强宣传教育，使人们认识到河豚有毒，识别河豚，防止误食。加强管理：对河豚进行监督管理，如统一加工处理，经鉴定合格后才能出售。

（2）毒蕈中毒　蕈类又称蘑菇，属于真菌植物。在我国目前及鉴定的蕈类中，可食用蕈300多种，有毒蕈80多种，其中含剧毒能对人致死的近10种。毒蕈中毒常因误食而中毒，多散发于高温多雨季节。

①毒性　毒蕈毒素成分复杂，一种毒蕈可含有多种毒素，有时多种毒蕈可含同一种毒素。中毒程度与毒蕈种类、进食量、加工方法及个体差异有关。根据毒素的作用器官及中毒症状，可分为胃肠炎型、神经精神型、溶血型、多脏器损害型。

胃肠炎型：毒素可能是胍啶或毒蕈酸等。潜伏期为10分钟至6小时。主要症状为恶心、呕吐、腹痛、腹泻等。病程一般2～3天，预后良好。

神经精神型：毒素为毒蝇碱、蟾蜍素和幻觉原等。潜伏期10分钟至6小时。中毒症状除了胃肠炎症状外，还有神经兴奋、精神错乱和抑制，也可有多汗、流涎、脉缓、瞳孔缩小等。病程短，无后遗症。

溶血型：毒素为鹿花素等。潜伏期为6～12小时。除胃肠炎症状外，可有溶血、黄疸、血尿、肝脾肿大等溶血症状。严重者可致死亡。

多脏器损害型：毒素为毒伞七肽、毒伞十肽等。潜伏期为6小时至数天，出现急性胃肠炎症状。部分患者可出现假愈期，然后出现肝、脑、心、肾等多脏器损害，以肝脏损害最为严重。该型中毒病程2～3周，病情凶险，如不及时治疗，病死率高。

②治疗　及时采用催吐、洗胃、导泻、灌肠等方法以便迅速排出尚未吸收的毒物。积极使用阿托品、肾上腺皮质激素等解毒药物并对症治疗。同时通过加强宣传教育，提高群众对蕈类的识别能力，防止误食。

（3）发芽马铃薯中毒

①毒性　发芽马铃薯含有龙葵毒素，可溶于水，遇醋酸易分解，对胃肠道黏膜有较强刺激性及腐蚀性，对中枢神经有麻痹作用，高热煮熟可破坏其毒性。临床上以咽喉及口内刺痒或烧灼感为首发症状，继而恶心、呕吐、腹痛、腹泻，轻者可自愈，重者可因呼吸中枢麻痹而死亡。

②治疗　无特效疗法，主要对症治疗。未成熟的紫皮和发芽马铃薯不可食用，少许发芽马铃薯要挖去发芽部分，并浸泡半小时后倒去泡水，充分煮熟，还可加米醋破坏毒素。

Note

2）化学性食物中毒　化学性食物中毒是指食用了被有毒化学物质污染的食品，或食用含有过量食品添加剂、营养强化剂的食品而引起的中毒。常见的化学性食物中毒有亚硝酸盐食物中毒、砷化物引起的食物中毒等。

（1）亚硝酸盐食物中毒　亚硝酸盐中毒的原因多为过量食用不新鲜蔬菜、腌制不够充分的咸菜，以及放置太久的熟剩菜等，也可因食用或误食过量的硝酸盐和亚硝酸盐加工过的肉类食品。

①中毒机制　亚硝酸盐进入血液后，可使血红蛋白中的二价铁离子氧化成三价铁离子，使之失去携氧功能，引起组织缺氧而出现一系列中毒症状。

②临床表现　潜伏期为10分钟至3小时。主要临床表现为口唇、指甲以及全身皮肤出现发绀，伴头晕、头痛、乏力、嗜睡、烦躁不安、呼吸急促等，严重中毒者起病急，发展快，病情重，若不及时治疗可导致死亡。

③防治措施　洗胃、催吐和导泻以尽快排出毒素；常用美蓝和维生素C等药物，美蓝可使高铁血红蛋白还原，恢复其携氧功能。应严格执行国家食品卫生标准，限制硝酸盐和亚硝酸盐的使用量，加强对亚硝酸盐的保管，防止误食。注意饮食卫生，不吃腐烂变质青菜，不食存放过久的剩菜、盐腌制的肉类制品，不用苦井水（亚硝酸盐含量过高的井水）烹调食物，肉制品用亚硝酸盐作发色剂时应严格遵守用量标准，不得超过30 mg/kg。

（2）砷化物中毒　砷的化合物种类繁多，常见的砷化物为三氧化二砷，俗称砒霜，为白色、无味粉末，多由误食引起中毒。

①中毒机制　砷是巯基酶的毒物，与酶的巯基有很强的亲和力，使酶失去活性而影响细胞的正常代谢，导致神经细胞、毛细血管等产生病变。对胃肠道有强烈的腐蚀作用。对肝、肾等器官亦有损害。

②临床表现　急性中毒潜伏期短，口腔、咽喉及上腹部有烧灼感，口中有金属味，恶心、呕吐，剧烈腹痛、腹泻，呈米泔样便或血便。严重者可引起兴奋、谵妄、昏迷、惊厥，可因呼吸、循环衰竭而死亡。

③防治措施　快速、及时采用催吐、洗胃、导泻等方法排除体内尚未吸收的毒物。给予二巯基丙醇或二巯基丙磺酸钠等特效解毒剂。合理使用和严格保管含砷农药，包装应标明“有毒”字样。严禁将砷化合物放入食堂或与食品一起存放，以防误食。

3）真菌性食物中毒

霉变甘蔗中毒是指食用了保存不当而霉变的甘蔗引起的急性中毒。常发生在我国北方地区的初春季节。从霉变甘蔗中可分离出串珠镰刀霉菌和节菱孢霉菌，所产生的毒素可以刺激胃肠道黏膜，损害颅脑神经。

中毒潜伏期15分钟～7小时，多数在食后2～5小时内发病。首发症状有恶心、呕吐、腹痛、腹泻和黑便，随后出现神经系统症状，如头痛、头晕、狂躁、惊厥、昏迷、谵妄、失语等。主要体征有眼球震颤、双眼向上凝视、颈抵抗、腱反射亢进、病理反射阳性、脑脊液常规及生化无异常。急性期后少数患儿留有后遗症，以锥体外系神经损害为主要表现。

对于此病目前尚无特殊治疗，在发生中毒后，尽快洗胃、灌肠以排除毒物，并对症治疗，同时积极采取预防措施。

（四）食物中毒的调查与处理

当接到食物中毒报告后，医务人员应立即赶到现场，迅速抢救患者。同时应及时进行认真调查，暂时封存可疑食物，禁止继续食用或出售；立即送检可疑食物、患者排泄物和洗胃液等，以便明确诊断。初步确定是食物中毒后，应立即向卫生监督部门报告。

1. 食物中毒的调查　食物中毒的调查目的是掌握食物中毒的发生情况，确定食物中毒原因，及时采取措施抢救患者，防止食物中毒扩大蔓延。最后要全面总结吸取经验教训，提高食品卫生工作水平，防止类似食物中毒事件的再次发生。具体调查步骤如下。

(1) 了解食物中毒发生时间、发病经过、大致人数和严重程度，以及中毒者的主要临床特征和分布情况。

(2) 了解中毒者发病当天和前两天的食谱，初步确定引起中毒的可疑食物，并立即封存。

(3) 对剩余可疑食品、半成品、原料，中毒患者的排泄物和洗胃液等采样送检。

(4) 进一步了解可疑食物的来源、储存、加工和食用方法，了解厨房、食堂、炊具、餐具等卫生状况以及炊事人员个人卫生和健康状况，初步分析可能引起中毒的原因和条件；在调查的同时，对中毒者进行正确诊断和治疗。

2. 食物中毒的处理

(1) 患者处理　应迅速、及时、有效地治疗患者。及时催吐、洗胃、导泻。并给予支持疗法，根据现场调查分析的可能中毒原因及中毒者的临床特征，采取针对性的救治措施和对症处理；确定中毒原因后，则应迅速应用特效解毒药物。

(2) 现场处理　对含毒食物应经消毒后予以销毁。接触过有毒食物的容器、用具等应消毒处理，可煮沸或用1%～2%碱水煮沸消毒。患者的呕吐物、排泄物消毒处理，可用20%生石灰乳或漂白粉等消毒处理，被其污染的地面及其他物品可用3%来苏尔溶液消毒。对违反食品卫生法的食物中毒肇事者，应根据情节依法给予诉讼或行政处罚。

(3) 污染源及其预防性处理　根据引起食物中毒的原因，采取一些必要的处理方法。例如，强制调离近期有传染病病史或病原携带者的从业人员；切断来自可能引起食物中毒的食品供应来源；责令改善有可能导致食物中毒的内外环境，贯彻落实有关卫生制度和采取预防性措施等。

(4) 责任处理　根据《中华人民共和国食品安全法》，视食物中毒事件的严重性和危害程度，考虑肇事单位或个人在事件中的责任和态度，依照处罚条款进行行政处罚，直至追究刑事责任。

总之，要针对食物中毒原因及时总结经验教训，并制定严格的卫生制度和预防措施，杜绝类似事件的发生。

小　　结

1. 世界公认的食品中三大致癌物质是黄曲霉毒素、苯并(a)芘和亚硝胺。

2. 食物中毒分为细菌性食物中毒和非细菌性食物中毒：前者最常见的是沙门菌食物中毒和副溶血性弧菌食物中毒；后者最常见的河豚中毒、毒蕈中毒、亚硝酸盐食物中毒等。预防方法：前者注意避免污染，食物要充分加热；后者要避免误食。

思　考　题

食物中毒的特点有哪些？如何判断食物中毒？

自　测　题

一、A1 型题(单项选择题)

1. 摄入大量亚硝酸盐，可使血红蛋白变成高铁血红蛋白，失去运输氧的能力，从而引起(　　)。

Note

A. 营养不良　B. 肠源性青紫症　C. 致泻症状　D. 腐败变质　E. 脱水症状

2. 导致副溶血性弧菌食物中毒的主要食物是（　　）。

A. 畜肉　B. 海产品　C. 青菜　D. 鸡蛋　E. 罐头食品

3. 食物中毒与其他急性疾病最本质的区别是（　　）。

A. 人与人之间可直接传染　B. 潜伏期短　C. 患者曾进食同一种食物

D. 急性肠道症状为主　E. 突然出现大量患者

二、X 型题（多项选择题）

4. 食物中毒可能存在的致癌物有（　　）。

A. 苯并(a)芘　B. 亚硝胺　C. 食品添加剂　D. 黄曲霉毒素　E. 以上都不是

5. 有毒动植物中毒是（　　）。

A. 河豚中毒　B. 亚硝酸盐食物中毒　C. 砷化物食物中毒

D. 细菌性食物中毒　E. 毒蕈中毒

（张　淼）

自测题答案

Note

第二篇

人群健康研究的统计学方法

RENQUNJIANKANGYANJIU DETONGJIXUEFANGFA

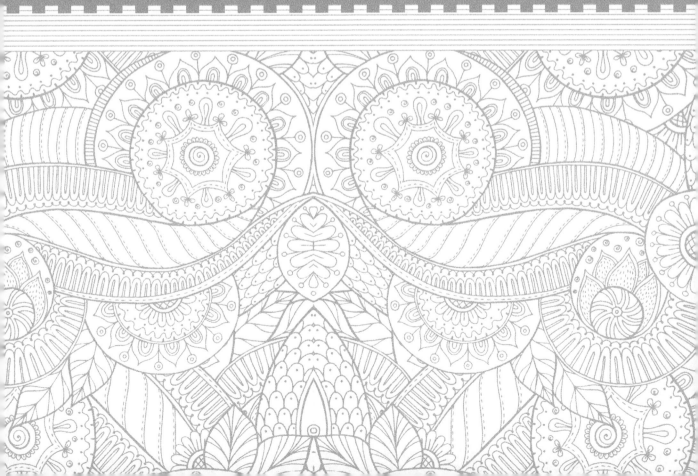

第六章　医学统计学概述

学习目标

1. **掌握**：总体与样本、抽样误差、概率、小概率事件。
2. **熟悉**：同质、变异、参数、统计量、计量资料、计数资料和变量间的转换。
3. **了解**：医学统计工作的基本步骤。

扫码看课件

统计学(statistics)是收集、整理、分析和阐述数据，并通过数据进行推断和得出结论的科学，是认识社会和自然现象数量特征的重要工具。卫生统计方法是运用统计学的原理和方法，研究居民健康状况以及卫生服务领域和医学科研中数据的一门应用学科。卫生领域中的研究对象主要是人群健康状况及影响健康的因素。例如：同区域、同性别、同年龄的健康人，他们的身高、体重、体温、脉搏、血压等都会有所不同；用某药治疗某种疾病，即使患者性别、年龄、病情、病程均相同，其疗效也可能不同。运用卫生统计方法可透过偶然现象探测其规律性。

作为护理工作者，学习和掌握一定的统计学知识是十分必要的。护理工作者在制定计划、检查工作、总结经验时，都离不开统计学知识；在阅读医学书刊、科研论文时，经常会遇到一些统计学方面的名词概念，学习卫生统计方法，有助于正确理解文章的含义；参加科研工作，从开始设计到数据整理、分析与统计结果的表达，每一步都离不开统计学知识，尤其是在撰写科研论文时，运用统计学知识，有助于提高论文质量，并正确表达分析结果。

临床案例

某医院医师想了解某新药对流行性感冒的治疗效果，用随机方法抽取了门诊感冒患者20人，并随机分为2组，每组10人，分别用某新药、常规药来治疗疾病，最后判断新药的治疗效果。

思考：对此研究，你有什么看法？该研究设计的思路是否合理，能否得出想要的结果？

第一节　统计学中的几个基本概念

一、变量与变量值

变量(variable)是指研究中观察单位的某种特征，亦可称为观察指标。如一个儿童的特征有性别、年龄、身高、体重等，一个地区的特征有人口量、经济情况、教育普及率等。变量是由变

Note

量名(variable name)和变量值(variable value)构成的,如性别是变量名,其变量值为男或女;体重是变量名,其变量值有 50 kg、60 kg 等。

二、同质与变异

同质(homogeneity)是指观察单位(研究的个体)之间对研究指标的影响因素相同。同质的个体间各种指标的观察值参差不齐,存在差异,这种差异称为变异(variation)。如研究成年人高血压的现患情况,选取同一个社区、同年龄段、同性别的人群即为同质的人群。由于导致高血压的原因复杂,即使是同质的人群,其血压值也各不相同,此即个体变异。

三、总体与样本

总体(population)是根据研究目的所确定的同质的观察单位的全体,更确切地说,是同质的所有观察单位某种观察值的集合。观察单位是研究的最基本单位,又称个体(individual)。样本(sample)是根据随机化(randomization)原则从总体中抽取的部分有代表性的个体。该样本所包含的个体数目,称为样本含量(sample size)或样本大小。

例如,要了解某市 10 岁小学生的肥胖情况,其观察对象是该地当年所有 10 岁小学生,其同质的条件为同一市、同为 10 岁;观察单位是指该地该年的每一个 10 岁学生,该地该年全体 10 岁学生的肥胖情况就构成了此次研究的总体。这里的总体只包括有限的观察单位(特定的时间、空间范围内),称为有限总体(finite population)。有时总体是设想的,无特定时间和空间的限制,因此观察单位是无限的,称为无限总体(infinite population)。

总体包含的观察单位通常是大量的,在实际工作中,通常从总体中随机抽取一定数量的样本加以观察或研究,然后从这一部分个体的情况去推断总体的状况。

四、参数与统计量

总体的统计指标称为参数,样本的统计指标称为统计量。如研究某年某地区 55 岁以上男性高血压的患病情况,该地所有 55 岁以上男性高血压患病率即为总体参数。若用随机方法从该地抽取一部分 55 岁以上男性,调查其患病情况,计算的患病率即为统计量。

五、误差

误差是指测量值与真实值之间的差异。根据误差产生的原因可分为系统误差、随机误差和抽样误差。

(1) 系统误差是指在研究工作中,由于设计的缺陷或仪器未校准等原因,使结果倾向性地偏大或偏小。系统误差是人为因素造成的,可通过严密的设计和规范准确的操作来尽量避免。

(2) 随机误差是指在研究条件严格控制的情况下,由于偶然的影响,对同一对象多次测量所得结果也不完全一致。随机误差没有固定的方向,有时偏大,有时偏小,也不可避免,但可用多次测量求平均值的方法将其控制在允许的范围内。

(3) 抽样误差是指在抽样研究中,即使消除了系统误差,将随机测量误差控制在允许范围,由于个体差异的存在,样本指标与总体指标之间仍会存在差异。只要是抽样研究,抽样误差就不可避免,但有一定的规律,可以运用统计学方法将其控制在允许范围内。

Note

知识链接

随机抽样方法

1. 单纯随机抽样　以完全随机的方法抽取一部分个体组成样本的抽样方法。如抽签、掷硬币、使用随机数字表等。

2. 机械抽样　亦称系统抽样或等距离抽样，是指每隔一定的间隔抽取样本的抽样方法。如按学号或门牌号码每隔一定的距离进行抽样。

3. 分层抽样　先将总体按性质或类别进行分组，统计上叫“层”，然后从每一层内按比例抽取一定数量的观察单位，各层的观察单位合计组成样本。

4. 整群抽样　将总体按某种与研究目的无关的分布特征（如不同的团体、不同的地区、不同的病种等）分为若干个群组，每个群组包括若干观察单位，然后随机抽取一个或多个群组。

六、概率与小概率事件

概率(probability)是某事件发生机会的大小。统计学上用符号 P 表示，其范围在 0～1 之间。$P=1$ 的事件为必然事件，表明该事件一定会发生；$P=0$ 的事件称为不可能事件，表明该事件一定不会发生；$0<P<1$ 的事件为随机事件，P 越接近于 1 表示该事件发生的概率越大；P 越接近于 0 表示该事件发生的概率越小。统计学上常将 $P\leqslant 0.05$ 或 $P\leqslant 0.01$ 的事件称为小概率事件，即在实际一次观测中不会出现的事件。

第二节　医学统计资料的类型

统计资料可分为计量资料、计数资料和等级资料三种类型，不同类型的资料有不同的统计分析方法。

一、计量资料

计量资料(measurement data)是指用定量的方法测量观察单位指标值的大小所得到的资料，如身高(cm)、体重(kg)、脉搏(次/分)、呼吸(次/分)、血压(mmHg)等。资料间没有性质的不同，只有程度的差异。这类资料常用的统计指标有平均数、标准差等，常用的统计分析方法有 t 检验、方差分析等。

二、计数资料

计数资料(enumeration data)是指先将观察单位按某种属性分组，再清点各组观察单位数所得到的资料。如调查“非典”期间某医院医务人员感染情况，将检查结果用阳性和阴性表示，清点阳性组和阴性组人数。这类资料常用的统计指标是相对数，如率、构成比和相对比等，常用的统计分析方法有卡方检验等。

三、等级资料

等级资料(ranked data)是将观察单位按某种属性的不同程度分组，再清点各组观察单位

Note

所得的资料。等级资料介于计量资料和计数资料之间，既有计量资料的特性(组间有程度上的差异)，又有计数资料的特性(分组计数)。如检测观察对象的尿蛋白结果，将检查结果分为－、＋、＋＋、＋＋＋、＋＋＋＋，分别清点各组观察单位数。所表示的资料既有性质的不同，阳性各组间又有程度的差异。

计量资料也称数值变量资料，或定量资料；计数资料也称无序分类变量资料，有二项分类，也有多项分类；等级资料也称有序分类变量资料。统计资料的类型不是一成不变的，根据研究目的可以互相转化。例如，血红蛋白含量(g/L)原属数值变量，若按血红蛋白正常与偏低分为两类时，可按二项分类资料分析；当按重度贫血、中度贫血、轻度贫血、正常、血红蛋白增高分为五个等级时，可按等级资料分析。有时亦可将分类资料数量化，如可将患者的恶心反应以0、1、2、3表示。

第三节　医学统计工作的基本步骤

统计工作包括医学研究设计、收集资料、整理资料、分析资料四个基本步骤。这四个步骤是紧密联系不可分割的整体，任何一个步骤的失误，都会对整个统计工作产生严重的影响。

一、医学研究设计

统计设计(statistical design)是统计工作的第一步，也是统计工作中最关键的一步。科学而周密的设计是统计工作的基础。统计设计就是根据研究目的确定研究对象、研究方法、预期结果、质量保证措施等，以确保研究工作的顺利进行。

二、收集资料

收集资料(collection of data)是根据设计的要求，获取准确完整的原始资料的过程，是统计工作的基础。这是保证统计分析结果正确的关键一步，只有获得完整、准确的原始资料，才能得出科学的结论。医学统计资料的来源主要有以下三个方面。

1. 统计报表　医疗卫生机构根据国家规定的有关报告制度，定期逐级上报有关报表。如法定传染病报表、医院工作报表、出生死亡报表等。这些报表全面、及时、准确地反映了居民健康状况和医疗卫生机构工作情况，是统计工作重要的资料来源。

2. 医疗卫生工作记录　这些资料是医疗卫生部门经常性的工作记录，也是医学科研宝贵的原始资料。如门诊病历、住院病历、健康检查记录、卫生监测记录等。这些资料来源于医疗卫生工作第一线，可以给统计工作提供全面、及时、准确的原始资料。

3. 专题调查和实验研究资料　这些资料不是经常性的，但可以从某一方面提供详细全面的资料，以供深入分析，是统计工作不可缺少的资料来源。

三、整理资料

通过调查或试验获得的原始数据，往往需要进行科学的加工、整理，使其系统化、条理化，以便进一步进行统计分析，这个过程称为整理资料(sorting data)。它是统计分析数据的准备阶段，主要包括数据的审核，根据分析目的进行分组整理或编制频数分布表等。

Note

四、分析资料

分析资料(analysis of data)是根据设计的要求，对整理后的数据进行统计学分析，结合专业知识，做出科学合理的解释。统计分析主要包括统计描述和统计推断。统计描述(descriptive statistics)是将计算出的统计指标与统计表、统计图相结合，全面描述资料的数量特征及分布规律。统计推断(statistical inference)是指用样本信息推断或估计总体状况的过程。抽样研究得到的是样本统计量，对样本分析并不是研究的真正目的。通过样本统计量进行总体参数的估计和假设检验，以了解总体的数量特征及其分布规律，才是研究的最终目的。

小　结

统计学的基本概念：总体与样本、参数和统计量、概率和小概率事件。统计资料的类型一般分为三类：计量资料、计数资料、等级资料。统计工作的基本步骤：设计、搜集资料、整理资料、分析资料。

思 考 题

1. 什么叫总体与样本？什么叫参数和统计量？
2. 什么是小概率事件？
3. 统计资料的类型有哪些？

自 测 题

一、A1 型题(单项选择题)

1. 研究的最基本单位是(　　)。

A. 个体　　B. 总体　　C. 样本　　D. 变量　　E. 同质

2. $P=1$ 表示(　　)。

A. 不可能发生的事件　　B. 小概率事件　　C. 必然发生的事件
D. 与 $P=0$ 意义一样　　E. 无意义

二、X 型题(多项选择题)

3. 统计工作的基本步骤包括(　　)。

A. 整理资料　　B. 收集资料　　C. 编辑资料　　D. 统计设计　　E. 分析资料

（杨春青）

自测题答案

Note

第七章　计量资料的统计分析

扫码看课件

学习目标

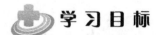

1. **掌握**：描述计量资料集中趋势和离散趋势的指标；标准差与标准误的区别与联系；正态分布的特征及应用；t 检验和 u 检验方法。
2. **熟悉**：频数表的编制；均数的抽样误差；假设检验的步骤。
3. **了解**：总体均数的区间估计方法；假设检验的基本原理及假设检验注意事项。

统计分析包括统计描述和统计推断。统计描述是用统计图、统计表或统计指标把资料的分布规律及其数量特征表达出来。统计推断是利用样本信息对总体的特征和信息进行估计和判断，包括参数估计和假设检验。统计描述是统计推断的基础和依据。

第一节　计量资料的统计描述

一、频数表的编制

频数即观察值的个数，频数表(frequency table)是指由组段和频数构成的表格。当观察值个数较多时，为了了解一组同质观察值的分布规律和便于计算统计指标，一般先编制频数分布表(简称频数表)。了解频数分布是分析资料的第一步。现举例说明频数表的编制方法。

［例 7.1］　从某地 2015 年大学生体检资料中随机抽取 100 名健康女大学生身高(cm)的测量值，资料见表 7-1，试编制频数表。

表 7-1　某地 2015 年 100 名健康女大学生身高资料(cm)

166.0	155.5	**172.3**	154.2	161.2	156.0	163.2	160.0	160.1	167.2
158.2	157.3	163.1	159.5	161.1	162.4	164.0	158.3	166.8	164.3
158.4	154.5	160.0	162.0	159.5	153.4	165.2	166.9	168.7	166.3
153.5	165.3	162.3	168.5	**151.3**	155.2	158.6	160.8	158.5	160.5
158.3	168.2	154.3	169.4	163.5	156.0	153.8	165.3	165.5	156.7
163.5	159.0	163.5	171.3	157.5	160.1	155.3	162.0	164.2	158.2
160.4	153.1	171.2	158.5	161.6	156.2	165.3	161.0	160.5	160.3
167.5	163.2	154.3	158.2	154.6	166.2	156.2	162.2	162.2	162.3
157.6	166.1	161.6	168.1	161.5	163.0	157.0	158.8	168.9	167.2
161.3	161.0	158.5	160.2	164.3	163.3	160.1	164.6	161.7	163.1

Note

（一）频数表的编制步骤

1. 求全距(range) 全距又叫极差，是最大值与最小值的差值，用 R 表示，R=最大值－最小值，本例 $R=172.3-151.3=21.0$(cm)。

2. 确定组距 组距即相邻两组段之间的距离，用 i 表示。组距的大小根据全距和组数来确定。组数一般设 8～15 个，以便能显示数据的分布特征。$i=R/10$，为了方便整理资料和计算，组距一般取整数或合适的小数。本例 $i=21.0/10=2.1\approx2$。

3. 划分组段 划分组段是将变量值依次划分若干个段落，这些段落称为组段。各组段的界限应清晰分明，第一组段应包括最小值，最后一组段应包括最大值。各组段的起点和终点分别称为下限和上限，实际组段在每组中只包含下限，不包含上限，因此组段常用各组段的下限及"～"表示，但最后一组段应同时写出下限和上限。

4. 列表划记归组 按确定的组段设计划记表，如表 7-2 所示的形式。将原始数据按不同组段归纳、采用划记法如画"正"字计数，清点各组段内的变量值个数即得各组段频数，将各组段频数填入第(3)栏。

表 7-2 某地 2015 年 100 名健康女大学生身高(cm)的频数分布

组段(1)	划记(2)	频数 f(3)
150～	一	1
152～	𠄟	4
154～	正下	8
156～	正𠄟	9
158～	正正𠄟	14
160～	正正正正	20
162～	正正正一	16
164～	正正	10
166～	正𠄟	9
168～	正一	6
170～	丅	2
172～174	一	1
合计		100($\sum f$)

现在，频数表的编制一般由计算机完成。计算机编制频数表快速、准确，还可以根据需要随时变换组距和组段。不过前提是必须保证原始数据输入的正确和分组的合理。所以操作者需要熟悉频数表的编制原理和步骤。

（二）频数分布的特征

频数表资料可进一步编制成图形即直方图。由图 7-1 可看出频数分布的两个重要特征：集中趋势(central tendency)和离散趋势(tendency of dispersion)。数据有大有小，但多数集中在中间组段，此为集中趋势；由中间向两边较大或较小的频数分布逐渐减少，此为离散趋势。计量资料的规律性可从集中趋势和离散趋势两个方面进行分析。

（三）频数分布的类型

常见的频数分布类型有正态分布和偏态分布两种类型。

Note

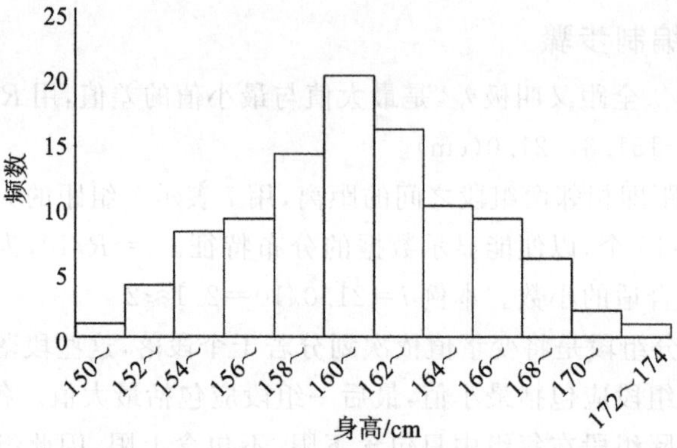

图 7-1　某地 2015 年 100 名健康女大学生身高(cm)的频数分布

1. 正态分布　集中位置(高峰)在中间,左右两侧频数分布大体对称,以集中位置为中心,左右两侧频数分布逐渐减少并完全对称的分布,它是统计学中非常重要的频数分布。

2. 偏态分布　集中位置不在中间而偏向一侧,频数分布不对称。根据集中位置所偏的方向,又可将偏态分布分为正偏态(左偏态)分布和负偏态(右偏态)分布,如图 7-2 所示。

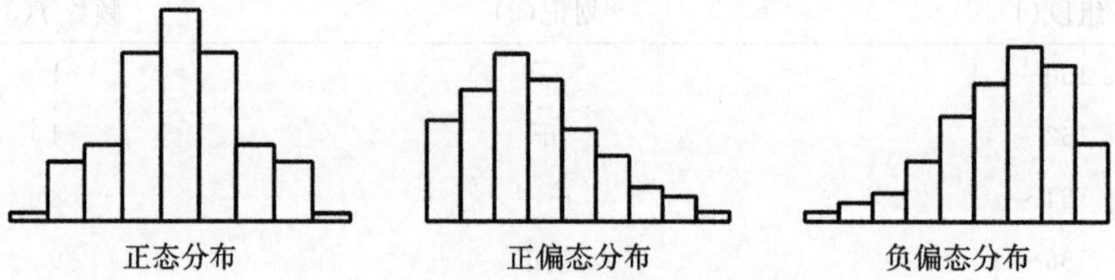

图 7-2　几种常见的频数分布类型

(四) 频数表的用途

利用频数表可以绘制频数分布图,可以揭示资料的分布特征和分布类型(参见图 7-1),便于发现某些特大或特小的可疑值,也便于对数据进行统计分析。

二、描述集中趋势的指标

描述一组同质变量值的集中趋势或平均水平的指标常用平均数(average)。平均数是一组指标,常用的有算术平均数、几何平均数和中位数。

(一) 算术平均数

算术平均数(arithmetic mean)简称均数(mean),是将各观察值相加后除以观察值个数所得的商。总体均数用希腊字母 μ 表示;样本均数用 $\bar{x}$ 表示。

1. 适用资料　均数适用于变量值呈正态分布或对称分布的计量资料。如:正常人的某些生理、生化指标;实验室内对同一样品多次重复测量值;从正态或近似正态总体中随机抽取的多个样本均数等。

2. 计算方法

(1) 直接法:将所有观察值相加,再除以观察值的个数 n。当 n 较小($n<50$)或运用统计软件计算时用直接法。公式为

$$\bar{x}=\frac{\sum x}{n}=\frac{x_1+x_2+x_3+\cdots+x_n}{n} \tag{7-1}$$

式中:$\bar{x}$ 为样本均数;$x_1,x_2,x_3,\cdots,x_n$ 为各变量值;$\sum$ 为求和符号,读作[sigma];n 为样本

Note

含量。

［例 7.2］ 测定某地 6 名健康女大学生身高(cm)资料，分别是 154.2、162.0、169.4、165.3、154.5、156.2，求均数。

$$\bar{x}=\frac{154.2+162.0+169.4+165.3+154.5+156.2}{6}=\frac{961.6}{6}=160.3(\text{cm})$$

(2) 加权法(weighting method)：当资料中出现多个相同观察值时，可将相同观察值的个数(频数 f)与该观察值的乘积代替相同观察值逐个相加；当 n 较大($n\geqslant 50$)时可先编制频数表，再用加权法计算均数，公式为

$$\bar{x}=\frac{\sum fx}{\sum f}=\frac{f_1x_1+f_2x_2+\cdots+f_nx_n}{f_1+f_2+\cdots+f_n} \tag{7-2}$$

式中：f_1、f_2、…、f_n，分别为第一组段至第 n 组段的频数；x_1、x_2、…、x_n，分别为第一组段至第 n 组段的组中值；$\sum fx$ 为各组段内组中值与频数乘积的总和；$\sum f=n$ 为总频数。

从表 7-3 中可以看出，身高在“150～”组段内有 1 人，在“152～”组段内有 4 人。同一组段内每个人的身高是不相等的，可取组中值(x)代表该组段每个人的身高，以各组段的组中值乘以相应的频数(f)即 fx 来代替组段各变量值之和，将各组段的 fx 相加得到所有变量值之总和，再除以总频数即为均数。组中值＝(下限值＋上限值)/2，例如第一组段的组中值＝(150＋152)/2＝151，第二组段的组中值＝(152＋154)/2＝153。组中值见表 7-3 中的第(2)列。

表 7-3 某地 2015 年 100 名健康女大学生身高(cm)均数的加权法计算

组段 (1)	组中值 x (2)	频数 f (3)	fx (4)＝(2)×(3)
150～	151	1	151
152～	153	4	612
154～	155	8	1240
156～	157	9	1413
158～	159	14	2226
160～	161	20	3220
162～	163	16	2608
164～	165	10	1650
166～	167	9	1503
168～	169	6	1014
170～	171	2	342
172～174	173	1	173
合计		100($\sum f$)	16152($\sum fx$)

表 7-3 中各组段内第(2)列组中值 x 与第(3)列频数 f 的乘积为第(4)列 fx，将第(4)列各组段的 fx 相加得 $\sum fx$。再将此值除以总频数 $\sum f$ 即得 100 名健康女大学生的平均身高。本例 $\sum fx=16152$，$\sum f=100$，将其代入公式(7-2)，得平均数：

$$\bar{x}=\frac{\sum fx}{\sum f}=\frac{16152}{100}=161.5(\text{cm})$$

因为各组段频数起到了“权数”的作用，它“权衡”了各组中值由于频数不同对均数的贡献，

Note

所以这种计算均数的方法称为加权法。

（二）几何平均数

几何平均数(geometric mean)又称几何均数。将 n 个变量值 x 的乘积开 n 次方所得的根即为几何均数。用符号 G 表示。

1. 适用资料 ①变量值呈等比数列的资料，如抗体的滴度、药物的效价、卫生事业发展速度等；②变量值呈倍数关系的资料，如细菌计数、人口的几何级增长等；③变量值的对数值呈正态分布或近似正态分布资料，如正常人体内某些微量元素的含量。

2. 计算方法

(1) 直接法 当 n 较小($n<50$)时，直接将 n 个变量值 x_1、x_2、…、x_n 的乘积开 n 次方，公式为

$$G=\sqrt[n]{x_1x_2\cdots x_n} \tag{7-3}$$

为了方便计算，可将上式变换为

$$G=\lg^{-1}\left(\frac{\lg x_1+\lg x_2+\cdots+\lg x_n}{n}\right)=\lg^{-1}\left[\frac{\sum \lg x}{n}\right] \tag{7-4}$$

式中：$\lg^{-1}$ 为求反对数的符号；$\sum \lg x$ 为各变量值的对数值之和，n 为样本含量。

［例 7.3］ 2015 年某市 5 名儿童接种某种疫苗后，测定抗体滴度分别为 1∶4、1∶8、1∶16、1∶32、1∶64，求抗体平均滴度。

本例为方便计算先求平均滴度的倒数，代入公式(7-4)中，得到

$$G=\lg^{-1}\left(\frac{\lg 4+\lg 8+\lg 16+\lg 32+\lg 64}{5}\right)=\lg^{-1}(1.2041)=16$$

则抗体平均滴度为 1∶16。

(2) 加权法：当资料中相同观察值较多或变量值为频数表资料时，宜用加权法，其计算公式为

$$G=\lg^{-1}\left[\frac{\sum f\lg x}{\sum f}\right] \tag{7-5}$$

式中：$\sum f\lg x$ 为各变量值的对数与相应频数乘积之总和；$\sum f$ 为频数的总和。

［例 7.4］ 60 名儿童接种某种疫苗后一个月，测定其血中抗体滴度，资料见表 7-4，求该疫苗的平均抗体滴度。

将表 7-4 相应数值代入公式(7-5)中，得到

$$G=\lg^{-1}\left[\frac{\sum f\lg x}{\sum f}\right]=\lg^{-1}\left(\frac{101.4440}{60}\right)=\lg^{-1}(1.6907)=49.1$$

则 60 名儿童接种该疫苗后的抗体平均滴度为 1∶49.1。

表 7-4 60 例抗体平均滴度的加权法计算

抗体滴度 (1)	人数 f (2)	滴度倒数 x (3)	$\lg x$ (4)	$f\lg x$ (5)=(2)×(4)
1∶4	2	4	0.6021	1.2042
1∶8	4	8	0.9031	3.6124
1∶16	7	16	1.2041	8.4287
1∶32	12	32	1.5051	18.0612
1∶64	19	64	1.8061	34.3159

Note

续表

抗体滴度 (1)	人数 f (2)	滴度倒数 x (3)	$\lg x$ (4)	$f\lg x$ (5)=(2)×(4)
1∶128	10	128	2.1072	21.0720
1∶256	5	256	2.4082	12.0410
1∶512	1	512	2.7093	2.7093
合计	60 ($\sum f$)			101.4440 ($\sum f\lg x$)

(三) 中位数

中位数(median)是将一组观察值从小到大排列,位次居中的那个值。用符号 M 表示。

1. 适用资料 用中位数表示平均水平,不受资料分布的影响,应用广泛。具体常用于:①偏态分布资料;②频数分布类型不清楚的资料;③存在特大值或特小值等极端值的资料;④频数表资料一端或两端无界(无确切值)时(开口资料)。

2. 计算方法

(1) 直接法 当 n 较小时,先将观察值按大小顺序排序,如 n 为奇数,中位数就是位居中央的数(公式 7-6);如 n 为偶数,中位数就是位于中央的 2 个数相加再除以 2(公式 7-7)。

当 n 为奇数时计算公式为

$$M = X_{\left(\frac{n+1}{2}\right)} \tag{7-6}$$

当 n 为偶数时计算公式为

$$M = \frac{X_{\left(\frac{n}{2}\right)} + X_{\left(\frac{n}{2}+1\right)}}{2} \tag{7-7}$$

式中:n 为变量值的个数,$\frac{n+1}{2}$、$\frac{n}{2}$ 及 $\frac{n}{2}+1$ 为有序数列中变量值的位次,$X_{\left(\frac{n+1}{2}\right)}$、$X_{\left(\frac{n}{2}\right)}$ 及 $X_{\left(\frac{n}{2}+1\right)}$ 为相应位次上的变量值。

[例 7.5] 某地 9 例某传染病患者,其潜伏期(天)分别为 5,4,2,6,15,8,9,11,3,求平均潜伏期。

先将变量值按从小到大的顺序排列:2,3,4,5,6,8,9,11,15。

本例,$n=9$,为奇数,按式(7-6)计算中位数,即

$$M = X_{\left(\frac{n+1}{2}\right)} = X_{\left(\frac{9+1}{2}\right)} = X_5 = 6(\text{天})$$

在有序数列中,第 5 位上的变量值为 6,故其平均潜伏期为 6 天。

[例 7.6] 如上例资料在第 20 天又发生 1 例该传染病患者,其平均潜伏期又为多少?

先将变量值按从小到大的顺序排列:2,3,4,5,6,8,9,11,15,20。

本例,$n=10$,为偶数,按式(7-7)计算中位数,即

$$M = \frac{X_{\left(\frac{n}{2}\right)} + X_{\left(\frac{n}{2}+1\right)}}{2} = \frac{X_5 + X_6}{2} = \frac{6+8}{2} = 7(\text{天})$$

在有序数列中,第 5 位和第 6 位所对应的变量值 6 和 8 的均数为 7,故其平均潜伏期为 7 天。

(2) 频数表法(frequency table method) 当 n 较大时($n \geqslant 50$)或变量值为频数表资料时,可用此法。计算公式为

$$M = L + \frac{i}{f_m}\left(\frac{n}{2} - \sum f_L\right) \tag{7-8}$$

Note

式中：L 为中位数所在组段的下限，i 为组距，f_m 为中位数所在组段的频数，n 为总频数，$\sum f_L$ 为小于 L 各组段的累计频数。

［例 7.7］ 测得某地 120 名健康成年男子尿汞值，其频数表见表 7-5，求平均数。

表 7-5　120 名健康成年男子尿汞值（μg/L）频数表及其中位数

血清总胆固醇/(μg/L) (1)	频数(f) (2)	累计频数 ($\sum f$) (3)	累计频率/(%) (4)
0～	20	20	16.67
4～	17	37	30.83
8～	12	49	40.83
12～	36	85	70.83
16～	14	99	82.50
20～	7	106	88.33
24～	5	111	92.50
28～	3	114	95.00
32～	3	117	97.50
36～	2	119	99.17
40～44	1	120	100.00

中位数计算表是在频数表基础上加第(3)列累计频数和第(4)列累计频率。累计频数的计算为上一组段的累计频数加上本组段的频数，如本例：0～组段累计频数为 20；4～组段累计频数为 20＋17＝37；8～组段累计频数为 37＋12＝49。累计频率为累计频数除以总频数乘以100%。中位数计算表的组距通常是等组距，也可以是不等组距，因为中位数计算公式只涉及中位数所在组段的组距，而与其余各组段无关。本例首先从累计频率列找到包含 50.0%的组段，可知在 70.83%处，因此可以判断中位数落在 12～组段，故 $L=12$，$i=4$，$f_m=36$，$n=120$，$\sum f_L=49$。代入公式(7-8)，得到

$$M=12+\frac{4}{36}\times\left(\frac{120}{2}-49\right)=13.22(\mu g/L)$$

即该地 120 名正常人尿汞值的中位数为 13.22 μg/L。

中位数虽然适用范围广泛，稳定性好，但精确度较低，缺少进一步统计处理的方法。实际工作中能用均数或几何均数描述其集中趋势的，可优先考虑。

附：百分位数

1. 百分位数的概念　中位数描述的是一组观察值的中心位置，当需要了解数据分布的其他位置时，需要用百分位数。百分位数是一种位置指标，是指将 n 个观察值从小到大排序，再把它分成 100 等份，对应于 $x/100$ 位的数值即为第 x 百分位数。常用 P_x 表示。中位数实际上是第 50 百分位数，$M=P_{50}$。

2. 百分位数的用途

(1) 用于描述一组偏态分布资料在某百分位置上的水平。

(2) 制定偏态分布资料的医学参考值范围。

3. 计算方法

$$P_x=L+\frac{i}{f}\left(n\cdot\chi/100-\sum f_L\right) \tag{7-9}$$

Note

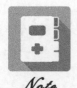

式中：P_x 为第 x 百分位数；L 为 P_x 所在组的下限；i 为 P_x 所在组的组距；f 为 P_x 所在组的频数；n 为总频数；$\sum f_L$ 为小于 L 各组段的累计频数。

下面以[例 7.7]中的 P_{25}、P_{75} 为例进行讲解，还可以计算 P_5、P_{95}、P_{90} 等任意百分位数。

计算 P_{25}，先要判断 P_{25} 所在的组段，在表 7-5 中，P_{25} 落在"4～"组段，则 $L=4$，$i=4$，$f=17$，$\sum f_L=20$，将这些数据代入公式(7-9)中得到

$$P_{25}=4+\frac{4}{17}(120\times 25\%-20)=6.35(\mu g/g)$$

同样，P_{75} 落在"16～"组段，则 $L=16$，$i=4$，$f=14$，$\sum f_L=85$，代入公式(7-9)得到

$$P_{75}=16+\frac{4}{14}(120\times 75\%-85)=17.43(\mu g/g)$$

三、描述离散趋势的指标

描述一组数据的分布特征，只有集中趋势指标是不够的，还需要描述其离散趋势的指标。

[例 7.8] 假设有三组 4 岁男童的体重(kg)数据如下，试描述其数据特征。

甲组：28　30　32　34　36

乙组：27　29　32　35　37

丙组：28　31　32　33　36

这三组数据的集中趋势相同，均数和中位数都为 32 kg。但这三组数据的分布特征却不尽相同，也就是它们之间的程度(变异程度)不同，或者说三组的离散程度不同。

离散趋势是指一组同质变量值之间参差不齐的程度，其描述指标又称变异指标，主要有全距、四分位数间距、方差、标准差及变异系数等。

(一) 全距

全距(range)又称极差，用符号 R 表示，是一组变量值中最大值与最小值的差值。反映一组变量值的变异范围。极差大，说明离散程度大；反之，说明离散程度小。

$$R_{甲}=36-28=8(kg)\quad R_{乙}=37-27=10(kg)\quad R_{丙}=36-28=8(kg)$$

在例 7.8 中，乙组的极差比甲组和丙组的极差大，说明乙组的数据较为分散，离散程度较大，甲组和丙组的数据较为集中，离散程度较小。用极差来表示数据的离散程度，好处是计算方便，简单明了，容易理解，对变量值的各种分布资料都适用，因此应用广泛。但它只考虑了资料两端的数值，不能反映组内其他数据的变异程度，因而资料内部所蕴藏的信息不能被充分利用；易受个别特大或特小数值的影响，结果不稳定。比如甲组和丙组的极差虽一样，但它们的变异程度却不尽相同，因此用极差表示变异程度并不理想。

(二) 四分位数间距

四分位数间距(quartile interval)是上四分位数 Q_U(即 P_{75})与下四分位数 Q_L(即 P_{25})之差，其间包括全部观察值的一半，用 Q 表示。它和极差类似，数值越大，说明变异越大；反之，说明变异越小。四分位数间距比极差稳定，但仍未考虑到每个观察值的变异程度。它适用于偏态分布资料，特别是分布末端无确定数据不能计算全距、方差和标准差的资料。

(三) 方差

为了全面考虑到每一个变量值对变异程度的影响，有人设计用每一个变量值与均数之差的总和，即 $\sum(x-\bar{x})$，简称离均差总和来表示变异程度，但对于对称分布的资料尤其是正态分布的资料，正负数相抵消，离均差总和等于 0，这与客观实际情况不符，因此，离均差总和不

Note

能表示变异程度的大小。为了避免正负数相抵消的问题，把每个$(x-\bar{x})$平方后再相加，即$\sum(x-\bar{x})^2$，简称离均差平方和。但是离均差平方和的大小除了与变异程度大小有关外，还与变量值的个数有关。变量值的个数越多，则$\sum(x-\bar{x})^2$就越大，这同样与客观实际情况不符，所以取其平均数，得到一个指标叫方差(variance)，用s^2(样本方差)或σ^2(总体方差)表示，即$s^2=\frac{\sum(x-\bar{x})^2}{n}$，或$\sigma^2=\frac{\sum(x-\mu)^2}{n}$。

数理统计学研究结果，用样本资料算得的方差往往比总体方差偏小，即$\sum\frac{(x-\bar{x})^2}{n}<\sum\frac{(x-\mu)^2}{n}$。为了得到总体方差的估计值，可将样本方差分母中变量值个数n减去1，即

$$s^2=\frac{\sum(x-\bar{x})^2}{n-1} \tag{7-10}$$

式(7-10)中，$n-1$称为自由度(degree of freedom)。计算甲、乙、丙三组数据的方差分别为$s_{甲}^2=10$，$s_{乙}^2=17$，$s_{丙}^2=8.5$，由此可见，甲组和丙组数据虽然极差相同，但方差却不同，甲组较丙组大，这说明方差克服了极差只考虑两端数据的缺点。方差愈小，说明变量值的变异程度愈小；方差愈大，说明变异程度愈大。

知识链接

什么是自由度

自由度是统计上的常用术语，其意义是随机变量能“自由”取值的个数。如有一个有4个数据($n=4$)的样本，其平均值$\bar{x}$等于5，即受到$\bar{x}=5$的条件限制，在自由确定4、2、5三个数据后，第四个数据只能是9，否则$\bar{x}\neq5$。因而这里的自由度$\upsilon=n-1=4-1=3$。推而广之，任何统计量的自由度$\upsilon=n-1$限制条件的个数。

(四) 标准差

方差虽然全面考虑了一组变量值中的每一个数据，但它将变量值的单位也进行了平方，如体重原来的单位是kg，而方差的单位是kg^2，这给该指标的应用带来极大不便。在统计分析中为了方便，通常将方差取平方根，还原成原来的单位，这就得到一个新的指标——标准差(standard deviation)，标准差是最常用的描述对称分布资料尤其是正态分布资料变异程度的指标。以符号s(样本)或σ(总体)表示。样本标准差的计算公式是

$$s=\sqrt{\frac{\sum(x-\bar{x})^2}{n-1}} \tag{7-11}$$

数学上可以证明：$\sum(x-\bar{x})^2=\sum x^2-\frac{\left(\sum x\right)^2}{n}$，因此公式(7-11)可写成

$$s=\sqrt{\frac{\sum x^2-\frac{\left(\sum x\right)^2}{n}}{n-1}} \tag{7-12}$$

这个公式使离均差平方和的计算不必先求均数，可直接应用原始数据，运算更为方便。

1. 标准差的计算方法

(1) 直接法　对于小样本资料，可直接代入公式(7-12)中求标准差。

[例7.9]　求数据1、2、3、4、5、6的标准差。

Note

将 $n=6$，$\sum x=1+2+3+4+5+6=21$，$\sum x^2=1^2+2^2+3^2+4^2+5^2+6^2=91$，代入公式(7-12)中得到

$$s=\sqrt{\frac{91-\frac{21^2}{6}}{6-1}}=1.87(\text{cm})$$

(2) 加权法　与加权法计算均数一样，对于大样本资料可先将资料进行分组制成频数表，再用加权法计算标准差。加权法计算标准差的公式为

$$s=\sqrt{\frac{\sum fx^2-\frac{\left(\sum fx\right)^2}{\sum f}}{\sum f-1}} \tag{7-13}$$

式(7-13)中符号的意义与加权法求均数的公式(7-2)相同。

[例 7.10]　求[例 7.1]资料的标准差。

将表 7-6 中的 $\sum f=100$，$\sum fx=16152$，$\sum fx^2=2610964$，代入公式(7-13)中得到

$$s=\sqrt{\frac{2610964-16152^2/100}{100-1}}=4.60(\text{cm})$$

表 7-6　某地 2015 年 100 名健康女大学生身高(cm)标准差的加权法计算

组段 (1)	组中值 x (2)	频数 f (3)	累计频数 fx (4)=(2)×(3)	fx^2 (5)=(2)×(4)
150～	151	1	151	22801
152～	153	4	612	93636
154～	155	8	1240	192200
156～	157	9	1413	221841
158～	159	14	2226	353934
160～	161	20	3220	518420
162～	163	16	2608	425104
164～	165	10	1650	272250
166～	167	9	1503	251001
168～	169	6	1014	171366
170～	171	2	342	58482
172～174	173	1	173	29929
合计		100 ($\sum f$)	16152 ($\sum fx$)	2610964 ($\sum fx^2$)

2. 标准差的用途　标准差用途广泛，常用于：①表示一组变量值的变异程度。两组或多组变量值比较，标准差较大的那一组，说明变量值的变异程度较大，均数的代表性较差；而标准差较小的那一组，表示变量值的变异程度较小，均数的代表性较好。前提条件是：单位相同、均数相等或相近。②用于计算变异系数。③用于计算标准误。④结合均数，估计频数分布情况。⑤结合均数，制定医学参考值范围。

(五) 变异系数

标准差反映两组或多组数据的变异程度要求单位相同、均数相等或相近，当两组或多组变

Note

量值的单位不同，或均数相差较大时，不能直接用标准差比较其变异程度的大小，而应该用变异系数(coefficient of variability，CV)。变异系数又称离散系数，是标准差与均数的比值，常用百分数表示。因其没有单位，更便于单位不同的资料间的比较。

计算公式为

$$CV=\frac{s}{\bar{x}}\times 100\% \tag{7-14}$$

式中：CV 为变异系数；s 为标准差；$\bar{x}$ 为均数。变异系数愈小，说明一组变量值的变异程度愈小；变异系数愈大，说明变异程度愈大。

［例 7.11］ 2015 年某地 9 岁男孩身高的均数为 135.40 cm，标准差为 5.08 cm；体重均数为 32.46 kg，标准差为 2.61 kg。试比较身高与体重的变异程度。

因身高和体重的单位不同，故不能直接用标准差比较，而应计算其变异系数。

身高 $$CV=\frac{5.08}{135.40}\times 100\%=3.75\%$$

体重 $$CV=\frac{2.61}{32.46}\times 100\%=8.04\%$$

即该地 9 岁男孩体重间的变异程度比身高间的变异程度大。

四、正态分布及其应用

(一) 正态分布的概念

正态分布(normal distribution)又称 Gauss 分布，是计量资料最常见的分布类型。医学和生物学中许多资料如健康人群的红细胞数、血红蛋白含量、血清总胆固醇值，同年龄同性别儿童的身高、体重、胸围等都符合正态分布。

什么是正态分布？我们先将表 7-2 的频数表资料，绘制成图 7-1 的直方图，可以得到一个中间高(靠近均数处频数多)，两边低(远离均数处频数少)，且左右对称的图形。可以设想，如果将观察人数逐渐增多，组段不断分细，图中直条将逐渐变窄，其顶端将逐渐接近于一条光滑的曲线。如图 7-3 所示，(a)、(b)、(c)依次为样本例数不断增大时的样本的频率分布。(c)为光滑连续曲线，表示样本所属总体的理论概率分布，该曲线两头低中间高，略呈钟形，左右对称，在数学上称为正态分布曲线。若指标 x 的频率曲线对应于数学上的正态分布曲线，则认为该指标服从正态分布。

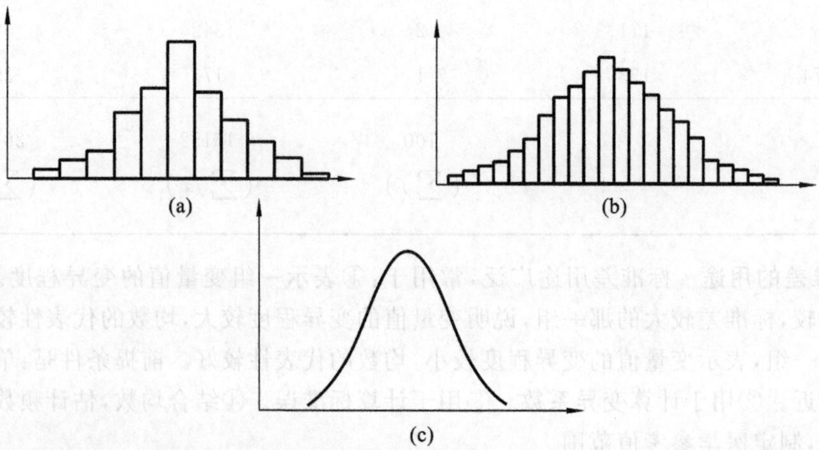

图 7-3 正态曲线示意图

正态分布的函数式为

$$f(x)=\frac{1}{\sigma\sqrt{2\pi}}e^{-\frac{(x-\mu)^2}{2\sigma^2}},-\infty<x<\infty \tag{7-15}$$

若指标 x 的频率曲线对应于数学上的正态分布曲线，则称 x 服从正态分布，x 为正态变量，μ 为随机变量 x 的总体均数，σ 为总体标准差，μ 和 σ 是正态分布的两个参数；π 为圆周率，即 3.14159；e 为自然对数的底，即 2.71828。π 和 e 均为常量，仅 x 为变量。若 x 服从均数为 μ，方差为 σ^2 的正态分布，则简记为 $X\sim N(\mu,\sigma^2)$。

已知 μ 和 σ，就能按公式(7-15)绘出正态曲线的图形。

（二）标准正态分布和 u 变换

1. 标准正态分布 对于由两个参数确定的正态分布，不同的变量有不同的分布曲线。实际工作中为了应用方便，将均数为 0，方差为 1 的正态分布称为标准正态分布（standard normal distribution），简记为 $u\sim N(0,1)$。可将一般正态分布的曲线作标准化变换（u 变换）变为标准正态分布。

2. u 变换 对任何服从正态分布 $N(\mu,\sigma^2)$ 的随机变量 x 作如下 u 变换，都可变换成均数为 0，方差为 1 的标准正态分布。

$$u=\frac{x-\mu}{\sigma} \tag{7-16}$$

标准正态分布的密度函数为 $\varphi(u)$：

$$\varphi(u)=\frac{1}{\sqrt{2\pi}}e^{-u^2/2},-\infty<u<\infty \tag{7-17}$$

这一变换并不影响正态分布的性质，却为实际应用带来了很大方便。如图 7-4 所示，研究者可先了解标准正态分布的规律，再推论到一般正态分布就很容易了。如在计算正态曲线下的面积分布时，往往通过 u 变换借助标准正态分布而求得。

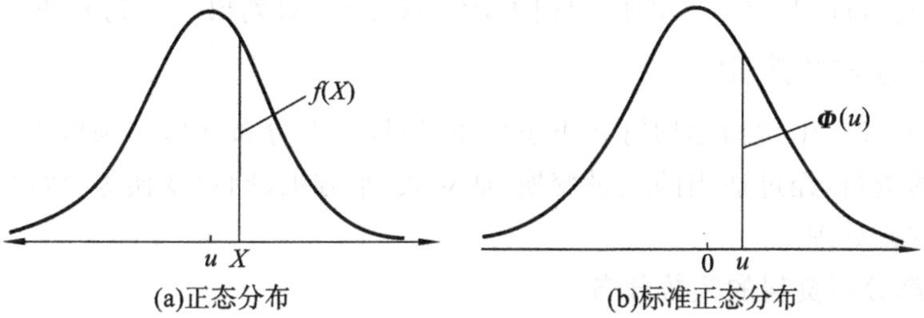

图 7-4 一般正态分布变换成标准正态分布示意图

（三）正态分布（曲线）的特征

1. 一个高峰 正态曲线的高峰位于中间均数处，以均数为中心。

2. 左右对称 正态曲线以均数为中心，左右对称，曲线两端逐渐下降与横轴无限接近但永不相交。

3. 两个参数 正态分布有两个重要参数，即均数 μ 和标准差 σ，可记作 $N(\mu,\sigma^2)$。均数 μ 决定正态曲线的中心位置；标准差 σ 决定正态曲线的形状（陡峭或扁平程度）。σ 越小，曲线越陡峭；σ 越大，曲线越扁平。

4. 正态分布曲线下面积的分布有一定规律 由于频率的总和等于 100%或 1，故横轴上曲线下的总面积等于 100%或 1。以均数为中心，左右相同范围内的面积相等。为了应用方便，统计学家编制了标准正态分布曲线下从 $-\infty$ 到 u 的面积表（附录 C）。这里列出几个常用的特殊的面积分布区间（表 7-7 和图 7-5）。

Note

表 7-7　正态曲线下几个特殊的面积分布

正态分布 x 取值区间	标准正态分布 u 取值区间	样本资料 x 取值区间	占总面积%
$\mu\pm\sigma$	±1	$\bar{x}\pm s$	68.27
$\mu\pm1.96\sigma$	±1.96	$\bar{x}\pm1.96s$	95.00
$\mu\pm2.58\sigma$	±2.58	$\bar{x}\pm2.58s$	99.00

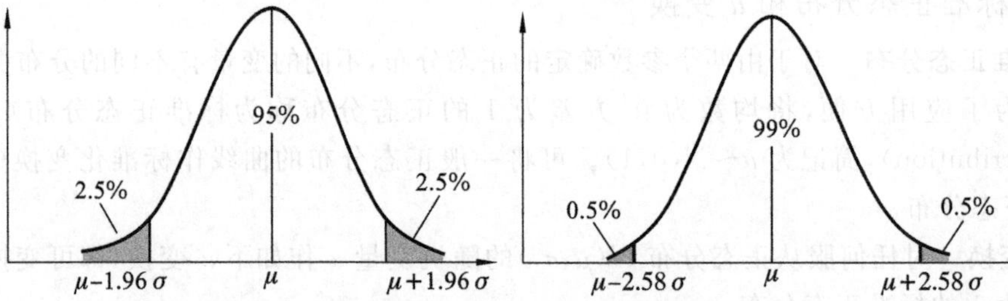

图 7-5　正态曲线与标准正态曲线的面积分布

对频数分布呈正态或近似正态分布的资料，只要求得平均数和标准差，即可就频数分布做出概括和估计。

查附录 C 应注意：①曲线下横轴上的总面积为 100%或 1；②表中曲线下面积为 $-\infty$ 到 u 的左侧累计面积；③当已知 μ、σ 和 x 时，先按式(7-16)求得 u 值，再查附录 C 就可得到不同区间曲线下的面积；④当 μ、σ 未知且样本含量 n 足够大时，可用样本均数 $\bar{x}$ 和标准差 s 分别代替 μ 和 σ，按 $u=\frac{x-\bar{x}}{s}$ 式求得 u 值，再查附录 C；⑤曲线下对称于 0 的区间面积相等，如区间 $(-\infty,-1.96)$ 与区间 $(1.96,\infty)$ 的面积相等，因而附录 C 只列出 $-\infty$ 到 u 的面积。

(四) 正态分布的应用

人体的许多生理、生化指标均符合正态分布，所以正态分布在医学领域中应用广泛。对一些呈偏态分布的资料，经过适当的变量变换(如对数、平方根、倒数变换等)后服从正态分布，也可按正态分布理论处理。

1. 估计正态分布资料的频数分布

［例 7.12］　求例 7.1 中 100 名健康女大学生身高在 154 cm 以下的人数，并分别求 $\bar{x}\pm1s$、$\bar{x}\pm1.96s$、$\bar{x}\pm2.58s$ 范围内人数占总人数的实际百分数，并与理论百分数比较。

本例，μ、σ 未知但样本含量 n 较大，可用样本均数 $\bar{x}$ 和标准差 s 分别代替 μ 和 σ 来求 u 值。由于 $s=4.60$ cm，$\bar{x}=161.5$ cm，$u=\frac{154-161.5}{4.60}=-1.63$。查标准正态曲线下的面积(附录 C)，在表的左侧找到 -1.6，表的上方找到 0.03，两者相交处为 0.0516，即身高在 154 cm 以下的人数占总人数的 5.16%，也就是 5 人(5.16%×100=5.16≈5)，而清点的实际人数为 5 人。其他计算结果见表 7-8。从表中可以看出实际分布与理论分布非常接近。

表 7-8　100 名健康女大学生身高的实际频数与理论频数分布比较

$\bar{x}\pm s$	身高范围/cm	实际分布 人数	实际分布 百分数/(%)	理论分布/(%)
$\bar{x}\pm1s$	156.9～166.1	66	66.0	68.27
$\bar{x}\pm1.96s$	152.5～170.5	96	96.0	95.00
$\bar{x}\pm2.58s$	149.6～173.4	100	100.0	99.00

2. 制定医学参考值范围 医学参考值范围(reference ranges)是指绝大多数正常人的某项指标范围，即正常人的解剖、生理、生化指标及组织代谢产物含量等数据中大多数个体的取值所在的范围。习惯用该健康人群 95%个体某项医学指标的取值范围作为该指标的医学参考值范围。制定医学参考值范围的方法有两种。

(1) 正态分布法 此法适用于正态或近似正态分布的资料，包括资料经过转换(如取对数)后呈正态分布或近似正态分布的资料。95%医学参考值范围可按下式制定。

$$双侧界值:\bar{x}\pm1.96s \tag{7-18}$$

$$单侧上界值:\bar{x}+1.645s \tag{7-19}$$

$$单侧下界值:\bar{x}-1.645s \tag{7-20}$$

[例 7.13] 求[例 7.1]资料中健康女大学生身高的 95%医学参考值范围。

由于 $\bar{x}=161.52$ cm，$s=4.60$ cm，$n=100$，身高指标过大过小均为异常，所以制定双侧范围。代入公式(7-18)得到

$\bar{x}\pm1.96s=161.52\pm1.96\times4.60=161.52\pm9.02=\{152.5,170.5\}$(cm)。

即该地健康女大学生身高的 95%医学参考值范围为 152.5～170.5 cm。

(2) 百分位数法 常用于偏态分布资料，详见前面所讲百分位数法的计算。

以 95%医学参考值范围为例，双侧界值(即值过高过低都异常)：($P_{2.5}$，$P_{97.5}$)；单侧上界值(过高异常，如血铅含量)：P_{95}；单侧下界值(过低异常，如肺活量)：P_5。

3. 正态分布是许多统计方法应用的理论基础 后面将要学到的 t 检验、u 检验等都是在正态分布的基础上推导出来的，都要求资料服从正态分布。此外，对于非正态分布资料，也可以做变量变换使转换后的资料近似符合正态分布，也可以按正态分布原理进行统计处理。

4. 质量控制 为了控制实验研究中检测误差，保证研究质量，常以 $\bar{x}\pm2s$ 作为上、下警戒值，以 $\bar{x}\pm3s$ 作为上、下控制值。式中 $2s$ 和 $3s$ 是 $1.96s$ 和 $2.58s$ 的近似值。提醒研究者对比较极端的检测结果要引起注意、慎重处理。

第二节 计量资料的统计推断

一、均数的抽样误差与标准误

前面讲过，医学研究绝大部分是从总体中随机抽取样本进行研究，然后通过样本信息去推论总体特征。这样就会存在抽样误差。抽样误差是抽样研究中产生的样本统计量与总体参数之间的差异，或不同的样本统计量之间的差异。例如，抽取某地 2015 年 100 名健康女大学生身高的资料得到身高的均数为 161.5 cm，该样本均数不一定等于该地健康女大学生身高的总体均数，如果再抽取 100 名得到的身高的均数也不一定恰好等于 161.5 cm。这种由于抽样引起的样本均数与总体均数或样本均数与样本均数之间的差异叫作均数的抽样误差。

由于个体差异的存在，抽样误差是永恒存在的，但其大小可以评估，其分布具有规律性。

均数的标准误是描述均数抽样误差大小的指标，简称标准误，其计算公式为

$$\sigma_{\bar{x}}=\frac{\sigma}{\sqrt{n}} \tag{7-21}$$

式中 $\sigma_{\bar{x}}$ 为标准误的理论值。在实际工作中由于总体标准差 σ 往往是未知的，只能得到样本标准差 s，用 s 代替 σ 可求得标准误的估计值 $s_{\bar{x}}$，即

Note

$$s_{\bar{x}}=\frac{s}{\sqrt{n}} \tag{7-22}$$

标准误实际上是样本均数的标准差，它除了反映均数抽样误差大小外，也反映了样本均数之间的离散程度。

［例 7.14］ 某地 2015 年 100 名健康女大学生身高均数为 161.5 cm，标准差为 4.6 cm，求其标准误。

把相应数据代入公式(7-22)中，计算得到标准误为

$$s_{\bar{x}}=\frac{s}{\sqrt{n}}=\frac{4.6}{\sqrt{100}}=0.46(\text{cm})$$

标准误与标准差是常用的两种统计指标，此二者既有共同点也有显著的区别。两者均为变异指标，标准差表示个体变量值之间的离散程度，而标准误则表示样本均数间的离散程度；标准差小表示变量值之间的离散程度小，反映样本均数对各变量值的代表性好；标准误小表示抽样误差小，反映样本均数对总体均数的代表性好；标准差结合均数可估计参考值范围；标准误结合均数用于估计总体均数的可信区间。

二、t 分布

(一) t 分布的概念

前面讲过，为了应用方便，可对正态变量 x 采用 $u=\frac{x-\mu}{\sigma}$ 变换，将一般的正态分布 $N(\mu,\sigma^2)$ 变换为标准正态分布 $N(0,1)$。若从正态总体中随机抽取样本含量相等的多个样本，这些样本均数 $\bar{x}$ 服从正态分布 $N(\mu,\sigma_{\bar{x}}^2)$，那么就可以对正态变量 $\bar{x}$ 进行 u 变换：

$$u=\frac{\bar{x}-\mu}{\sigma_{\bar{x}}} \tag{7-23}$$

变换为标准正态分布 $N(0,1)$，即 u 分布。实际工作中 $\sigma_{\bar{x}}$ 往往是用 $s_{\bar{x}}$ 来估计，为了区别，这时对正态变量 $\bar{x}$ 采用的不是 u 变换而是 t 变换，即

$$t=\frac{\bar{x}-\mu}{s_{\bar{x}}}=\frac{\bar{x}-\mu}{s/\sqrt{n}} \tag{7-24}$$

从均数为 μ，标准差为 σ 的正态总体中随机抽取样本含量为 n 的样本，计算出样本均数 $\bar{x}$ 与其标准误 $s_{\bar{x}}$，如果总体均数已知，那么每个样本可按公式(7-24)计算出相应的 t 值，则这些 t 值的分布称为 t 分布。

(二) t 分布的特征

t 分布曲线与 u 分布曲线虽都为对称于 0 的倒钟形曲线，但也有以下几点差异。①t 分布曲线是一簇对称于 0 的曲线，u 分布曲线只有 1 条；②u 分布曲线是标准正态峰，t 分布曲线在自由度较小时，曲线峰的高度低于标准正态曲线，尾部面积大于标准正态曲线尾部面积(翘尾低狭峰)。随着自由度增大，t 分布曲线逐渐逼近标准正态曲线，当自由度为无穷大时，t 分布曲线和标准正态曲线完全吻合，如图 7-6 所示。

在自由度确定后，t 分布曲线下双侧尾部面积 P 或单侧尾部面积 P 指定 α 时，横轴上相应的 t 界值，记作 $t_{\alpha,\upsilon}$。同标准正态分布曲线一样，统计应用中最关心的是 t 分布曲线下的面积与横轴 t 值间的关系。为了使用方便，统计学家已编了不同自由度 υ 下的 t 界值表(附录 D)。t 分布曲线下 α 与 t 界值的关系如图 7-7 所示。

如当 $\upsilon=9$，单侧尾部面积(即概率)$\alpha=0.05$ 时，由表中查得单尾 $t_{0.05,9}=1.833$，也就是说按 t 分布的规律，理论上有 $P(t\leqslant-1.833)=0.05$ 或 $P(t\geqslant1.833)=0.05$。或者表示为

Note

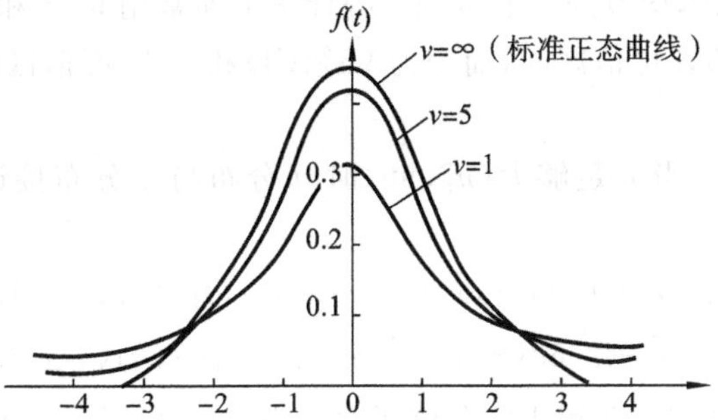

图 7-6 不同自由度下的 t 分布曲线

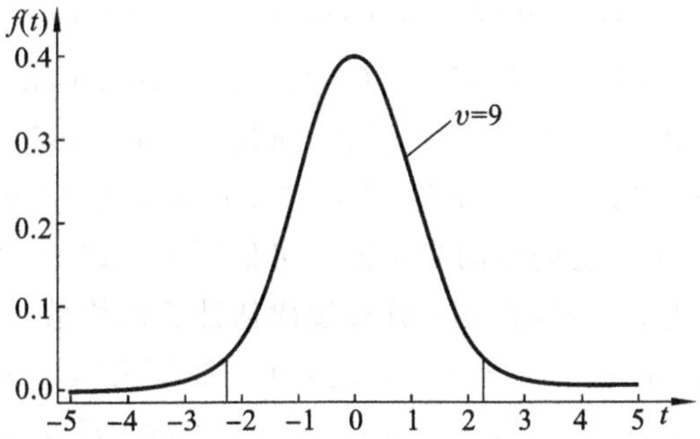

图 7-7 t 分布曲线下 α 与 t 界值的关系

单尾：$P(t \leqslant -t_{\alpha,\upsilon}) = \alpha$ 或 $P(t \geqslant t_{\alpha,\upsilon}) = \alpha$

双尾：$P(t \leqslant -t_{\alpha/2,\upsilon}) + P(t \geqslant t_{\alpha/2,\upsilon}) = \alpha$

即 $P(-t_{\alpha/2,\upsilon} < t < t_{\alpha/2,\upsilon}) = 1-\alpha$。

知识链接

t 分布的由来

学生 t-分布（students t-distribution）可简称为 t 分布。其推导由威廉·戈塞于 1908 年首先发表，当时他还在都柏林的健力士酿酒厂工作。因为不能以他本人的名义发表，所以论文使用了学生（student）这一笔名。之后 t 检验以及相关理论经由罗纳德·费雪的工作发扬光大，而正是他将此分布称为学生 t-分布。

三、总体均数的估计

实际工作中，我们往往希望从样本指标推断总体指标，这种方法称为参数估计，例如，从样本均数估计总体均数的大小。参数估计的方法有点估计和区间估计两种。下面以总体均数的估计为例进行讲解。

（一）点估计（point estimation）

点估计就是以得到的样本均数估计总体均数，这种估计方法简单易行，但未考虑抽样误差，不同的样本会得到不同的均数，很难评价其估计的正确程度。

（二）区间估计（interval estimation）

按一定概率估计总体均数所在范围，得到的范围称可信区间（confidence interval，简记为 CI），这种估计总体均数的方法称为区间估计。也就是说，随机抽取样本后，在考虑抽样误差存

Note

在时，用样本均数估计总体均数的可能范围。统计学上通常用95%和99%的概率估计总体均数所在范围，也称之为95%可信区间(简记为95%CI)和99%可信区间(简记为99%CI)。计算公式如下。

1. u 分布规律估计 当 n 足够大($n \geqslant 50$)时，t 分布与 u 分布接近，可用 u 分布规律估计总体均数 μ 的区间

$$95\%\text{CI}:(\bar{x}-1.96s_{\bar{x}},\bar{x}+1.96s_{\bar{x}}) \quad 简写为(\bar{x}\pm 1.96s_{\bar{x}}) \tag{7-25}$$

$$99\%\text{CI}:(\bar{x}-2.58s_{\bar{x}},\bar{x}+2.58s_{\bar{x}}) \quad 简写为(\bar{x}\pm 2.58s_{\bar{x}}) \tag{7-26}$$

[例 7.15] 已知某地2015年100名健康女大学生 $\bar{x}=161.5$ cm，$s=4.6$ cm，试估计该地健康女大学生身高总体均数95%可信区间。

本例由于 $n=100$，$\bar{x}=161.5$ cm，$s=4.6$ cm，$s_{\bar{x}}=4.6/\sqrt{100}$。按公式(7-25)计算得到

$$(161.5-1.96\times 4.6/\sqrt{100},161.5+1.96\times 4.6/\sqrt{100})=(160.6\text{ cm},162.4\text{ cm})$$

该地健康女大学生身高总体均数95%可信区间为160.6～162.4 cm。

这里160.6 cm称为可信区间的下限，162.4 cm为可信区间的上限，简称为可信限(confidence limit，简记为CL)，它们是两个限值。可信区间是以上、下可信限为界限的范围。

2. t 分布规律估计 当 $n<50$ 时，用 t 分布规律估计总体均数 μ 的区间，结果为

$$95\%\text{CI}:(\bar{x}-t_{0.05,\upsilon}s_{\bar{x}},\bar{x}+t_{0.05,\upsilon}s_{\bar{x}}) \quad 简写为(\bar{x}\pm t_{0.05,\upsilon}s_{\bar{x}}) \tag{7-27}$$

$$99\%\text{CI}:(\bar{x}-t_{0.01,\upsilon}s_{\bar{x}},\bar{x}+t_{0.01,\upsilon}s_{\bar{x}}) \quad 简写为(\bar{x}\pm t_{0.01,\upsilon}s_{\bar{x}}) \tag{7-28}$$

式中，$t_{0.05,\upsilon}$ 与 $t_{0.01,\upsilon}$ 是按双侧 P 值为0.05与0.01，自由度 $\upsilon=n-1$ 时对应的 t 界值。

[例 7.16] 随机抽取某地6名9岁健康男童体重资料，测得该样本的体重均数为32.46 kg，标准差为2.61 kg，问该地健康男童体重均数的95%可信区间是多少？

本例 $\upsilon=n-1=5$，$\alpha=0.05$ 查附录D得 $t_{0.05,5}=2.571$，按式(7-27)计算得到

$$\left(32.46-2.571\times\frac{2.61}{\sqrt{6}},32.46+2.571\times\frac{2.61}{\sqrt{6}}\right)=(29.71,35.20)(\text{kg})$$

该地9岁健康男童体重总体均数95%的可信区间为29.71～35.20 kg。

由上可知可信区间的含义，以总体均数的95%可信区间为例：在100次随机抽样所得到的100个可信区间中，理论上有95个可信区间包括总体均数(估计正确的可能性是95%)。

可信区间的优劣取决于两个因素：一是可信度，即该区间包括总体均数的概率大小，可信度越大越好，也就是99%的可信度比95%的可信度好；二是区间的宽度，也就是精确度。当然是宽度越窄精确度越高。在样本含量确定的情况下，两者是相互矛盾的。故不能笼统地认为99%的可信区间比95%的可信区间好。一般情况下，95%的可信区间更常用。在可信度一定的情况下，适当增加样本含量可以减少区间的宽度。

四、假设检验的基本思想与步骤

(一) 假设检验的基本思想

假设检验(hypothesis testing)又称显著性检验，是统计推断的另一重要内容，是用来判断样本与总体的差异是由抽样误差引起的还是由本质差别造成的。现以例[7.17]为例说明假设检验的基本原理和步骤。

[例 7.17] 根据大量调查得知，健康成年男子脉搏均数是72次/分。某医生在某山区随机调查了25名健康成年男子，其脉搏均数为74.2次/分，标准差为6.5次/分。能否认为该山区成年男子脉搏数与一般健康成年男子的脉搏数不同？

在实际工作中遇到两均数间不相等时，要考虑两种可能：①两者来自同一总体，差别是由

Note

抽样误差所致;②两者来自不同总体,差别是由本质差别所致(本例由于环境条件的影响,导致山区成年男子脉搏数高于一般健康成年男子)。如何作出判断?统计学是通过假设检验来回答这个问题的。

假设检验的基本思路是:根据研究目的对总体特征提出假设,然后再利用样本信息去验证先前提出的假设是否成立。如果样本数据不支持原假设,则在一定的概率条件下,应拒绝该假设;相反,如果样本数据不能够充分证明原假设不成立,则不能推翻假设成立的合理性和真实性。假设检验推断过程所依据的基本思想是小概率原理和反证法思想。

(二)假设检验的一般步骤

下面以[例 7.17]为例介绍假设检验的基本步骤。

1. 建立假设 假设有两种:一是无效假设(null hypothesis),也称检验假设、原假设或零假设,用 H_0 表示,假设两总体均数相等($\mu=\mu_0$),即样本均数 $\bar{x}$ 所代表的总体均数 μ 与已知的总体均数 μ_0 相等。$\bar{x}$ 和 μ_0 差别仅仅由抽样误差所致;二是备择假设(alternative hypothesis),用 H_1 表示,假设两总体均数不相等($\mu\neq\mu_0$),即样本均数 $\bar{x}$ 所代表的总体均数 μ 与已知的总体均数 μ_0 不相等。$\bar{x}$ 和 μ_0 差别由本质差别所致;二者都是根据统计推断的目的提出的对总体特征的假设,是相互联系且对立的假设。

建立假设前,先要根据分析目的和专业知识明确双侧检验还是单侧检验。若目的是推断两总体是否不等(即是否 $\mu\neq\mu_0$),并不关心 $\mu>\mu_0$ 还是 $\mu<\mu_0$,应用双侧检验;若从专业知识已知不会出现 $\mu>\mu_0$ 或不会出现 $\mu<\mu_0$,则用单侧检验。本例中,山区成年男子的脉搏高于或低于一般成年男子脉搏的两种可能性都存在,则用双侧检验;若根据专业知识,认为山区成年男子脉搏不会低于一般,则用单侧检验。一般认为双侧检验较为稳妥,故较常用。

2. 确定检验水准 检验水准(size of a test)又称显著性水准(significance level),符号为 α,是指本次假设检验设定的小概率事件的概率标准。α 常取 0.05 或 0.01,也可根据不同研究目的给予不同设置。

3. 选定检验方法和计算统计量 根据分析目的、设计类型和资料类型选用适当的检验方法,计算相应的统计量。如配对设计的两样本均数比较,选用配对 t 检验;完全随机设计的两样本均数比较,选用 u 检验(大样本时)或 t 检验(小样本时)等。不同的检验方法计算公式不同。

4. 确定 P 值 P 值是指在由 H_0 所规定的总体中随机抽样,获得等于及大于(或等于及小于)现有统计量的概率。用求得的样本统计量查相应的界值表,确定 P 值。

5. 作出推断结论 将获得的概率 P 值与检验水准比较作出拒绝或不拒绝 H_0 的统计结论。若 $P\leqslant\alpha$,则结论为按照所取的检验水准,拒绝 H_0,接受 H_1,差异具有统计学意义;若 $P>\alpha$,则结论为按照所取的检验水准,不能拒绝 H_0,差异无统计学意义。

五、均数的 t 检验和 u 检验

t 检验和 u 检验可用于两均数的比较。t 检验是指根据 t 分布规律对 H_0 假设进行检验,u 检验是指根据 u 分布规律对 H_0 假设进行检验。当样本含量较大(如 $n\geqslant50$)时,应用 u 检验;当样本含量较小(如 $n<50$)时,应用 t 检验。t 检验时要求样本来自正态分布总体,两小样本均数比较 t 检验时要求两总体方差相等。

(一)t 检验

t 检验的应用条件:①样本含量较小(如 $n<50$);②样本来自正态总体;③在做两个样本均数比较时,还要求两样本相应的总体方差相等,称为方差齐性。

Note

1. 单样本 t 检验(小样本均数与已知总体均数的比较)　单样本 t 检验是已知样本均数($\overline{x}$)与已知总体均数的比较。样本均数代表的总体用 μ 表示，已知总体均数用 μ_0 表示，一般是指理论值、标准值或者根据大量观察所得的稳定值。计算公式为

$$t=\frac{|\overline{x}-\mu_0|}{s_{\overline{x}}}=\frac{|\overline{x}-\mu_0|}{s/\sqrt{n}}\quad(\nu=n-1)\tag{7-29}$$

(1) 建立假设，确定检验水准。

$H_0:\mu=\mu_0$，即该山区健康成年男子脉搏均数与一般健康成年男子脉搏均数相同。

$H_1:\mu\neq\mu_0$，即该山区健康成年男子脉搏均数与一般健康成年男子脉搏均数不同。

$\alpha=0.05$。

(2) 计算检验统计量。

本例 $n=25$，$\overline{x}=74.2$ 次/分，$s=6.5$ 次/分，$\mu_0=72$ 次/分，代入公式(7-29)得到

$$t=\frac{|\overline{x}-\mu_0|}{s_{\overline{x}}}=\frac{|74.2-72|}{6.5/\sqrt{25}}=1.69$$

(3) 确定 P 值，做出推断结论。

本例自由度 $\nu=25-1=24$，查 t 界值表，得 $t_{0.05,24}=2.064$，因为 $1.69<2.064$，所以 $P>0.05$。按 $\alpha=0.05$ 的检验水准，$P>\alpha$，不拒绝 H_0，差异无统计学意义，根据现有资料尚不能认为山区健康成年男子脉搏数与一般健康成年男子不同。

2. 配对样本 t 检验　简称配对 t 检验，适用于配对设计的计量资料。配对设计主要有以下三种情形：①同一受试对象处理前后的数据比较；②同一受试对象两个部分分别接受不同处理或同一样品用两种方法(仪器等)检验的结果比较；③两种同质受试对象分别接受两种处理后的数据比较。解决这类问题首先要求出各对差值的均数($\overline{d}$)。理论上若两种处理无差别，则差值的总体均数 μ_d 应为 0。因此，配对设计的均数比较可以看成样本均数 $\overline{d}$ 与总体均数 μ_d ($\mu_d=0$)的比较。计算公式为

$$t=\frac{|\overline{d}-0|}{s_{\overline{d}}}=\frac{|\overline{d}|}{s_d/\sqrt{n}}\quad(\nu=n-1)\tag{7-30}$$

式中：d 为每对数据的差值；$\overline{d}$ 为差值的样本均数；s_d 为差值的标准差；$s_{\overline{d}}$ 为差值的标准误；n 为对子数。

[例 7.18]　为研究一种新药对女性血清胆固醇含量是否有影响，可将 20 名同年龄女性配成 10 对。每对中随机抽取一人服用新药，另一人服用安慰剂，经一段时间后，测定血清胆固醇含量(mmol/L)，结果见表 7-9。问两组血清胆固醇含量有无差别(即新药对女性血清胆固醇含量是否有影响)？

表 7-9　服新药组与安慰剂组血清胆固醇含量(mmol/L)

编号	服新药组	安慰剂组	差值 d	d^2
1	4.4	6.2	−1.8	3.24
2	5.0	5.2	−0.2	0.04
3	5.8	5.5	0.3	0.09
4	4.6	5.0	−0.4	0.16
5	4.9	4.4	0.5	0.25
6	4.8	5.4	−0.6	0.36
7	6.0	5.0	1.0	1.00
8	5.9	6.4	−0.5	0.25

Note

续表

编号	服新药组	安慰剂组	差值 d	d^2
9	4.3	5.8	−1.5	2.25
10	5.1	6.2	−1.1	1.21
合计	—	—	−4.3 ($\sum d$)	8.85 ($\sum d^2$)

(1) 建立假设,确定检验水准。

$H_0:\mu_d=0$,即新药对女性血清胆固醇含量无影响。

$H_1:\mu_d\neq 0$,即新药对女性血清胆固醇含量有影响。

$\alpha=0.05$。

(2) 选择检验方法,计算统计量。

先计算差值 d 和 d^2,见表 7-9。

$$\sum d=-4.3,\sum d^2=8.85,\bar{d}=\frac{\sum d}{n}=-0.43$$

$$s_d=\sqrt{\frac{\sum d^2-\frac{(\sum d)^2}{n}}{n-1}}=\sqrt{\frac{8.85-\frac{(-4.3)^2}{10}}{10-1}}=0.882$$

$$t=\frac{|\bar{d}|}{s_d/\sqrt{n}}=\frac{|-0.43|}{0.882/\sqrt{10}}=1.542$$

(3) 确定 P 值,作出推断结论。

本例自由度 $\upsilon=n-1=9$,查 t 界值,双侧 $t_{0.05,9}=2.262$;因为 $1.542<2.262$,所以 $P>0.05$。按 $\alpha=0.05$ 的检验水准,不拒绝 H_0,根据现有资料还不能认为服用该新药对女性血清胆固醇含量有影响。

[例 7.19] 某医生用药物治疗 8 例高血压患者,治疗前后舒张压测量数据见表 7-10。问该药是否对高血压患者治疗前后舒张压有影响?

表 7-10 某药治疗高血压患者前后舒张压(mmHg)情况

患者编号	治疗前	治疗后	差值 d	d^2
1	96	88	8	64
2	112	108	4	16
3	108	102	6	36
4	102	98	4	16
5	98	100	2	4
6	100	96	4	16
7	106	102	4	16
8	100	92	8	64
合计	—	—	36 ($\sum d$)	232 ($\sum d^2$)

(1) 建立假设,确定检验水准。

$H_0:\mu_d=0$,即该药对高血压患者舒张压无影响。

$H_1:\mu_d\neq 0$,即该药对高血压患者舒张压有影响。

Note

$\alpha=0.05$。

(2) 选择检验方法，计算统计量。

将 $n=8,\bar{d}=\frac{\sum d}{n}=\frac{36}{8}=4.50, s_d=3.162$，代入公式(7-30)，得到

$$t=\frac{|\bar{d}|}{s_d/\sqrt{n}}=\frac{4.50}{3.162/\sqrt{8}}=4.025$$

(3) 确定 P 值，作出推断结论。

本例自由度 $\upsilon=n-1=7$，查 t 界值表，双侧 $t_{0.05,7}=2.365$；因为 $4.025>2.365$，所以 $P<0.05$。按 $\alpha=0.05$ 的检验水准，拒绝 H_0，接受 H_1，差异有统计学意义，可以认为该药有降低舒张压的作用。

3. 两独立样本 t 检验(两小样本均数的比较)　两独立样本 t 检验，又称成组设计 t 检验，适用于完全随机设计的两样本均数的比较。目的是推断两组样本各自所属总体的总体均数 μ_1 和 μ_2 是否有差别。成组设计主要有两种情形：①分别从两个总体中随机抽取样本，观察某变量值；②将受试对象完全随机地分配到两个不同的处理组中去，观察某变量值。计算公式为

$$t=\frac{|\bar{x}_1-\bar{x}_2|}{s_{\bar{x}_1-\bar{x}_2}}=\frac{|\bar{x}_1-\bar{x}_2|}{\sqrt{s_c^2\left(\frac{1}{n_1}+\frac{1}{n_2}\right)}} \tag{7-31}$$

式中：n_1 和 n_2 分别为两样本含量；$\bar{x}_1$ 和 $\bar{x}_2$ 分别表示两样本均数；s_c^2 为两样本的合并方差；自由度 $\upsilon=n_1+n_2-2$。其中

$$s_c^2=\frac{\sum x_1^2-\left(\sum x_1\right)^2/n_1+\sum x_2^2-\left(\sum x_2\right)^2/n_2}{n_1+n_2-2} \tag{7-32}$$

当两个样本标准差 s_1 和 s_2 已知时，则合并方差 s_c^2 为

$$s_c^2=\frac{(n_1-1)s_1^2+(n_2-1)s_2^2}{n_1+n_2-2} \tag{7-33}$$

如果 $n_1=n_2$，并已知 s_1 和 s_2 时，则

$$s_{\bar{x}_1-\bar{x}_2}=\sqrt{\frac{s_1^2}{n_1}+\frac{s_2^2}{n_2}} \tag{7-34}$$

[例 7.20]　随机抽取 20 例糖尿病患者，随机分为 2 组，一组 10 人，甲组单纯用药物治疗，乙组用药物合并饮食治疗，2 个月后测空腹血糖(mmol/L)如下。问甲、乙两组采用两种方法治疗糖尿病患者，其空腹血糖值是否相同？

甲组：8.4，10.5，12.0，13.9，11.2，16.8，18.0，15.7，16.6，15.6

乙组：5.4，6.4，7.1，8.1，6.7，12.0，11.2，8.6，7.4，6.5

检验步骤如下：

(1) 建立假设，确定检验水准。

$H_0:\mu_1=\mu_2$，即甲、乙两组采用两种方法治疗糖尿病患者空腹血糖值相同。

$H_1:\mu_1\neq\mu_2$，即甲、乙两组采用两种方法治疗糖尿病患者空腹血糖值不同。

$\alpha=0.05$。

(2) 选择检验方法，计算统计量。

分别计算两组的均值和标准差：$\bar{x}_1=13.87, s_1=3.19$；$\bar{x}_2=7.94, s_2=2.13$。

代入公式(7-34)，算得合并标准误为

$$s_{\bar{x}_1-\bar{x}_2}=\sqrt{\frac{s_1^2}{n_1}+\frac{s_2^2}{n_2}}=\sqrt{\frac{3.19^2}{10}+\frac{2.13^2}{10}}=1.213$$

再代入公式(7-31)，结果为

Note

$$t=\frac{|\bar{x}_1-\bar{x}_2|}{s_{\bar{x}_1-\bar{x}_2}}=\frac{|13.87-7.94|}{1.213}=4.890$$

(3) 确定 P 值，做出推断结论。

本例自由度 $\upsilon=n_1+n_2-2=10+10-2=18$，查 t 界值，得双侧 $t_{0.05,18}=2.101$；因为 $4.890>2.101$，所以 $P<0.05$。按 $\alpha=0.05$ 的检验水准，拒绝 H_0，接受 H_1，差异有统计学意义，可以认为甲、乙两组采用两种方法治疗糖尿病患者空腹血糖值不同，甲组较高，乙组较低。

(二) u 检验

当样本含量均较大(如 $n\geqslant50$)时，根据中心极限定理，即使总体分布偏离正态，其样本均数仍近似正态分布，故可用 u 检验。所应用的检验统计量 u 值的计算公式：

样本均数与已知总体均数比较的 u 检验：

$$u=\frac{|\bar{x}-\mu_0|}{s_{\bar{x}}}=\frac{|\bar{x}-\mu_0|}{s/\sqrt{n}} \tag{7-35}$$

两样本均数比较的 u 检验：

$$u=\frac{|\bar{x}_1-\bar{x}_2|}{s_{\bar{x}}}=\frac{|\bar{x}_1-\bar{x}_2|}{\sqrt{\frac{s_1^2}{n_1}+\frac{s_2^2}{n_2}}} \tag{7-36}$$

1. 大样本均数与已知总体均数比较的 u 检验

[例 7.21] 已知正常成年男子血红蛋白均值为 140 g/L，今随机调查某工厂成年男子 60 人，测得其血红蛋白均值为 125 g/L，标准差为 15 g/L。问该厂成年男子血红蛋白均值与一般成年男子是否不同？

检验步骤如下。

(1) 建立假设，确定检验水准。

$H_0:\mu=\mu_0$，即该厂成年男子血红蛋白均值与一般成年男子相同。

$H_1:\mu\neq\mu_0$，即该厂成年男子血红蛋白均值与一般成年男子不同。

$\alpha=0.05$。

(2) 选择检验方法，计算统计量。

将 $n=60,\bar{x}=125,s=15,\mu_0=140$ 代入公式(7-35)，得到

$$u=\frac{|\bar{x}-\mu_0|}{s/\sqrt{n}}=\frac{|125-140|}{15/\sqrt{60}}=7.746$$

(3) 确定 P 值，作出推断结论。

因为 $7.746>1.96$，所以 $P<0.05$，按 $\alpha=0.05$ 的检验水准，拒绝 H_0，接受 H_1，差异有统计学意义，可以认为该厂成年男子血红蛋白均值与一般成年男子不同，该厂成年男子血红蛋白均值低于一般成年男子。

2. 成组设计的两个大样本均数比较的 u 检验

[例 7.22] 随机抽取某地市区男婴 120 名，出生体重均数为 3.29 kg，标准差为 0.44 kg；随机抽取该市郊区 100 名男婴，出生体重均数为 3.23 kg，标准差为 0.47 kg。问该地市区和郊区男婴出生体重均数是否相同？

(1) 建立假设，确定检验水准。

$H_0:\mu_1=\mu_2$，即某地市区和郊区男婴出生体重均数相同。

$H_1:\mu_1\neq\mu_2$，即某地市区和郊区男婴出生体重均数不同。

$\alpha=0.05$。

(2) 选择检验方法，计算统计量。

$n_1=120,n_2=100,\bar{x}_1=3.29,\bar{x}_2=3.23,s_1=0.44,s_2=0.47$ 代入公式(7-36)中，得到

Note

$$u=\frac{|\bar{x}_1-\bar{x}_2|}{\sqrt{\frac{s_1^2}{n_1}+\frac{s_2^2}{n_2}}}=\frac{|3.29-3.23|}{\sqrt{\frac{0.44^2}{120}+\frac{0.47^2}{100}}}=0.97$$

(3) 确定 P 值，做出推断结论。

因为 $0.97<1.96$，所以 $P>0.05$，按照 $\alpha=0.05$ 的检验水准，不拒绝 H_0，差异无统计学意义，尚不能认为该地市区和郊区男婴出生体重不同。

六、假设检验的注意事项

（一）两类错误

假设检验所作的推断结论有可能产生两种错误。

(1) 第一类错误，即Ⅰ型错误，拒绝了实际上成立的 H_0，即弃真的错误。其概率大小即检验水准，用 α 表示。

(2) 第二类错误，即Ⅱ型错误，不拒绝实际上不成立的 H_0，即纳伪的错误。其概率大小用 β 表示，β 的大小很难确切估计。

（二）资料要有严密的设计

这是假设检验的前提。要从同质总体中随机抽取样本，保证组间均衡，具有可比性，即除了对比的因素（如实验用药和对照药）外，其他可能影响结果的因素（年龄、性别、病情轻重等）均应相同或相近。

（三）不同的资料应选用不同的假设检验方法

应根据统计资料特点、设计方案、样本含量大小及研究目的等，选用符合适用条件的假设检验方法。例如配对资料要用配对 t 检验；两个样本均数比较时，小样本用 t 检验，大样本用 u 检验。两个小样本均数比较，要求样本来自正态总体，并且总体方差相等。

（四）统计结论的正确表述

在做统计指标的假设检验时，如果检验结果有统计学意义，习惯上称为差别有显著性。它是指当随机抽样，由样本信息计算检验统计量，获得这样大或更大的统计量值的可能性很小，因而拒绝 H_0。这里回答是否接受或拒绝检验假设而不回答实际比较的样本所代表的总体指标差别有多大。因此有显著性不等于差别很大；反之，不拒绝 H_0，习惯上称为差异无显著性，但不应误解为相差不大。因此，应注意实际差别大小与统计学意义的区别。

（五）假设检验的结论不能绝对化

所有统计的假设检验都是概率，不管拒绝 H_0 或不拒绝 H_0，都有可能发生推断错误，即两类错误。当计算出统计量的 P 值接近 α 时，应慎重下结论，可以增加观察例数，做进一步的研究。

（六）正确选择单侧检验与双侧检验

在做假设检验时，应事先根据专业知识和问题的要求在设计时确定采用单侧检验还是双侧检验，不能在计算检验统计量后才主观确定。在做同一资料的检验时，有可能双侧检验无统计学意义而单侧有统计学意义。这是因为单侧检验比双侧检验更易得到差别有统计学意义的结论。因此，报告结论时，应列出所采用的是单侧检验还是双侧检验、检验方法、检验水准和 P 值的确切范围，然后结合专业做出专业结论。

小　结

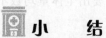

1. 计量资料统计描述　频数表编制分四步。频数分布类型有正态分布、偏态分布。频数

Note

分布特征有集中趋势和离散趋势。

描述计量资料集中趋势的指标有算术均数、几何均数、中位数。描述计量资料离散趋势的指标有全距、四分位数间距、方差、标准差、变异系数。

正态分布特征：一个高峰(均数所在处)；以均数为中心左右对称；两个参数(位置参数和变异度参数)；正态分布曲线下的面积有一定分布规律。

2. 计量资料统计推断　包括参数估计和假设检验。参数估计分为点估计和区间估计。区间估计分为 u 分布法(大样本)和 t 分布法(小样本)。

假设检验时，小样本用 t 检验，大样本用 u 检验。t 检验方法有三种：小样本均数与已知总体均数的比较；两个小样本均数的比较；配对 t 检验。u 检验方法有两种：大样本均数与已知总体均数的比较；两个大样本均数的比较。注意公式的选择。

思 考 题

1. 对计量资料进行统计描述时，如何选择适宜的指标？
2. 为什么要进行标准正态变换？
3. 什么条件下要用配对 t 检验？
4. t 检验和 u 检验有哪些区别？
5. 假设检验的注意事项有哪些？

自 测 题

一、A1 型题(单项选择题)

1. 用均数和标准差可全面描述(　　)的分布特征。

A. 正偏态资料　　B. 负偏态资料　　C. 正态分布和近似正态分布
D. 任何分布　　E. 二项分布

2. 从一个数值变量资料的总体中抽样，产生抽样误差的原因是(　　)。

A. 总体中的个体值存在差别　　B. 总体均数不等于零
C. 样本中的个体值存在差别　　D. 样本均数不等于零
E. 样本只包含总体的一部分

3. 均数和标准差的关系是(　　)。

A. $\bar{x}$ 愈大，s 愈大　　B. $\bar{x}$ 愈大，s 愈小
C. s 愈大，$\bar{x}$ 对各变量值的代表性愈好　　D. s 愈小，$\bar{x}$ 与总体均数的距离愈大
E. s 愈小，$\bar{x}$ 对各变量值的代表性愈好

4. 8 名某传染病的潜伏期分别为 13、15、19、17、12、21、11、180 天，平均潜伏期为(　　)。

A. 15　　B. 16　　C. 17　　D. 25　　E. 26

5. 正态分布曲线下，横轴上，从均数 μ 到 $\mu+1.96s$ 的面积为(　　)。

A. 95%　　B. 45%　　C. 97.5%　　D. 47.5%　　E. 49.5%

6. 计算抗体滴度的平均滴度习惯上用(　　)。

A. 中位数　　B. 几何均数　　C. 百分位数　　D. 算术均数　　E. 百分位数

7. 表示偏态分布资料变异程度最好用(　　)。

A. 极差　　B. 四分位间距　　C. 方差　　D. 标准差　　E. 变异系数

8. 在医学和卫生学研究中，下面不是近似正态分布的是(　　)。

A. 正常成人的红细胞数　　B. 正常成人的身高

Note

C. 正常成人的血铅含量　　D. 正常成人的脉搏数

E. 正常人的血压值

9. 某地调查 20 岁男大学生 100 名，身高标准差为 4.09 cm，体重标准差为 4.10 kg，两者的变异程度下列描述哪项正确？(　)

A. 体重变异度大　　B. 身高变异度较大

C. 两者变异度相同　　D. 两者变异度不同

E. 由于单位不同，两者标准差不能直接比较

10. 区间 $\bar{x}\pm 2.58s_{\bar{x}}$ 的含义是(　　)。

A. 99%的总体均数在此范围内　　B. 样本均数的 99%可信区间

C. 99%的样本均数在此范围内　　D. 总体均数的 99%可信区间

E. 99%的变量值在此范围内

11. 两个样本均数比较，经 t 检验，差异有显著性，P 值越小，说明(　　)。

A. 两样本均数差别越大　　B. 两总体差别越大

C. 越有理由认为两总体均数不同　　D. 越有理由认为两样本均数不同

E. 两样本和两总体均数都不等

12. 配对 t 检验的备择假设是(　　)。

A. $\mu_d=0$　　B. $\mu=\mu_0$　　C. $\mu\neq\mu_0$　　D. $\mu_1=\mu_2$　　E. $\mu_d\neq 0$

13. 单样本 t 检验的自由度是(　　)。

A. n_1-1　　B. $n-1$　　C. n_1+n_2-1　　D. n　　E. n_1+n_2-2

14. 假设检验中的第一类错误是(　　)。

A. 拒绝了实际上成立的 H_0　　B. 拒绝了实际上不成立的 H_0

C. 拒绝了实际上成立的 H_1　　D. 拒绝了实际上不成立的 H_1

E. 不拒绝实际上不成立的 H_1

15. 成组设计两小样本均数 t 检验的自由度是(　　)。

A. n_1+n_2-1　　B. (行数－1)×(列数－1)　　C. n_1+n_2-2

D. n　　E. $n-1$

二、案例分析题

某年某地随机抽样调查了部分健康成人的红细胞数和血红蛋白含量，结果见下表。问题：

(1) 女性的红细胞数和血红蛋白的变异程度哪一个更大？

(2) 计算男性的两项指标的抽样误差。

(3) 该地男女血红蛋白含量是否不同？

某年某地健康成人红细胞数(10^{12}/L)和血红蛋白含量(g/L)

指标	性别	例数	均数	标准差
红细胞数	男	360	4.66	0.58
	女	255	4.18	0.29
血红蛋白含量	男	360	134.5	7.1
	女	255	117.6	10.2

(李俊萍　王玉平)

自测题答案

Note

第八章　计数资料的统计分析

学习目标

1. **掌握**：相对数的种类、计算方法及其正确应用；四格表资料和配对四格表资料的 χ^2 检验。

2. **熟悉**：行×列表资料的 χ^2 检验。

3. **了解**：了解 χ^2 检验的基本思想；总体率的估计。

扫码看课件

计数资料(enumeration data)是指先将观察单位按某种属性分组，再清点各组观察单位数所得到的资料。计数资料的统计分析，包括计数资料的统计描述、统计推断等基本内容。

第一节　计数资料的统计描述

临床案例

某研究者 2000 年对某校的初中生进行近视患病情况调查，共调查 1275 人，其中一年级 442 人，近视人数 67 人，二年级 428 人，近视人数 68 人，三年级 405 人，近视人数 74 人。

思考：各年级近视患病率、近视患病构成如何计算？有什么不同？

计数资料的常规数据形式是绝对数，表示事物的实际水平，如某病的患病人数、治愈人数、死亡人数等，但绝对数不具有可比性。例如，甲、乙两地某病流行，甲地发病 1000 人，乙地发病 1500 人，我们不能据此判断两地发病的严重程度，需要了解两地的人口数，计算发病率后再进行比较。因此，计数资料统计描述指标为相对数，常用的相对数有率、构成比和相对比。

一、常用的相对数指标

(一) 率

率(rate)是指某现象实际发生数与可能发生某现象的总数之比，用以说明某现象发生的频率或强度。常用的有百分率(%)、千分率(‰)、万分率(1/万)等，计算公式为

$$率=\frac{某时期内实际发生某现象的观察单位数}{同时期内可能发生该现象的观察单位总数}\times K \tag{8-1}$$

式中 K 为比例基数，可以为 100%、1000‰、10000/万等。比例基数的选择主要是根据习惯用法或使得计算结果能够保留 1～2 位整数，以便于阅读。例如，患病率常用百分率，婴儿死亡率

Note

常用千分率，肿瘤死亡率常用十万分率。

在上述举例中，甲地人口数为 10 000 人，乙地人口数为 20 000 人，则两地某病发病率分别为

$$\text{甲地发病率}=\frac{1000}{10000}\times 100\%=10\%$$

$$\text{乙地发病率}=\frac{1500}{20000}\times 100\%=7.5\%$$

由此可见，甲地发病比乙地严重。

（二）构成比

构成比，指某事物内部某部分的观察单位值与事物内部各个部分观察单位总数的比值，主要用于说明事物内部各个组成部分所占的比重，常用百分数进行描述，其计算公式如下。

$$\text{构成比}=\frac{\text{某一组成部分的观察单位数}}{\text{同一事物各个组成部分的观察单位总数}}\times 100\% \tag{8-2}$$

［例 8.1］ 某学校各年级对后勤服务满意度调查结果见表 8-1。

表 8-1　不同年级学生对后勤服务满意度调查

年级	抽查人数	不满意人数	不满意率/(%)	构成比/(%)
大一	340	20	5.88	14.93
大二	254	35	13.78	26.12
大三	432	79	18.29	58.96
合计	1026	134	13.06	100.00

从表 8-1 中可以看出，各个年级学生不满意构成比之和等于 100%。有时，由于计算过程中的四舍五入，可能会出现构成比总计略高于(低于)100%，这时，可适当调整舍入数，使得构成比总计等于 100%，用以表示构成比的整体概念。

构成比有两个特点：一是各个组成部分的构成比之和等于 100%；二是某一组成部分所占百分比的增减，会相应地影响其他部分的增减。

（三）相对比

相对比表示两个有关联的指标之比，用以说明一个指标是另一个指标的几倍或几分之几。计算公式为

$$\text{相对比}=\frac{\text{甲指标}}{\text{乙指标}} \tag{8-3}$$

相互比较的两个指标可以是绝对数、相对数、平均数等，可以性质相同，也可以性质不同。

［例 8.2］ 某中学一年级近视患病率为 15.16%，三年级近视患病率为 18.27%，试计算三年级和一年级近视患病率的相对比。

$$\text{三年级与一年级近视患病率相对比}=\frac{18.27\%}{15.16\%}=1.2$$

说明三年级近视患病率为一年级近视患病率的 1.2 倍。

二、应用相对数注意事项

1. 计算相对数时分母不能过小　观察例数过小时抽样误差较大，计算的相对数往往不稳定，可靠性差。

2. 不能以构成比代替率进行分析　构成比与率是两个不同的概念，其意义也不同，前者反映的是事物内部中各个组成部分所占的比重，不能反映某现象发生的强度或频率大小。在

Note

实际应用中，有两类常见的错误：一是根据构成比来比较不同事件的发生频度；二是用构成比的动态变化来说明率的动态变化。

3. 正确计算平均率 计算平均率时，一般不能直接将几个率相加计算平均率。应将各率的分子、分母分别相加后，分子之和除以分母之和。

4. 注意资料的可比性 在比较相对数时，除了被研究的因素外，其他影响因素都应相同或相近，以确保资料的可比性。

5. 对样本率或构成比的比较应做假设检验 如计量资料一样，抽样所得的样本相对数也有抽样误差，因此相对数间的比较不能单凭表面数据大小下结论，而是要做假设检验。

第二节 率的标准误和总体率的估计

一、率的标准误

在进行抽样研究时，率和均数一样也存在抽样误差。来自同一总体的不同样本率之间、样本率与总体率之间的差异，称为率的抽样误差。率的抽样误差可用率的标准误（standard error of rate）来表示，其计算公式为

$$\sigma_p=\sqrt{\frac{\pi(1-\pi)}{n}} \tag{8-4}$$

式中：σ_p 为率的标准误；π 为总体率；n 为样本含量。实际工作中，π 往往是未知的，常用样本率 p 来代替，即

$$S_p=\sqrt{\frac{p(1-p)}{n}} \tag{8-5}$$

式中：S_p 为率的标准误的估计值；p 为样本率；n 为样本含量。

[例 8.3] 某地随机抽取 400 名 12 岁儿童进行患龋率调查，患龋人数为 160 人，患龋率为 40%，试计算这批儿童患龋率的标准误。

本例 $n=400$，$p=0.4$，$1-p=0.6$，标准误为

$$S_p=\sqrt{\frac{0.4\times0.6}{400}}=0.0245=2.45\%$$

率的标准误是描述率的抽样误差大小的指标。率的标准误越小，说明率的抽样误差越小，表示样本率与总体率较接近，用样本率代表总体率的可靠性越大；反之，率的标准误越大，说明率的抽样误差越大，表示样本率与总体率相距较远，用样本率代表总体率的可靠性越小。

二、总体率的估计

由于总体率常常是未知的，需要由样本率估计总体率。总体率的估计包括点估计和区间估计，点估计是直接将样本率作为总体率的估计值。区间估计是按一定概率用样本率估计总体率的范围，即总体率的可信区间。根据样本含量 n 和样本率 p 的大小不同，可以采用下列两种方法。

(1) 查表法 当样本含量 n 较小（如 $n\leqslant50$），且样本率 p 接近 0 或 1 时，按二项分布原理估计总体率的可信区间。因其计算复杂，统计学家编制了总体率可信区间估计用表，可根据样本量 n 和阳性数 X 查阅相关专著中的附表。

Note

(2) 正态近似法　当样本含量 n 足够大，且样本率 p 和 $(1-p)$ 均不太小，如 $np \geqslant 5$ 且 $n(1-p) \geqslant 5$ 时，样本率的分布近似正态分布，可按正态分布的原理估计总体率的可信区间。

$$总体率95\%的可信区间为(p-1.96S_p, p+1.96S_p) \quad (8-6)$$

$$总体率95\%的可信区间为(p-2.58S_p, p+2.58S_p) \quad (8-7)$$

式中：p 为样本率；S_p 为率的标准误。

如[例 8.3]中，该地 12 岁儿童患龋率 95%的可信区间为

$$(40\%-1.96\times2.45\%, 40\%+1.96\times2.45\%)=(35.2\%, 44.8\%)$$

第三节　卡方检验

卡方检验(χ^2 检验)是计数资料进行统计推断的一种常用假设检验方法，以 χ^2 分布为理论依据，可以用于检验两个或两个以上率或构成比之间是否有差异，或两变量之间是否有关联。

一、四格表资料的卡方检验

[例 8.4]　某研究者用甲、乙两种药物治疗某种疾病，甲药物治疗 65 例，有效 59 例；乙药物治疗 56 例，有效 45 例，结果见表 8-2，问这两种药的有效率是否有差别？

表 8-2　甲、乙两种药物治疗某种疾病的疗效

药物	有效	无效	合计	有效率/(%)
甲	59(55.89)	6(9.11)	65	90.77
乙	45(48.13)	11(7.87)	56	80.36
合计	104	17	121	85.95

表 8-2 中

59	6
45	11

是基本数据，其余数据全部由这四个基本数据推算出来。这种资料称为四格表资料。

(一) 卡方检验的基本思想

以四格表资料为例，介绍 χ^2 检验的基本思想。

χ^2 检验基本公式为

$$\chi^2=\sum\frac{(A-T)^2}{T} \quad (8-8)$$

式中：A 为实际频数；T 为理论频数，是根据假设检验推算出来的。

理论频数 T 的计算公式为

$$T_{RC}=\frac{n_R n_C}{n} \quad (8-9)$$

T_{RC} 为 R 行 C 列的理论频数，n_R 为相应行的合计，n_C 为相应列的合计。例如第一行第一列格子的理论频数 $T_{11}=\frac{65\times104}{121}=55.89$，其余格子依此类推，其理论频数见表 8-2 中括号中数字。

$$自由度\ \nu=(行数-1)(列数-1)=(R-1)(C-1) \quad (8-10)$$

Note

由上述卡方检验基本公式可以看出：χ^2 反映了实际频数与理论频数之间的吻合程度。若检验假设 H_0 成立，实际频数与理论频数的差值较小，则 χ^2 也会小；反之若检验假设 H_0 不成立，实际频数与理论频数的差值较大，则 χ^2 也会增大。χ^2 还取决于格子数目的多少，格子数目又与自由度联系在一起，自由度越大，χ^2 会愈大，因此，只有考虑了自由度的影响，χ^2 才能正确地反映实际频数和理论频数的吻合程度。χ^2 检验时，要根据自由度查 χ^2 界值表。当 $\chi^2 \geqslant \chi^2_{\alpha,\upsilon}$ 时，$P \leqslant \alpha$，拒绝 H_0，接受 H_1；当 $\chi^2 < \chi^2_{\alpha,\upsilon}$ 时，$P > \alpha$，不拒绝原假设 H_0。

（二）四格表资料 χ^2 检验的基本步骤

以［例 8.4］资料说明检验步骤。

（1）建立检验假设，确定检验水准。

$H_0: \pi_1 = \pi_2$，即甲药物与乙药物的有效率相同。

$H_1: \pi_1 \neq \pi_2$，即甲药物与乙药物的有效率不相同。

$\alpha = 0.05$。

（2）计算检验统计量 χ^2 值。

理论频数已经算出，代入公式 8-8 中得到

$$\chi^2 = \sum \frac{(A-T)^2}{T} = \frac{(59-55.87)^2}{55.87} + \frac{(6-9.13)^2}{9.13} + \frac{(45-48.13)^2}{48.13} + \frac{(11-7.87)^2}{7.87} = 2.69$$

计算自由度 $\upsilon = (2-1) \times (2-1) = 1$。

（3）确定概率 P 值，作出统计推断。

本例 $\nu = 1$，查 χ^2 界值表得到 $\chi^2_{0.05,1} = 3.84$；本题 $\chi^2 = 2.69 < 3.84$，故 $P > 0.05$，按照 $\alpha = 0.05$ 的检验水准，不拒绝原假设 H_0，差异无统计学意义，根据现有资料尚不能认为甲乙两种药物的有效率有差别。

（三）四格表资料专用公式

（1）当总例数 $n \geqslant 40$ 且所有格子的 $T \geqslant 5$ 时，用 χ^2 检验的基本公式或四格表资料 χ^2 检验的专用公式。

$$\chi^2 = \frac{(ad-bc)^2 n}{(a+b)(c+d)(a+c)(b+d)} \tag{8-11}$$

（2）当总例数 $n \geqslant 40$ 且有一个格子的 $1 \leqslant T < 5$ 时，用四格表资料 χ^2 检验的校正公式。

$$\chi^2 = \frac{(|ad-bc| - n/2)^2 n}{(a+b)(c+d)(a+c)(b+d)} \tag{8-12}$$

（3）当 $n < 40$ 或 $T < 1$ 时，用四格表资料的 Fisher 确切概率法。

［例 8.5］ 为了观察甲乙两药对治疗胃溃疡的疗效，将 70 名患者随机分为两组，一组 30 人服用甲药，一组 40 人服用乙药，结果见表 8-3。问两种药物治疗胃溃疡效果有无差别？

表 8-3　两种药物治疗胃溃疡结果

药物	治愈数	未治愈数	合计	治愈率/(%)
甲药	22	8	30	73.33
乙药	37	3	40	92.50
合计	57	11	70	84.29

检验步骤如下。

（1）建立检验假设，确定检验水准。

$H_0:\pi_1=\pi_2$，即甲药与乙药治疗胃溃疡的治愈率相同。

$H_1:\pi_1\neq\pi_2$，即甲药与乙药治疗胃溃疡的治愈率不相同。

$\alpha=0.05$。

(2) 计算检验统计量 χ^2 值。

计算最小理论频数 $T=\frac{30\times 11}{70}=4.71<5$，且 $n=70>40$，需用校正公式，代入公式 8-12 中得到

$$\chi^2=\frac{(|22\times 3-8\times 37|-70/2)^2\times 70}{30\times 40\times 59\times 11}=3.42$$

(3) 确定概率 P 值，作出统计推断。

本例 $\nu=1$，查 χ^2 界值表得到 $\chi^2_{0.05,1}=3.84$；本题 $\chi^2=3.42<3.84$，故 $P>0.05$，按照 $\alpha=0.05$的检验水准，不拒绝 H_0，差异无统计学意义，尚不能认为甲、乙两种药物治疗胃溃疡的治愈率有差别。

二、配对四格表资料的 χ^2 检验

配对四格表资料常用于对同一个各个观察单位分别用两种检测方法、两种诊断方法或两种细菌培养方法进行检测或处理。观察结果有四种情况：两种处理方法结果均为阳性的计数为 a，两种处理方法结果均为阴性的计数为 d，一种处理方法检测为阳性而用另一种检测呈现阴性的计数为 b，一种处理方法检测为阴性而用另一种检测呈现阳性的计数为 c。显然，分析两种检测处理方法有无差别，只需要考虑结果不同部分的差异，即 b 和 c 的计数，如果两种处理方法无差别，即总体的 $B=C$，但由于有抽样误差影响，可能样本的 $b\neq c$，为此，需要进行假设检验。

配对四格表计算公式如下：

(1) 当 $b+c\geq 40$ 时，不需校正，用下列公式。

$$\chi^2=\frac{(b-c)^2}{b+c} \tag{8-13}$$

(2) 当 $b+c<40$ 时，用校正公式。

$$\chi^2=\frac{(|b-c|-1)^2}{b+c} \tag{8-14}$$

[例 8.6] 现有 178 份尿液标本，每份标本分别用 A、B 两种培养基培养某种菌，结果见表 8-4。请问 A、B 两种培养基的阳性率是否相同？

表 8-4 两种培养基培养某种菌的结果

A 培养基	B 培养基		合计
	+	−	
+	50(*a*)	30(*b*)	80
−	20(*c*)	78(*d*)	98
合计	70	108	178

本例的检验步骤如下。

(1) 建立检验建设，确定检验水准。

$H_0:B=C$，即两种培养基的阳性率相同。

$H_1:B\neq C$，即两种培养基的阳性率不相同。

$\alpha=0.05$。

(2) 计算统计量 χ^2 值。

本例 $b+c=30+20=50>40$,代入公式 8-13 中得到

$$\chi^2=\frac{(30-20)^2}{30+20}=2$$

$$\nu=(2-1)(2-1)=1$$

(3) 确定概率 P 值,作出统计推断。

查 χ^2 界值表得到 $\chi^2_{0.05,1}=3.84$,本题 $\chi^2=2<3.84$,故 $P>0.05$,按照 $\alpha=0.05$ 的检验水准,不拒绝 H_0,差异无统计学意义,尚不能认为两种培养基的阳性率不相同。

三、行×列表资料的 χ^2 检验

四格表资料基本数据是两行两列,当分析的表格行数或者列数大于 2 时,即为行×列表资料或称 $R\times C$ 表资料。行×列表资料的 χ^2 检验可用于多个率或构成比的比较。行×列表资料专用公式为

$$\chi^2=n\left(\sum\frac{A^2}{n_R n_C}-1\right) \tag{8-15}$$

式中:n 是总例数;A 是每个格子的实际频数;n_R、n_C 分别为 A 所对应的行合计和列合计。

(一) 多个样本率的比较

[例 8.7] 将 133 例尿路感染患者随机分为 3 组,分别接受三种治疗方法,一个疗程后观察疗效,结果见表 8-5,问三种疗法治疗尿路感染的转阴率有无差别?

表 8-5 三种疗法治疗尿路感染患者治疗效果

疗 法	转阴人数	阳性人数	合计	转阴率/(%)
甲疗法	30	14	44	68.2
乙疗法	9	36	45	20.0
丙疗法	32	12	44	72.7
合计	71	62	133	53.4

(1) 建立检验假设,确定检验水准。

H_0:三种疗法治疗尿路感染的转阴率相同。

H_1:三种疗法治疗尿路感染的转阴率不同或不全相同。

$\alpha=0.05$。

(2) 计算检验统计量 χ^2 值:将表 8-5 数据代入公式 8-15 中得到

$$\chi^2=133\times\left(\frac{30^2}{44\times71}+\frac{14^2}{44\times62}+\frac{9^2}{45\times71}+\frac{36^2}{45\times62}+\frac{32^2}{44\times71}+\frac{12^2}{44\times62}-1\right)$$
$$=30.64$$

(3) 确定 P 值,作出推断结论。

本例 $\nu=(3-1)\times(2-1)=2$,查 χ^2 界值表得 $\chi^2_{0.05,2}=5.99$,本题 $\chi^2=30.63>5.99$,故 $P<0.05$,按照 $\alpha=0.05$ 的检验水准,拒绝 H_0,接受 H_1,差异有统计学意义,可以认为三种疗法治疗尿路感染的转阴率不同或不全相同。

(二) 多个构成比的比较

[例 8.8] 某医院研究急性组白血病患者和慢性组白血病患者的血型构成情况,资料见表 8-6。问两组血型构成是否相同?

Note

表 8-6　急性组白血病与慢性组白血病患者血型构成

组别	血型				合计
	A 型	B 型	O 型	AB 型	
急性组	58	49	59	18	184
慢性组	43	27	33	8	111
合计	101	76	92	26	295

(1) 建立检验假设,确定检验水准。

H_0:急性组与慢性组白血病患者血型构成比相同。

H_1:急性组与慢性组白血病患者血型构成比不同。

$\alpha=0.05$。

(2) 计算检验统计量 χ^2 值。

将表 8-6 中数据代入公式 8-15 中得到

$$\chi^2=295\times\left(\frac{58^2}{184\times101}+\frac{49^2}{184\times76}+\frac{59^2}{184\times92}+\frac{18^2}{184\times26}+\frac{43^2}{111\times101}+\frac{27^2}{111\times76}+\frac{33^2}{111\times92}+\frac{8^2}{111\times26}-1\right)=1.84$$

(3) 确定 P 值,作出推断结论。

本例 $\nu=(2-1)\times(4-1)=3$,查 χ^2 界值表得 $\chi^2_{0.05,3}=7.81$,本题 $\chi^2=1.84<7.81$,故 $P>0.05$,按照 $\alpha=0.05$ 的检验水准,不拒绝 H_0,差异无统计学意义,尚不能认为急性组白血病患者与慢性组白血病患者血型构成不同。

(三) 行×列表资料 χ^2 检验的注意事项

(1) 行×列表资料进行 χ^2 检验时一般要求理论频数不宜太小,要求不能有 1/5 以上格子的理论频数小于 5,或者不能有一个格子的理论频数小于 1。若理论频数太小,有三种处理方法:①最好增大样本含量以增大理论频数;②从专业上如果允许,可将太小的理论频数所在的行或列的实际频数与性质相邻的行或列的实际频数合并;③删去理论频数太小的行或列。

(2) 当多个样本率或构成比进行比较的 χ^2 检验时,结论为拒绝无效假设 H_0,只能认为各总体率或构成比之间总的来说有差别,但不能推论为它们彼此之间都有差别,或者任意两个总体间都有差别,如果想说明某两组间是否有差别,则需要用 χ^2 分割法进行两两比较。

小　结

(1) 计数资料统计描述指标有率、构成比、相对比。相对数应用注意事项:计算相对数时分母不能过小;不能以构成比代替率进行分析;正确计算平均率;注意资料的可比性;对样本率或构成比的比较应做假设检验。

(2) 总体率估计分为点估计和区间估计,区间估计方法分两种:查表法和 u 分布法。

(3) 四格表资料卡方检验用于两个率的比较,掌握公式的使用条件:当总例数 $n\geqslant40$ 且所有格子的 $T\geqslant5$ 时,用 χ^2 检验的基本公式或四格表资料 χ^2 检验的专用公式;当总例数 $n\geqslant40$ 且有一个格子的 $1\leqslant T<5$ 时,用四格表资料 χ^2 检验的校正公式;当 $n<40$ 或 $T<1$ 时,用四格表资料的 Fisher 确切概率法。

(4) 配对四格表:当 $b+c\geqslant$ 时,不需校正;当 $b+c<40$ 时,用校正公式。

Note

(5) 行×列表资料用于多个率或构成比的比较。

思 考 题

1. 应用相对数需要注意哪些事项?
2. 四格表资料和配对四格表资料有何不同?

自 测 题

一、A1 型题(单项选择题)

1. 对两种治疗高血压的药物疗效进行比较分析,一组有效人数 57 人,有效率 75%,另一组有效人数为 75 人,有效率 83%,该资料类型属于(　　)。

A. 计数资料　　B. 计量资料　　C. 有序分类变量资料　　D. 都不是

2. 用以反映某个现象发生频度的指标为(　　)。

A. 率　　B. 构成比　　C. 相对比　　D. 平均数

3. 率与构成比之间(　　)。

A. 可以相互替代　　B. 可以用率动态变化代替构成比动态变化

C. 两者意义不同,不能替代　　D. 以上都不对

4. 构成图的作用(　　)。

A. 反映某个现象频度　　B. 反映事物内部构成情况

C. 反映事物发展趋势　　D. 比较数据之间差别

5. χ^2 检验时,在下列哪种情况下拒绝原假设(　　)。

A. $P>\alpha$　　B. $P<\alpha$　　C. $P=\alpha$　　D. 都不对

二、X 型题(多项选择题)

6. 计数资料的统计描述常用的指标有(　　)。

A. 率　　B. 构成比　　C. 相对比　　D. 方差

7. 统计表的基本组成有(　　)。

A. 标题　　B. 表目　　C. 线条　　D. 数据

8. 计数资料统计推断常用的方法为(　　)。

A. 四格表 χ^2 检验　　B. 配对四格表 χ^2 检验

C. t 检验　　D. $R\times C$ 列表统计分析

(贺卫卫)

自测题答案

Note

第九章　统计表与统计图

扫码看课件

学习目标

1. 掌握：统计表的结构与编制要求；直条图、构成图、线图、直方图适用条件。

2. 熟悉：统计表的种类；直条图、构成图、线图、直方图的绘制要求。

统计表和统计图是对资料进行统计描述的重要工具。将统计分析资料及其指标用表格列出，称为统计表，它可以代替冗长的文字叙述，便于计算、分析和对比。统计图是用点、线、面等表达统计资料中数量及其变化趋势，使统计资料更形象、更易懂，可直观地反映出事物间的数量关系。

第一节　统　计　表

一、统计表的结构与编制要求

(一) 统计表的结构

统计表一般由表号及标题、标目、线条、数字和备注五部分组成。常用三线表，基本结构如下。

表号　标题

	纵标目（谓语）
横标目 （主语）	数字*

* 备注

(二) 制表原则及基本要求

绘制统计表的基本原则是重点突出，简单明了，条理清晰，层次分明。

列表的基本要求如下。

1. 标题　标题应简要说明表的主要内容，既不能太简略，也不能太烦琐，应包括时间、地点和主要内容等。标题应写在表的上方正中央，如在一篇文章中有两个或两个以上表格，则应在标题前面标明序号。

2. 标目　分横标目和纵标目，用于说明表内数字的含义。横标目位于表格左侧，称为主语，说明表中同一横行数字的含义，一般表示研究事物的分组。纵标目位于表格上端，称为谓

Note

语，说明表中纵行数字的含义，一般表示统计指标。标目的顺序可按惯例、时间先后、数值大小、重要程度等排列。有单位时应在纵标目后加括号注明单位。

3. 线条 统计表的线条主要有顶线、底线和标目线，即三线表。左右两侧不应有边线，左上角不宜有斜线，表内不应有竖线。

4. 数字 表内数字一律使用阿拉伯数字，同一指标小数位数要保持一致，小数点要对齐。表格中不能留空格，不应有数字或数字无意义的用"—"表示，数字暂缺或数字太小被省略用"…"表示，数字为零则写"0"。

5. 备注 统计表内不应有文字，若有些数字需要说明，则先用"*"标出，再在表格下方用文字说明。

二、统计表的种类

统计表可以分为简单表和复合表。简单表即将研究对象只按一种标志或特征分组，如表9-1所示；复合表即将研究对象按两种或两种以上标志或特征分组，如表9-2所示，研究对象既按年级分组，又按性别分组。

表9-1 某小学4～6年级学生近视发生情况

年级	年级总人数	近视人数	近视率/(%)
4年级	280	210	75.0
5年级	230	180	78.3
6年级	323	280	86.7
合计	833	670	80.4

表9-2 某小学4～6年级学生近视发生情况

年级	男			女			合计		
	人数	近视数	近视率/(%)	人数	近视数	近视率/(%)	人数	近视数	近视率/(%)
4年级	160	120	75.0	120	90	75.0	280	210	75.0
5年级	130	100	76.9	100	80	80.0	230	180	78.3
6年级	180	150	83.3	143	130	90.9	323	280	86.7
合计	470	370	78.7	363	300	82.6	833	670	80.4

第二节 统 计 图

医学上常用的统计图有直条图、构成图、线图、直方图等。

一、制图的基本要求

1. 选图 根据资料性质和分析目的，正确选择合适的图形。

2. 标题 每图应有标题，其要求与统计表相同，一般放在图的下方正中央。

3. 纵横轴 纵横两轴应有标目并注明单位。横轴标目一般表示主语，如疾病名称、发病时间、年龄组等，尺度自左向右；纵轴标目表示宾语，一般表示频数、比或率，尺度自下而上，一般需从零开始，由小到大。在某些情况下可根据具体情况确立起点的数值。纵横两轴长度比例一般以 5∶7 为宜。

4. 图例 若图中用不同颜色或线条代表不同事物，则需在图例中加以说明。

二、常用统计图及其绘制方法

1. 直条图 直条图(bar graph)是以等宽直条的高度来代表数值大小，用以比较相互独立的事物的指标值。如不同疾病发病率、不同人群肥胖率等。直条图又可分为单式条图(图 9-1)和复式条图(图 9-2)两种。

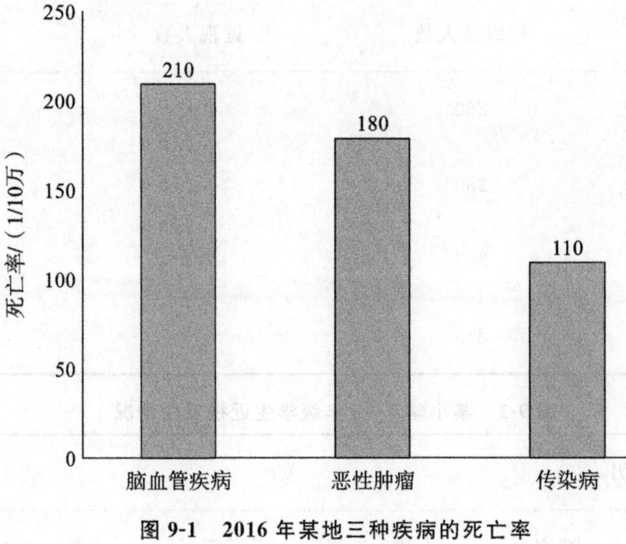

图 9-1 2016 年某地三种疾病的死亡率

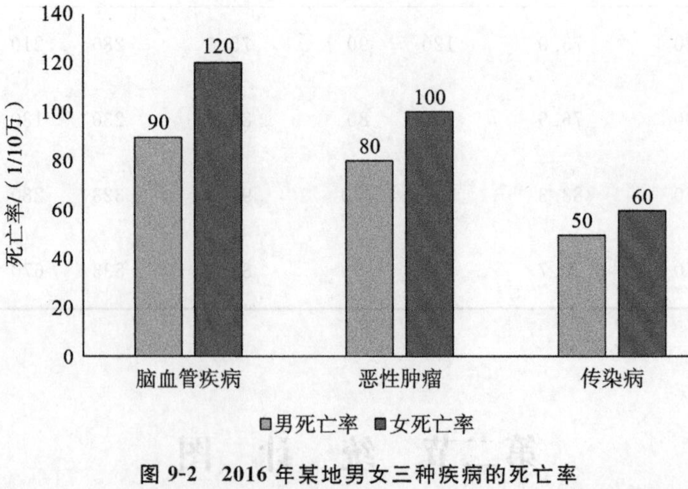

图 9-2 2016 年某地男女三种疾病的死亡率

2. 百分构成图 百分构成图可分为圆图(circle graph)和百分条图(percent bar graph)两

种。用以表示构成比资料。

(1) 圆图以圆的面积代表 100%，相应的圆心角对应的扇形面积代表各部分的构成比，如图 9-3 所示。

(2) 百分条图则是以一定宽度直条的面积代表 100%，条内各段的面积代表事物各部分的构成比，各部分用不同图例加以区别，如图 9-4 所示。

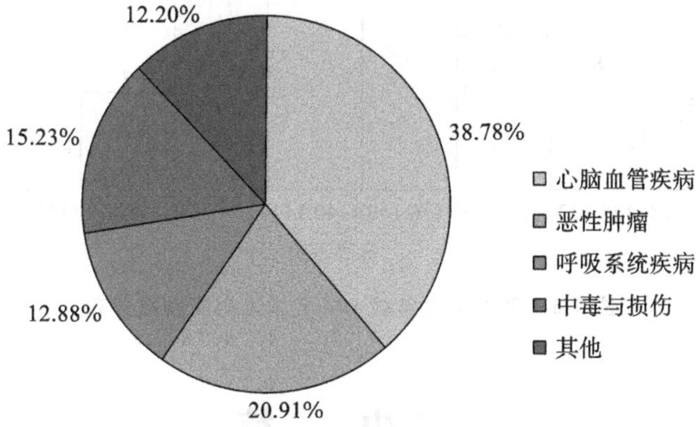

图 9-3　某县 2014 年死因构成比(圆图)

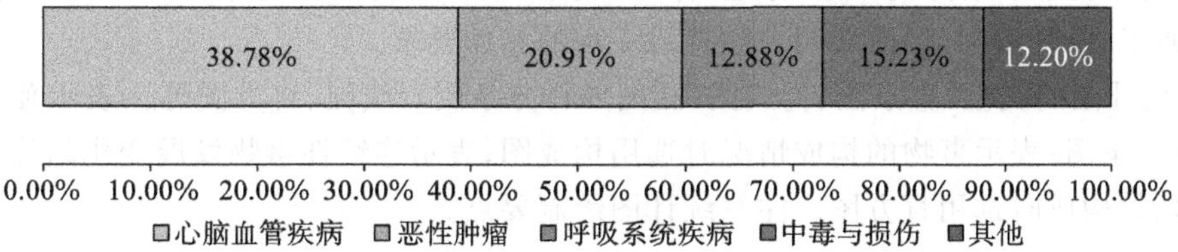

图 9-4　某县 2014 年死因构成比(百分条图)

3. 线图　线图(line graph)是用线段的升降表示一事物随另一事物变化而变化的趋势，适用于连续的相对数资料。绘制时先描出相应的点，再将两点间一一用直线连接即可，不需连接成一条曲线。同一图内若有两条或两条以上的图形，应以不同的颜色或线段来代表，并附图例说明，如图 9-5 所示。

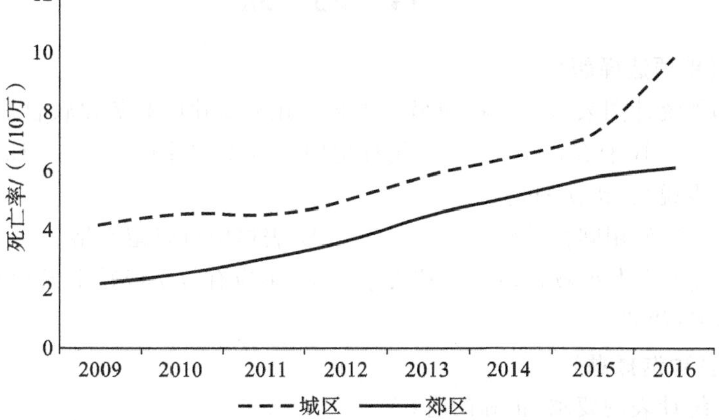

图 9-5　某城区和郊区 2009—2016 年糖尿病的死亡率

4. 直方图　直方图(histogram)是以连续排列的直条的面积代表各组段的频数，适用于频数表示资料，绘制时各直条间不留空隙，如图 9-6 所示。

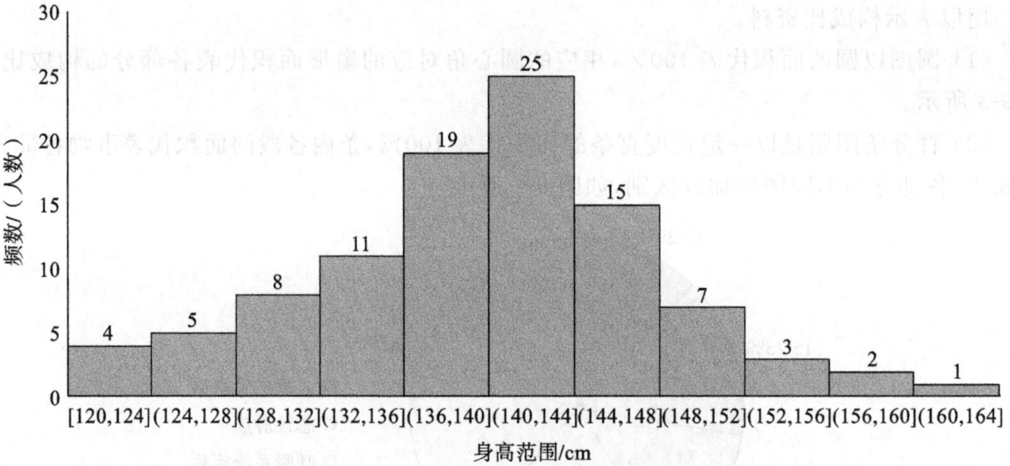

图 9-6　某小学六年级 100 名学生身高频数分布

小　结

(1) 统计表基本结构:表号及标题、标目、线条、数字和备注。统计表的绘制原则:重点突出,简单明了,条理清晰,层次分明。注意每一项的具体要求。

(2) 统计图的类型:直条图、构成图(圆图或百分条图)、线图、直方图等。表示独立指标大小时选用直条图;表示事物的构成情况时选用构成图;表示连续性事物发展变化趋势时选用线图;表示频数构成时选用直方图。注意统计图绘制要点。

思 考 题

1. 统计表的基本结构有哪些?绘制注意事项有哪些?
2. 如何选用正确的统计图?

自　测　题

一、A1 型题(单项选择题)

1. 用以下哪种统计图表示一事物随另一事物变化而变化的趋势比较合适?(　　)

A. 直方图　　B. 直条图　　C. 统计地图　　D. 线图　　E. 百分构成图

2. 有关统计表说法,错误的是(　　)。

A. 表内数字一律使用阿拉伯数字　　B. 表格中可以留空格

C. 数字暂缺或数字太小被省略用"…"表示　　D. 不应有数字或数字无意义的用"—"表示

E. 数字为零则写"0"

二、X 型题(多项选择题)

3. 有关制作统计表的要求,正确的有(　　)。

A. 表格内可有纵线　　B. 表内数字一律使用阿拉伯数字

C. 标目分横标目和纵标目　　D. 表内不能有文字

E. 标题应该简单明了

(杨春青)

自测题答案

Note

第十章　SPSS 软件在医学中的应用

SPSS 是世界上最早的统计分析软件，全称为“社会科学统计软件包”（Statistical Package for the Social Sciences），由美国斯坦福大学的三位研究生于 20 世纪 60 年代末研制成功。2000 年正式更名为“统计产品与服务解决方案”（Statistical Product and Service Solutions），可用于统计学分析运算、数据挖掘、预测分析和决策支持任务的软件产品及相关服务，在自然科学、技术科学、社会科学各个领域得到广泛应用。其特点是界面友好、菜单式操作、不需编程、功能齐全等。下面以 SPSS17.0 为模板，说明这一软件在医学统计资料中的应用。

第一节　计量资料的统计描述

一、SPSS 基本运行窗口

1. 数据编辑窗口　SPSS 的数据编辑窗口与其他办公软件相似，由标题栏、菜单栏、工具栏等组成。数据编辑窗口有两个界面，即数据视图和变量视图。数据视图用于建立新数据文件或显示和编辑已有数据文件；变量视图用于定义、显示和编辑变量特征，如图 10-1 和图10-2 所示。

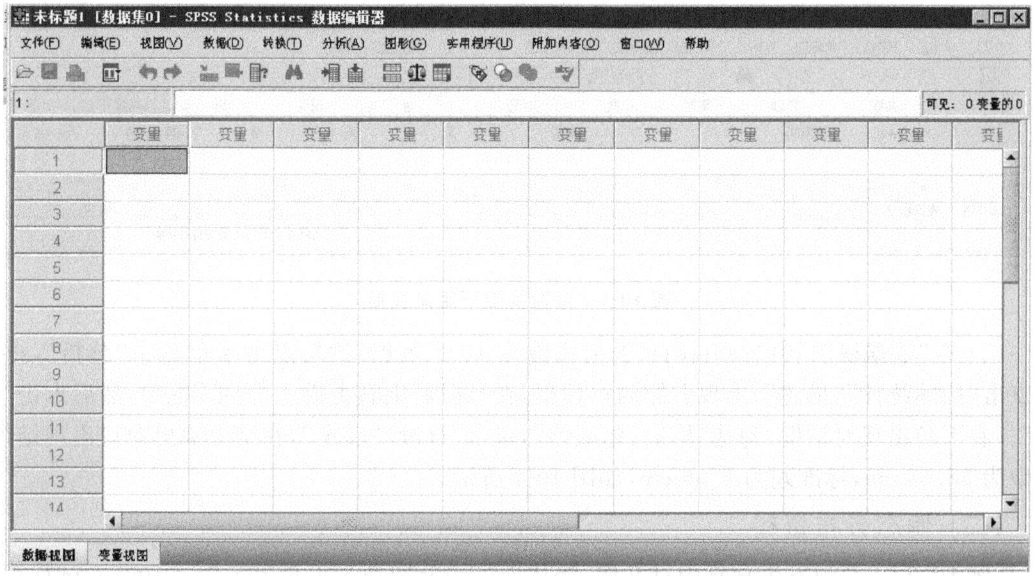

图 10-1　SPSS 软件数据编辑窗口的数据视图界面

2. 结果管理窗口　可以保存数据文件(.sav)和分析结果文件(.spv)。

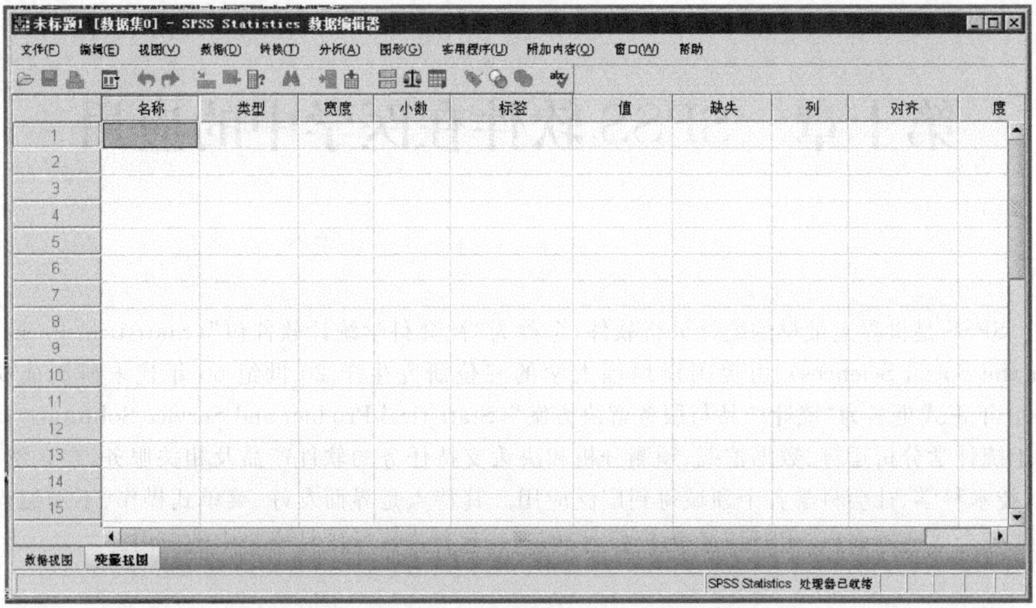

图 10-2　SPSS 软件数据编辑窗口的变量视图界面

二、平均指标和变异指标的计算

（一）正态分布资料

下文介绍 SPSS 数据分析过程。

[例 10.1]　现测定了某地 10 名 6 岁健康男童胸围(cm)：51.9、56.7、58.6、53.7、54.5、55.6、58.2、57.3、56.2、55.7。计算这组数据的算术平均数和标准差。

(1) 打开 SPSS，在“变量视图”下定义变量：“名称”一般用英文或汉语拼音表示；“类型”为数值型，“小数”根据具体情况确定，本例为 1 位小数；“标签”用汉字表示，如图 10-3 所示。

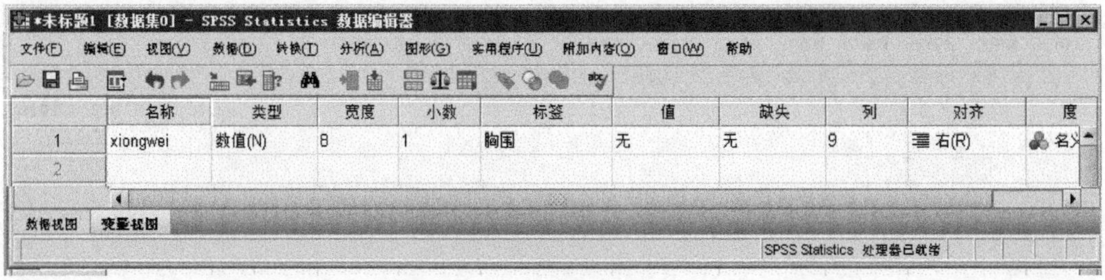

图 10-3　变量视图下定义变量

(2) 在“数据视图”中“xiongwei”下依次输入 10 个数据，然后点击菜单栏中“分析”，再依次点击“描述统计”“描述”，出现右侧的对话框，在“胸围”上右击进入“变量”框中，然后点击“选项”。右下角出现对话框，勾选“均值、标准差”，单击“继续”“确定”，在结果输出窗口出现结果，均数为 55.84 cm，标准差为 2.06 cm，如图 10-4 所示。

（二）偏态分布资料

[例 10.2]　某地发生食物中毒 9 例，潜伏期(天)分别是 3、4、6、2、5、3、2、10、15，试计算中位数和四分位数间距。

(1) 定义变量和输入数据过程同[例 10.1]，此处略。

(2) 分析过程：输入数据后点击“分析”→“描述统计”→“123 频率”(注意此处与正态分布

Note

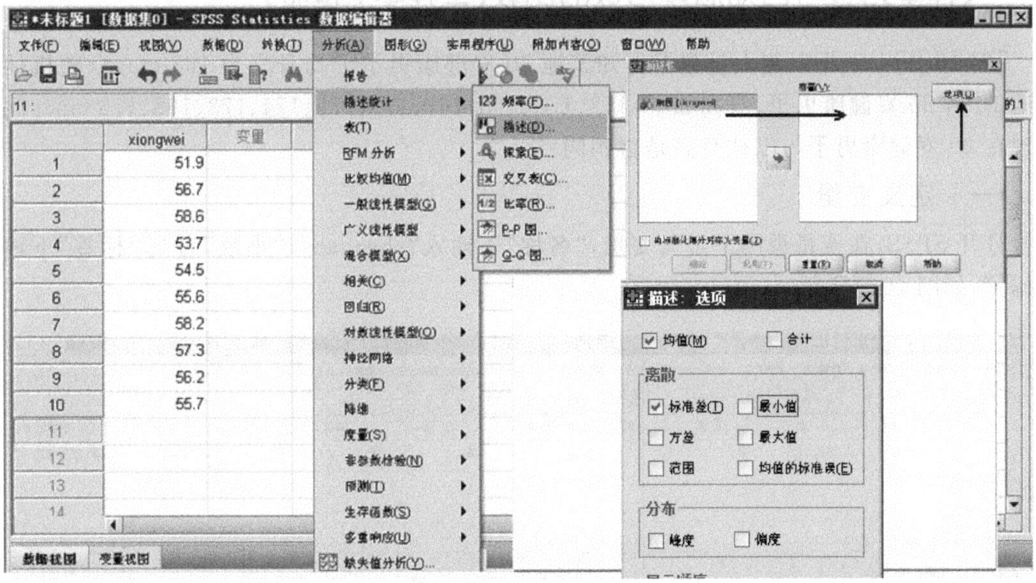

图 10-4 数据视图下输入和分析数据

资料不同)，出现如图 10-5 对话框，在“潜伏期”上右击进入“变量”框中，然后点击“统计量”。右侧弹出对话框，勾选“中位数、四分位数间距”，单击“继续”“确定”，在结果输出窗口出现结果，中位数为 4(天)，四分位数间距需要计算，即 $P_{75}-P_{25}=8-2.5=5.5$(天)。

另外，在右侧图中“百分位数”下可添加任意百分位数。

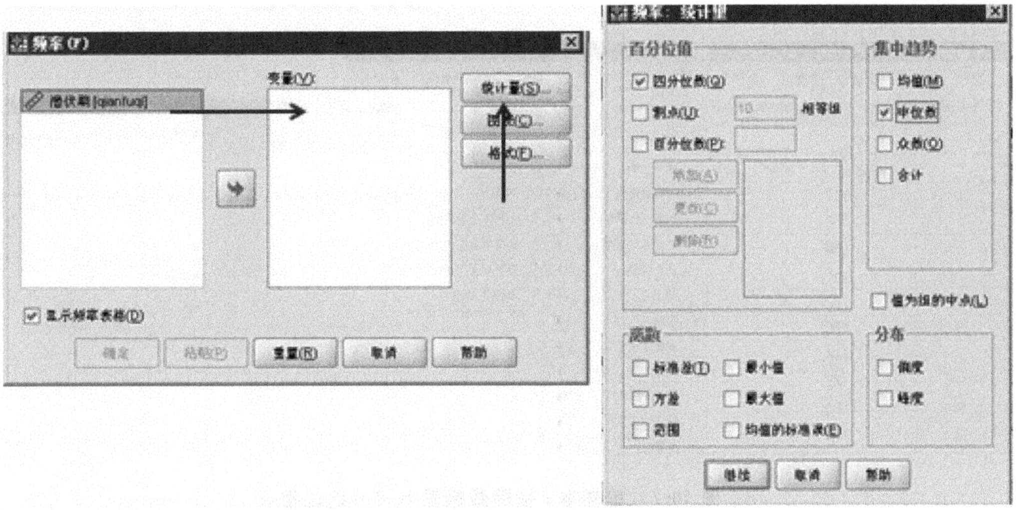

图 10-5 数据视图下分析数据过程

第二节 计量资料的统计推断——t 检验

在 SPSS 中，不论样本含量多少，均用 t 检验，而且必须提供原始数据。下面分别举例说明三种 t 检验步骤。

Note

一、样本均数与已知总体均数的比较(单样本 t 检验)

[例 10.3] 根据以往大量数据得知某地 20 岁健康男子平均身高为 168 cm，今随机抽取该地 10 名 20 岁健康男子，身高如下：172、178、168、167、170、175、174、173、168、176 cm。问该地现在 20 岁健康男子与以往身高是否相同？

(一) 定义变量

打开 SPSS，在变量视图下定义变量，“名称”下输入“shengao”，“小数”为 0，“标签”下输入“身高”，如图 10-6 所示。

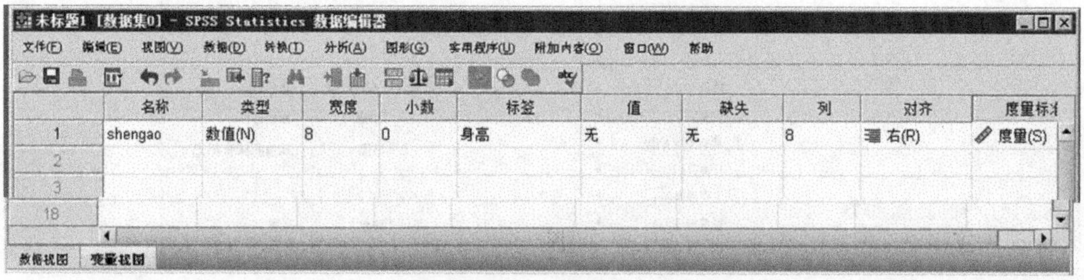

图 10-6 单样本 t 检验定义变量

(二) 数据输入与分析

在数据视图下，“shengao”下录入 10 个数据(图 10-7)，依次点击“分析”“比较均值”“单样本 T 检验”，进入右侧的小对话框，在“身高”上右击进入“检验变量”框中，在检验值中输入 168，点“确定”，出结果。

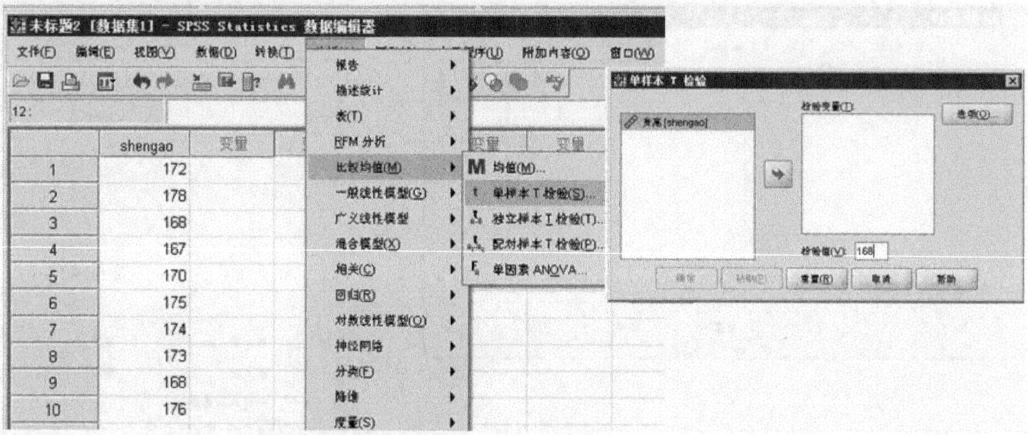

图 10-7 单样本 t 检验数据输入与分析过程

(三) 结果分析

在结果输出窗口出现如图 10-8 所示的两个表格，第一个表格显示计算的样本信息，依次为样本含量、均数(均值)、标准差和标准误。第二个表格中为假设检验结果，$t=3.453$，自由度 $\nu=9$，$P=0.007$，差异有统计学意义，可以认为该地现在 20 岁健康男子与以往身高不同，即身高较以往增高。

二、成组设计的两样本均数的比较(两独立样本 t 检验)

[例 10.4] 将 20 例糖尿病患者随机分为两组，一组 10 人，甲组用单纯药物治疗，乙组用

Note

单个样本统计量

	N	均值	标准差	均值的标准误
身高	10	172.10	3.755	1.187

单个样本检验

	检验值=168					
	t	df	Sig.(双侧)	均值差值	差分的95%置信区间 下限	差分的95%置信区间 上限
身高	3.453	g	.007	4.100	1.41	6.79

图 10-8　单样本 t 检验输出结果

药物合并饮食治疗，2 个月后测空腹血糖（mmol/L），结果如下，问甲、乙两种方法治疗糖尿病患者疗效是否相同？

甲组：8.4，10.5，12.0，13.9，11.2，16.8，18.0，15.7，16.6，15.6

乙组：5.4，6.4，7.1，8.1，6.7，12.0，11.2，8.6，7.4，6.5

（一）定义变量

打开 SPSS，在变量视图下定义变量（图 10-9），“名称”下分别输入“group”和“xuetang”，“小数”分别为 0 和 1，“标签”下分别输入“分组”和“血糖”。点击变量“group”的“值”一栏下的“…”按钮，弹出“值标签”对话框，在“值”和“标签”中分别输入“1”和“甲组”点击“添加”；同样方法输入“2”和“乙组”添加，点击“确定”后出现如图 10-10 所显示的结果。

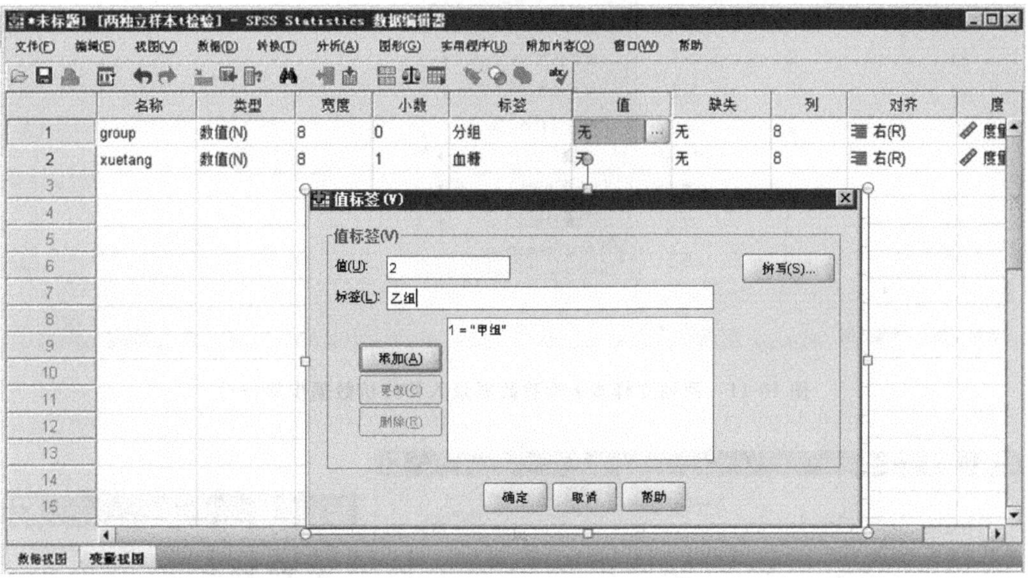

图 10-9　两独立样本 t 检验定义变量过程

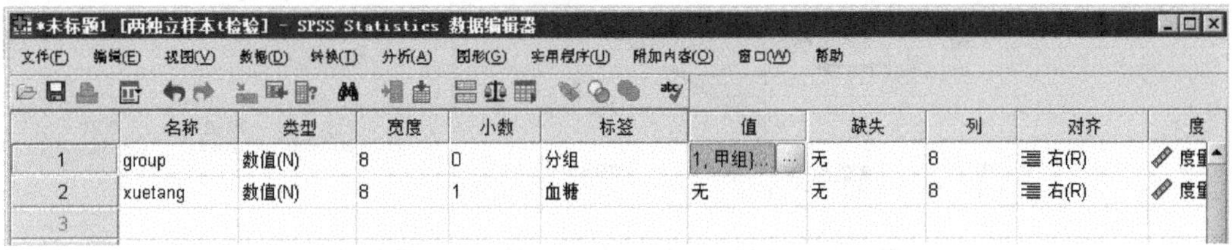

图 10-10　两独立样本 t 检验定义变量显示

（二）数据输入与分析

在数据视图下，“group”和“xuetang”下分别录入数据（图 10-11）。点击“分析”→“比较均值”→“独立样本 T 检验”，弹出如图 10-12 左侧的对话框。将“血糖”置于“检验变量”，“分组”置于“分组变量”，点击激活“定义组”，在组 1 和组 2 中分别输入 1 和 2（图 10-12 右侧图），点击“继续”“确定”。

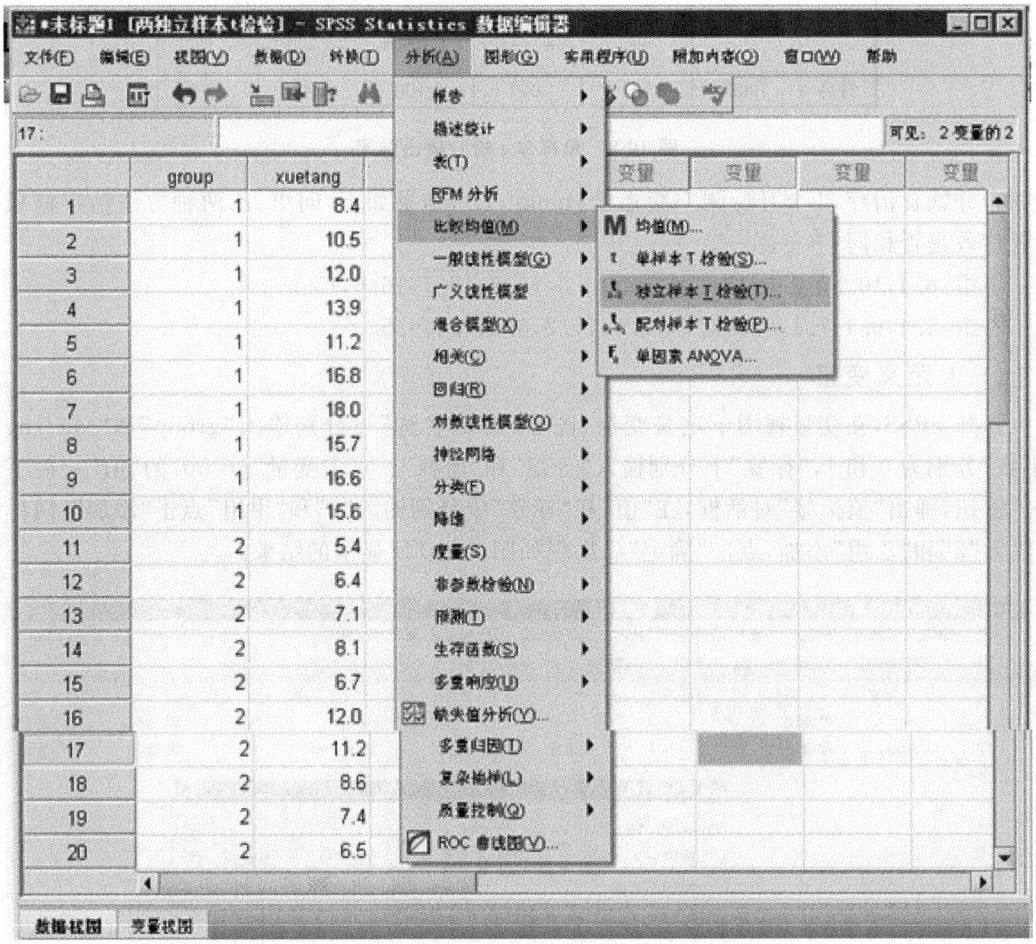

图 10-11　两独立样本 *t* 检验数据录入和分析数据步骤(一)

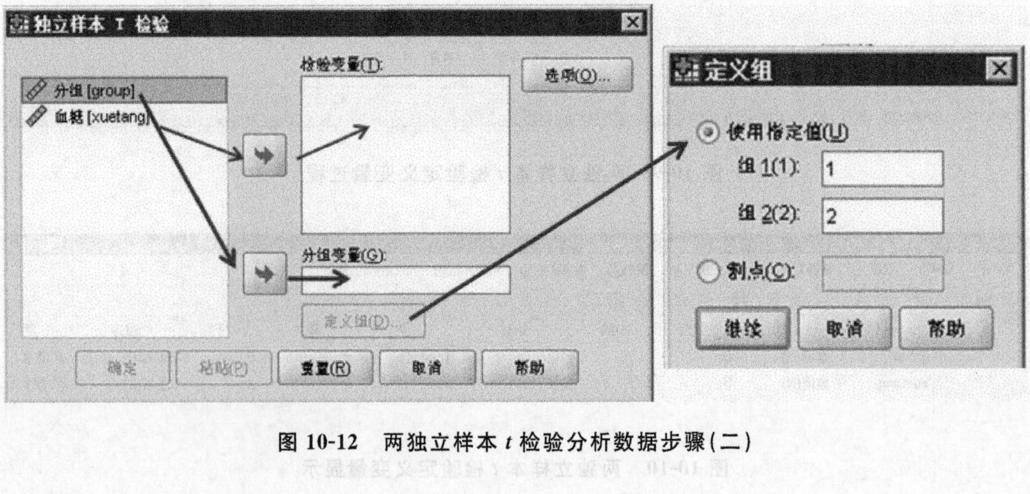

图 10-12　两独立样本 *t* 检验分析数据步骤(二)

（三）结果分析

在结果输出窗口出现如图 10-13 两个表格，第一个表格显示输入的样本信息。第二个表格中为假设检验结果，结果有两行，第一行假设方差相等，本例方差分析的 $P=0.106>0.05$，可以认为两总体方差相等，因此本例 $t=4.890$，自由度 $\nu=18$，$P=0.000$，差异有统计学意义，可以认为甲乙两组空腹血糖值不同，即乙组疗效更好。注：如果方差不相等，则取第二行结果。

组统计量

	分组	N	均值	标准差	均值的标准误
血糖	甲组	10	13.870	3.1857	1.0074
	乙组	10	7.940	2.1345	.6750

独立样本检验

	方差方程的Levene检验		均值方程的t检验						
								差分的95%置信区间	
	F	Sig.	t	df	Sig.(双侧)	均值差值	标准误差值	下限	上限
血糖 假设方差相等	2.888	.106	4.890	18	.000	5.9300	1.2126	3.3823	8.4777
假设方差不相等			4.890	15.725	.000	5.9300	1.2126	3.3557	8.5043

图 10-13 两独立样本 t 检验输出结果

三、配对样本 t 检验

［例 10.5］ 应用某药物治疗 8 例高血压患者，观察治疗前后舒张压（mmHg）的变化情况，结果如下，问该药物治疗前后患者舒张压是否有变化？

治疗前：96 112 108 102 98 100 106 100

治疗后：88 108 102 98 100 96 102 92

（一）定义变量

定义变量，如图 10-14 所示。

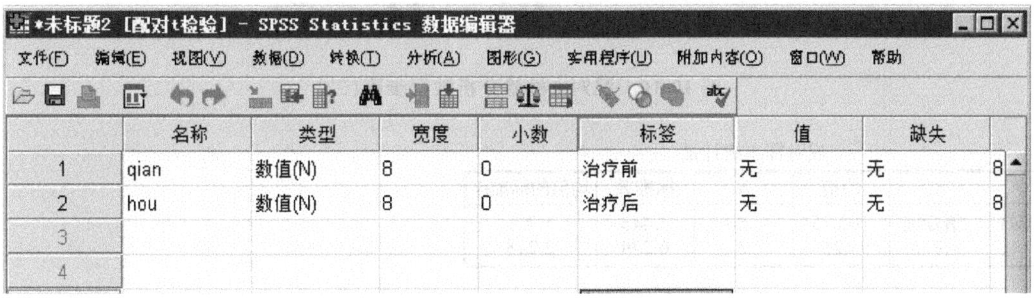

图 10-14 配对 t 检验定义变量

（二）数据输入与分析

在数据视图下录入数据（如图 10-15）。点击“分析”→“比较均值”→“配对样本 t 检验”，出现如图 10-16 所示的对话框。将“治疗前”和“治疗后”均置于“成对变量”，点击“确定”。

（三）结果分析

在结果输出窗口出现如图 10-17 三个表格，主要结果在第三个表格，本例 $t=4.025$，自由度 $\nu=7$，$P=0.005$，差异有统计学意义，可以认为治疗前后舒张压有变化，即治疗后舒张压降低。

Note

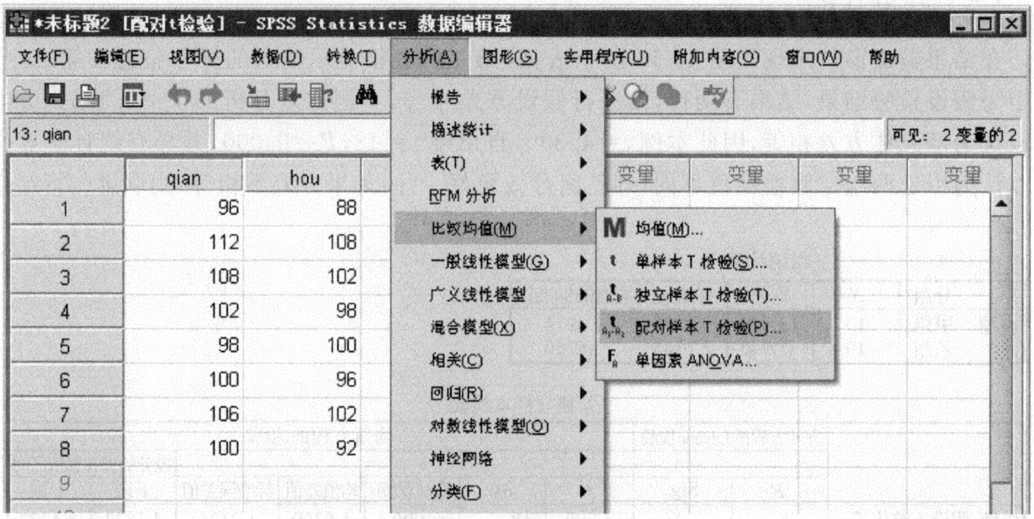

图 10-15 配对 t 检验分析数据步骤(一)

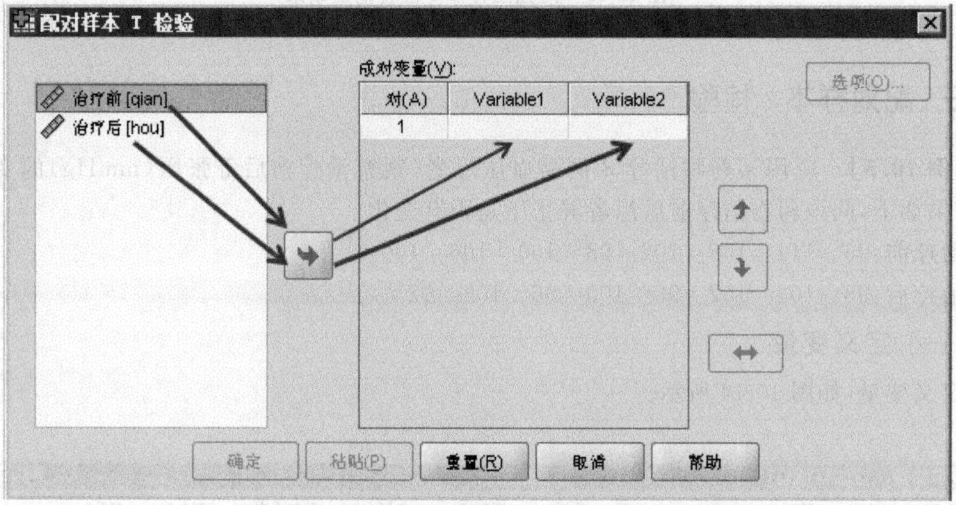

图 10-16 配对 t 检验分析数据步骤(二)

成对样本统计量

		均值	N	标准差	均值的标准误
对1	治疗前	102.75	8	5.445	1.925
	治疗后	98.25	8	6.274	2.218

成对样本相关系数

		N	相关系数	Sig.
对1	治疗前&治疗后	8	.864	.006

成对样本检验

		成对差分					t	df	Sig.(双侧)
		均值	标准差	均值的标准误	差分的95%置信区间				
					下限	上限			
对1	治疗前-治疗后	4.500	3.162	1.118	1.856	7.144	4.025	7	.005

图 10-17 配对 t 检验结果

Note

第三节 计数资料的统计推断——χ^2 检验

一、四格表资料 χ^2 检验

［例 10.6］ 某医院用两种疗法治疗慢性支气管炎患者 220 例，治疗结果如表 10-1 所示。问两种疗法对慢性支气管炎患者的治愈率是否不同？

表 10-1 两种疗法治疗慢性支气管炎的治愈率

组 别	治愈人数	未愈人数	合计	治愈率/(%)
甲疗法	48	52	100	48.0
乙疗法	40	80	120	33.3
合计	88	132	220	40.0

(一) 定义变量

(1) 打开 SPSS，在变量视图下定义变量，如图 10-18 所示。在“名称”下设置三个变量，分别为“liaofa”“liaoxiao”和“lishu”，标签分别设置为“疗法”“疗效”和“例数”，“小数”均为 0。

(2) 点击“疗法”变量的“值”下的相应单元格，弹出对话框，对其进行标记，即用 1 表示“甲疗法”，用 2 表示“乙疗法”；同样对“疗效”进行标记，即用 1、2 分别表示“治愈”“未愈”(图 10-18)。

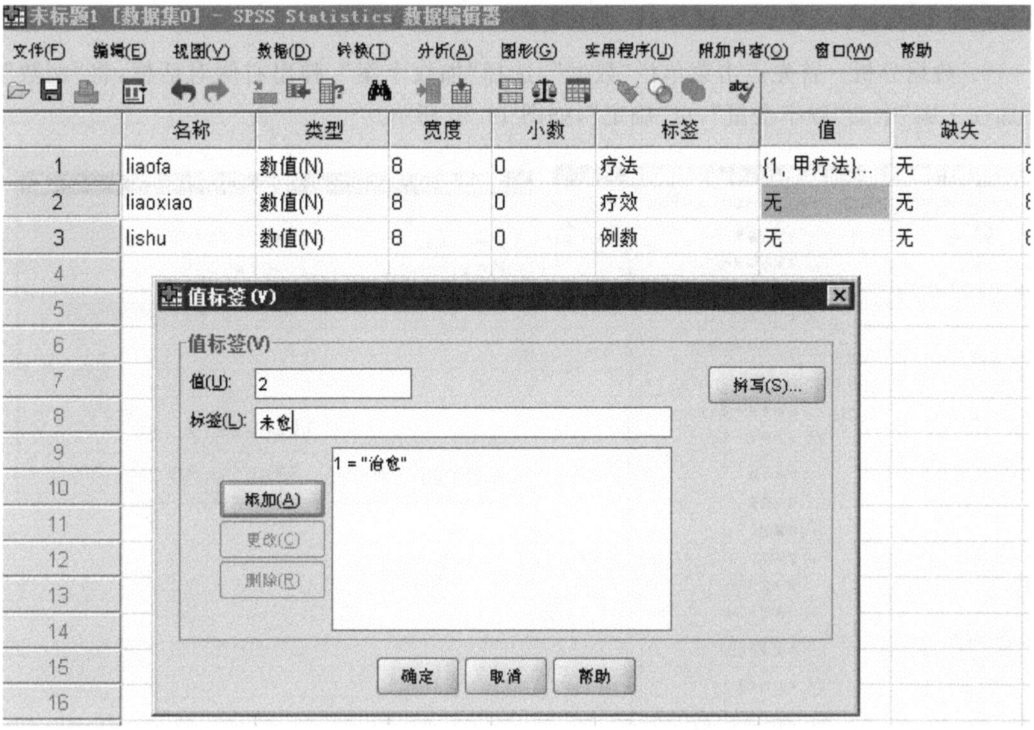

图 10-18 四格表资料 χ^2 检验定义变量

(二) 数据输入与分析

(1) 数据输入 在数据视图下录入数据，如图 10-19 中 1 所示；根据需要可以按照图 10-19

中 2 的方法点击菜单栏“视图”中“值标签”，如图 10-19 中 3 所示。

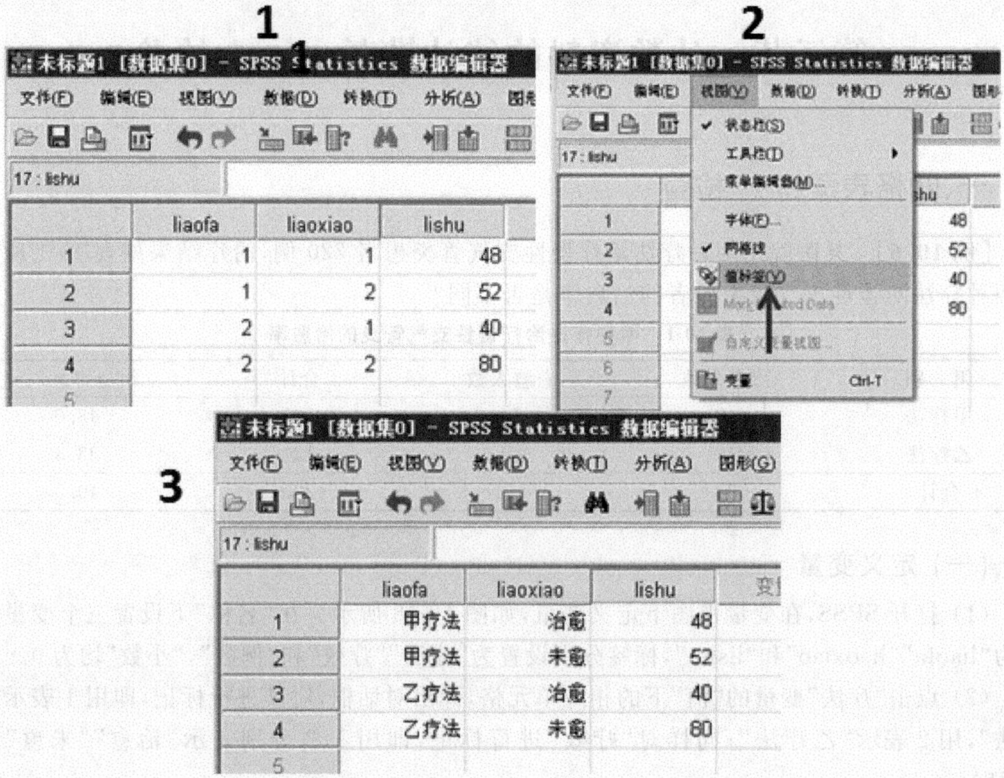

图 10-19　四格表资料 χ^2 检验输入数据

（2）数据分析　首先点击菜单栏“数据”，选择“加权个案”，弹出右侧对话框，将“例数”置于“加权个案”中的“频率变量”，点“确定”，如图 10-20 所示。

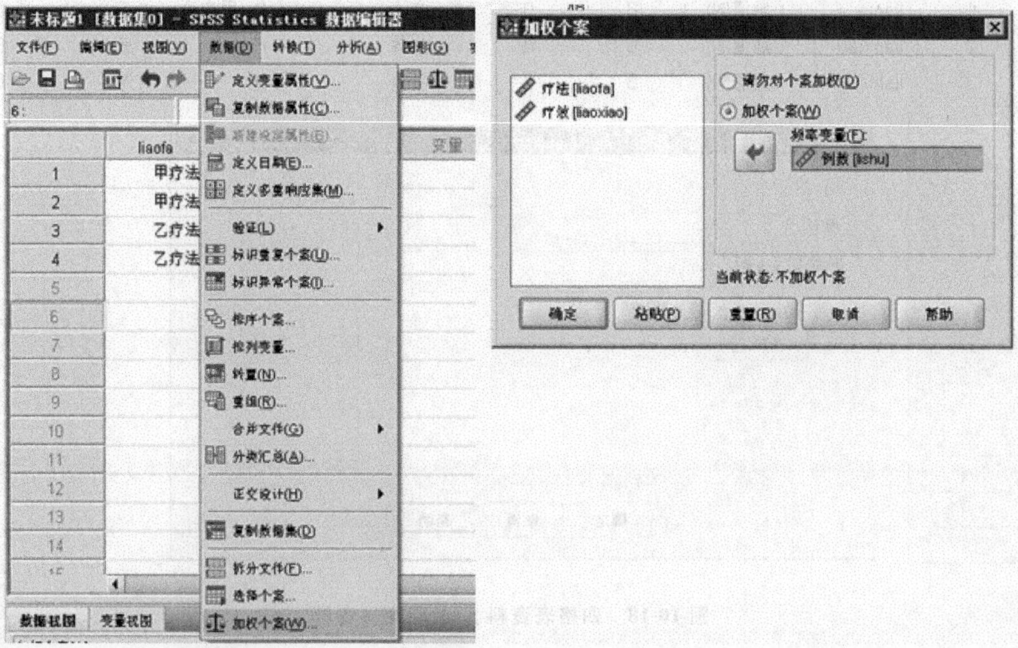

图 10-20　四格表资料 χ^2 检验分析数据步骤(一)

然后，点击“分析”→“描述统计”→“交叉表”（图 10-21），弹出对话框，将“疗法”置于“行”，“疗效”置于“列”，点击“统计量”，勾选“卡方”，点击“继续”“确定”即出结果（图 10-22）。

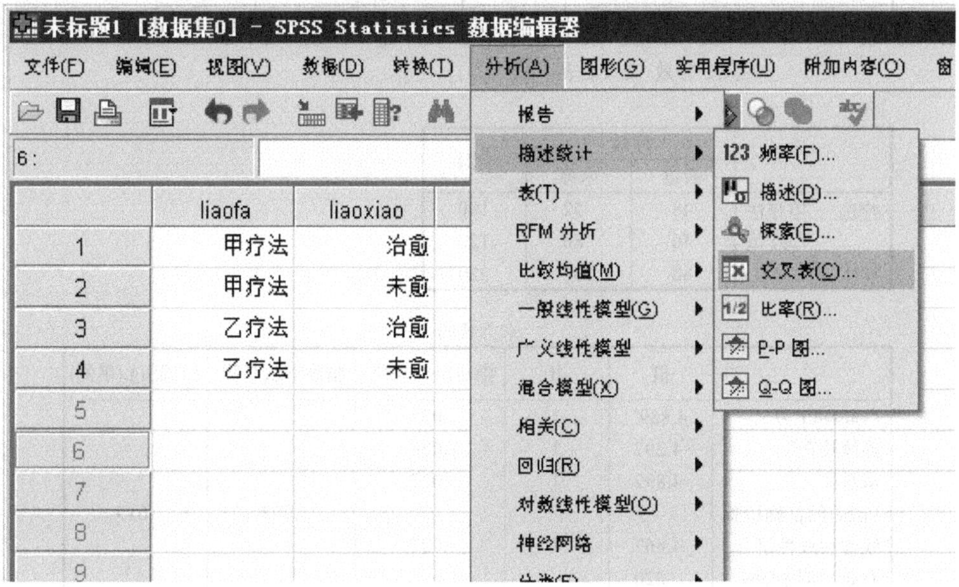

图 10-21 四格表资料 χ^2 检验分析数据步骤（二）

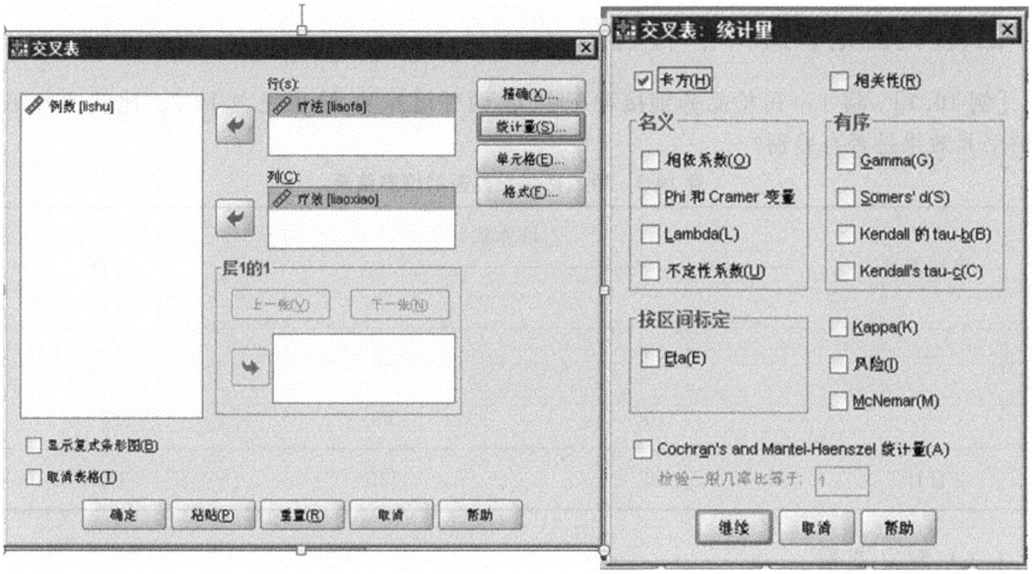

图 10-22 四格表资料 χ^2 检验分析数据步骤（三）

（三）结果分析

结果显示为三个表格（图 10-23），前两个表格显示样本信息，第三个表格为假设检验结果，首先看表格最下方的“0 个单元格的期望计数小于 5”，若所有理论频数都大于 5，则不需校正，第一行即为结果，$\chi^2=4.889$，$\nu=1$，$P=0.027$，差异有统计学意义，可以认为两种疗法对慢性支气管炎患者的治愈率不相同，甲疗法治愈率高于乙疗法。

Note

案例处理摘要

	案例					
	有效的		缺失		合计	
	N	百分比	*N*	百分比	*N*	百分比
疗法*疗效	220	100.0%	0	.0%	220	100.0%

疗法*疗效 交叉制表

计数

		疗效		合计
		治愈	未愈	
疗法	甲疗法	48	52	100
	乙疗法	40	80	120
合计		88	132	220

卡方检验

	值	df	渐进Sig.(双侧)	精确Sig.(双侧)	精确Sig.(单侧)
Pearson卡方	4.889[a]	1	.027		
连续校正[b]	4.297	1	.038		
似然比	4.892	1	.027		
Fisher的精确检验				.038	.019
线性和线性组合	4.867	1	.027		
有效案例中的N	220				

a.0单元格（.0%）的期望计数少于5。最小期望计数为40.00。

图 10-23　四格表资料 χ^2 检验结果

二、配对四格表资料 χ^2 检验

［例 10.7］ 将 150 份检品分别接种于甲、乙两种培养基，结果见表 10-2。比较两种培养基的培养效果是否有差别？

表 10-2　甲乙两种培养基的培养结果

甲培养基	乙培养基		合计
	＋	－	
＋	30	25	55
－	10	85	95
合计	40	110	150

（一）定义变量

（1）打开 SPSS，在变量视图下定义变量，如图 10-24 所示。在“名称”下设置三个变量，分别为“jia”“yi”和“lishu”，标签分别设置为“甲培养基”“乙培养基”和“例数”，“小数”均为 0。

（2）点击“甲培养基”变量的“值”下的相应单元格，弹出对话框，对其进行标记，即用 1 表示“＋”，用 2 表示“－”；同样对“乙培养基”进行标记，即用 1、2 分别表示“＋”“－”（图 10-24）。

（二）数据输入与分析

（1）数据输入　按照图 10-25 所示进行数据录入。

（2）数据分析　同样先将“例数”进行加权（参见四格表资料数据分析步骤一）；然后点击“分析”→“描述统计”→“交叉表”（图 10-26），弹出对话框，将“甲培养基”置于“行”，“乙培养基”

Note

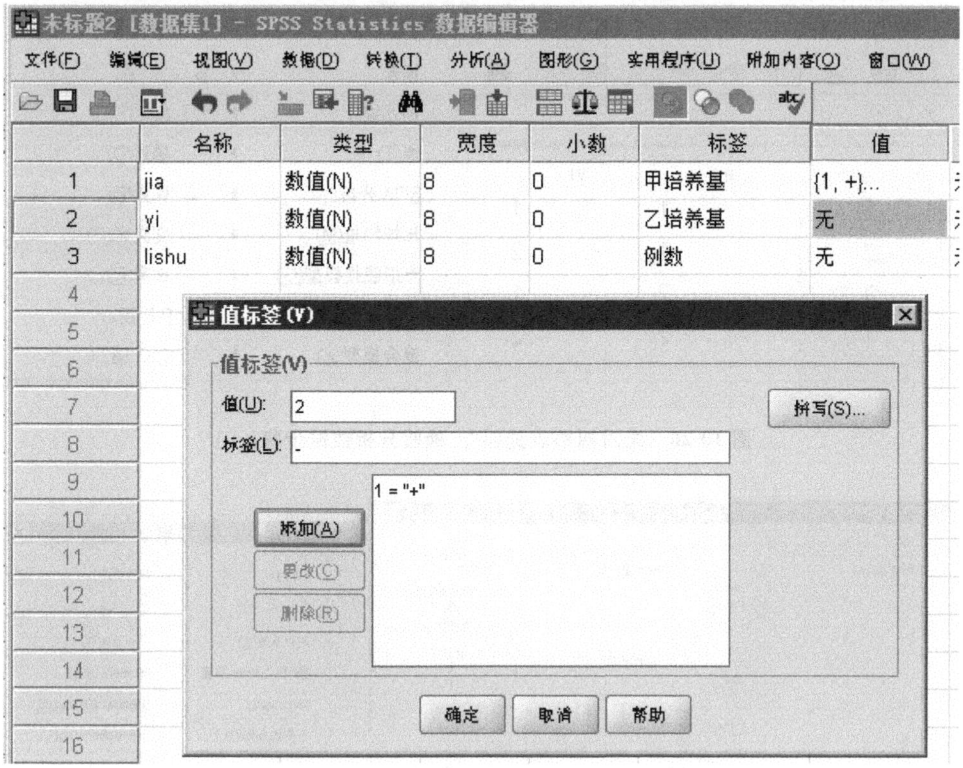

图 10-24 配对四格表资料 χ^2 检验定义变量

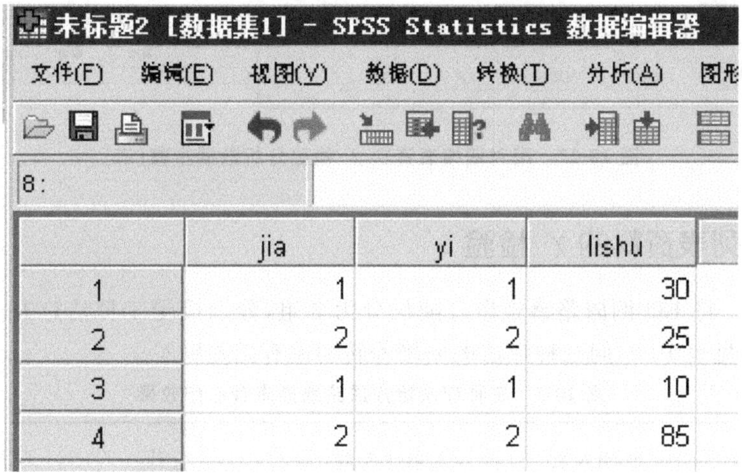

图 10-25 配对四格表资料 χ^2 检验数据录入

置于“列”，点击“统计量”，勾选“McNenar(M)”，点击“继续”“确定”(图 10-27)即出结果。

(三) 结果分析

结果显示为三个表格(图 10-28)，前两个表格显示样本信息，第三个表格为假设检验结果，不显示 χ^2 值，$n=150$，$P=0.017$，差异有统计学意义，可以认为两种培养基的培养效果不相同。

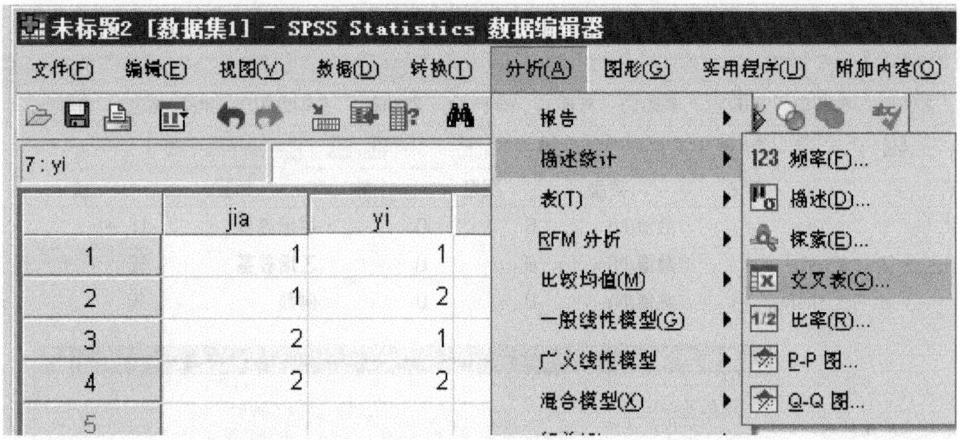

图 10-26　配对四格表资料 χ^2 检验分析数据步骤(一)

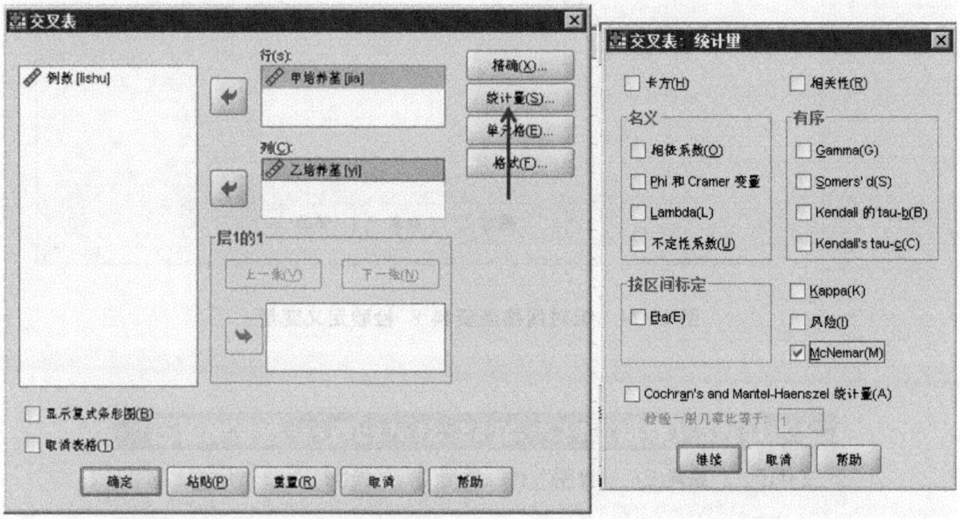

图 10-27　配对四格表资料 χ^2 检验分析数据步骤(二)

三、行×列表资料的 χ^2 检验

[例 10.8]　将 133 例尿路感染患者随机分为 3 组，分别接受三种治疗方法，一个疗程后观察疗效，结果见表 10-3，问三种疗法的尿培养转阴率有无差别？

表 10-3　三种疗法治疗尿路感染患者治疗效果

疗　法	转阴人数	阳性人数	合计	转阴率/(%)
甲疗法	30	14	44	68.2
乙疗法	9	36	45	20.0
丙疗法	32	12	44	72.7
合计	71	62	133	53.4

案例处理摘要

	案例					
	有效的		缺失		合计	
	N	百分比	*N*	百分比	*N*	百分比
甲培养基*乙培养基	150	100.0%	0	.0%	150	100.0%

甲培养基*乙培养基 交叉制表

计数

		乙培养基		合计
		+	−	
甲培养基	+	30	25	55
	−	10	85	95
合计		40	110	150

卡方检验

	值	精确Sig.(双侧)
McNemar检验 有效案例中的N	150	.017[a]

a.使用的二项式分布。

图 10-28 配对四格表资料 χ^2 检验结果

(一) 定义变量

打开 SPSS,在变量视图下定义变量,如图 10-29。可参考图 10-18 四格表资料 χ^2 检验定义变量方法,不同的是疗法有甲、乙、丙三种。

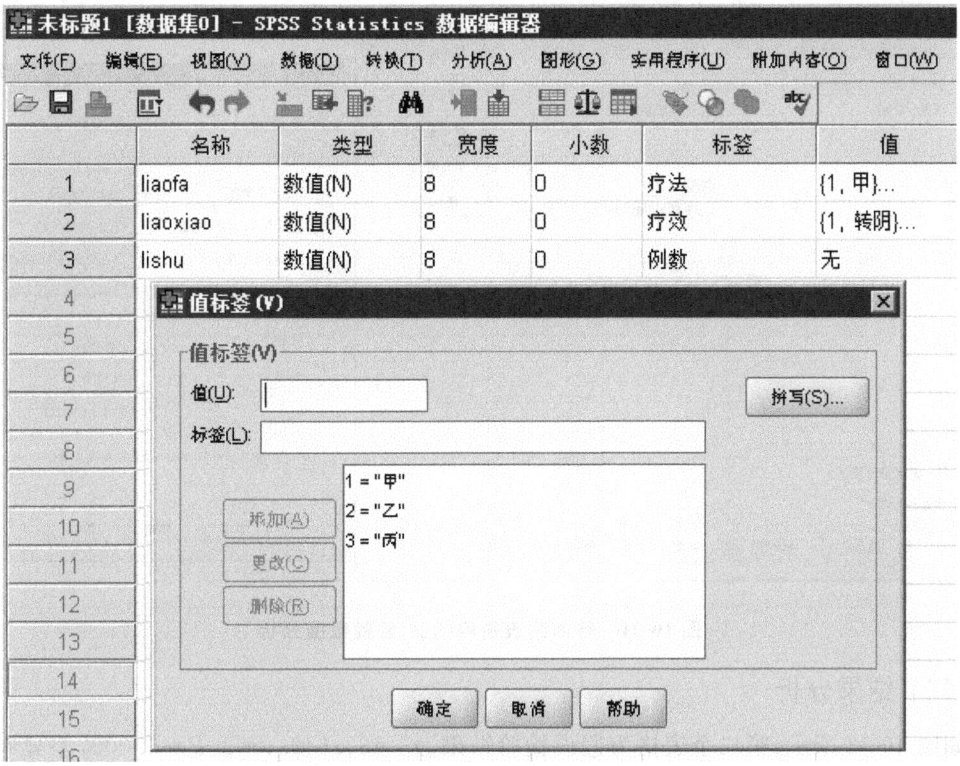

图 10-29 行×列表资料的 χ^2 检验定义变量

(二) 数据输入与分析

(1) 数据输入　在数据视图下录入数据，如图 10-30 所示。

(2) 数据分析　点击菜单栏“数据”，选择“加权个案”，将“例数”置于“加权个案”中的“频率变量”，点击“确定”。然后，点击菜单栏“分析”→“描述统计”→“交叉表”，弹出对话框，将“疗法”置于“行”，“疗效”置于“列”，点击“统计量”，勾选“卡方”，点击“继续”“确定”(图 10-31)。

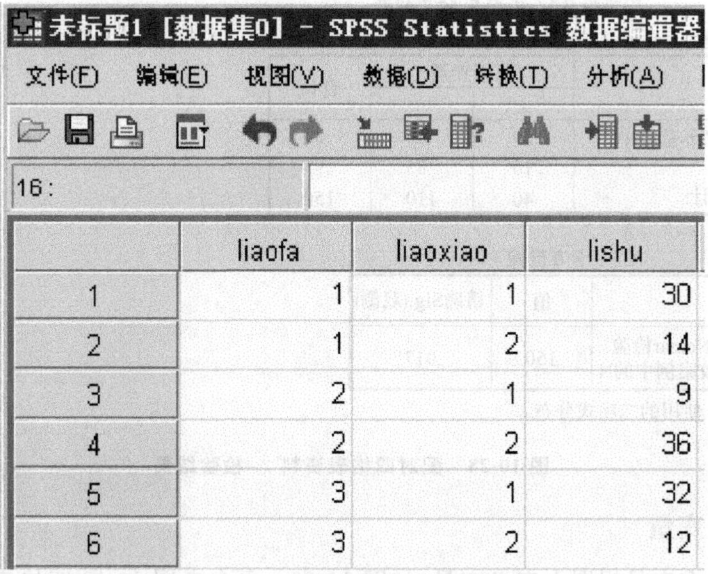

图 10-30　行×列表资料的 χ^2 检验数据录入

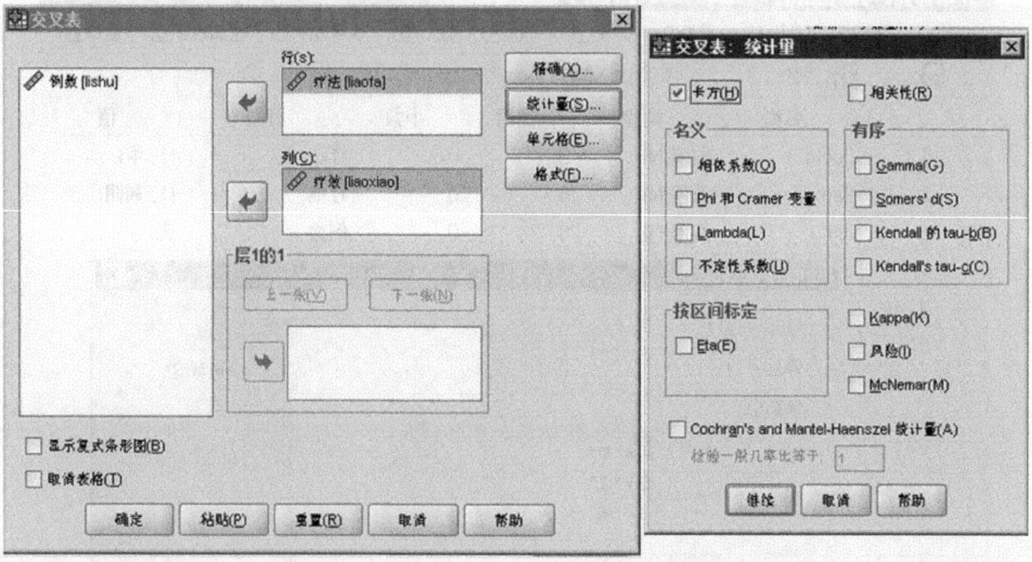

图 10-31　行×列表资料的 χ^2 检验数据分析

(三) 结果分析

如图 10-32 所示，第二个表格为假设检验结果，$\chi^2=30.640$，$\nu=2$，$P=0.000$，差异有统计学意义，可以认为三种疗法的尿培养转阴率有差别。

Note

疗法*疗效 交叉制表

计数

		疗效		合计
		转阴	转阳	
疗法	甲	30	14	44
	乙	9	36	45
	丙	32	12	44
合计		71	62	133

卡方检验

	值	df	渐进Sig.(双侧)
Pearson卡方	30.640[a]	2	.000
似然比	32.124	2	.000
线性和线性组合	.181	1	.670
有效案例中的N	133		

a.0单元格（.0%）的期望计数少于5。最小期望计数为20.51。

图 10-32　行×列表资料的 χ^2 检验

（王玉平）

第三篇

人群健康研究的流行病学方法

RENQUNJIANKANGYANJIUDE
LIUXINGBINGXUEFANGFA

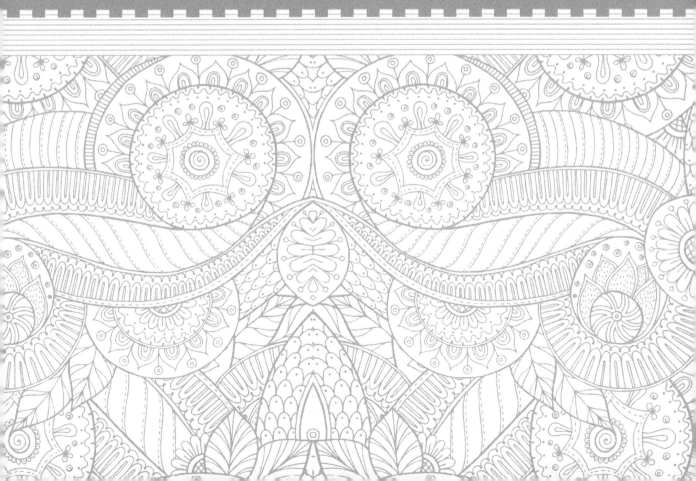

第十一章　流行病学概述

扫码看课件

学习目标

1. **掌握**：流行病学的定义；疾病的三间分布。
2. **熟悉**：常用的流行病学研究方法；描述疾病和死亡频率的指标。
3. **了解**：流行病学的基本观点及用途。

流行病学(epidemiology)是从群体水平研究疾病与健康的一门学科。作为一门方法学，流行病学不仅是预防医学的主导课程，同时也是现代医学课程体系的一门重要的基础学科。目前流行病学的原理和方法已广泛应用于医学各个学科领域，如传染性疾病、慢性非传染性疾病、突发公共卫生事件、伤害等各种与健康相关的状态及卫生事件的研究。

临床案例

1854年，伦敦暴发霍乱，10天内夺去了500多人的生命。当时人们普遍相信是土壤中散发出的有毒瘴气侵害人体，于是纷纷逃离。英国医生约翰斯诺研究发现，几乎所有的死亡病例都发生于距离宽街水井不远的地方，他们都饮用了宽街供水站的水，封闭水井，暴发即告终止。

思考：

(1) 斯诺医生在研究过程中使用了哪些方法？

(2) 你认为流行病学方法有什么用途？

第一节　流行病学概述

一、流行病学的定义、基本观点及用途

(一) 流行病学的定义

随着疾病谱和死亡谱的变化及医学模式的转变，流行病学的研究对象、内容和范围也在不断发展。目前，较为公认的流行病学定义如下。流行病学是研究人群中疾病与健康状况的分布及其影响因素，研究预防和控制疾病及促进健康的策略和措施，并不断对方法和措施进行评价的一门学科。

该流行病学定义中包含了如下几点含义。①流行病学是从人群的水平进行研究。②研究的内容包括三个层次：疾病、伤害、健康状况。③找出与疾病或健康有关的各种危险因子。

Note

④提出合理高效的防止和控制疾病，以及促进健康的策略与措施。⑤对运行的策略和措施进行评价，不断完善。简言之，流行病学的定义可概括为，揭示现象——找出原因——提出策略和措施。

（二）流行病学的基本观点

1. 群体观点 群体通常是指在一定范围内具有某种共同特征的人群，年龄、性别、职业、暴露史等都可以作为描述人群特征的变量。流行病学是从宏观的角度上认识疾病和健康，从群体的角度观察事物的动态变化，这是流行病学区别于其他医学学科的最显著的特点之一，群体和分布是流行病学中两个最基本的概念。

2. 社会医学和生态学的观点 人不仅具有生物属性，同时还具有社会属性，人类的健康和疾病受到自然环境和社会环境因素的制约。近年来有人在"生物-心理-社会医学模式"的基础上又提出了"生物-心理-社会-生态环境模式"，即在进行流行病学研究时要树立社会医学和生态学的观点。

3. 比较的观点 只有通过对比分析，才能发现疾病发生的原因和评价研究结果。即使是一般的描述，也必须与相应的人群、时间和地点的结果相比较才能说明问题，才有意义。

4. 多病因论的观点 任何疾病的病因都不是单一的，而是多种因素综合作用的结果。各因素之间、因素与结局之间存在着复杂的病因网络关系，多病因论有助于我们选择切实可行的疾病预防和干预措施。

5. 概率论的观点 流行病学在描述人群疾病发生的强度或死亡发生的危险时，使用的指标是概率。运用流行病学方法进行病因研究、临床试验和预防措施效果评价时，需要借助数理统计学的原理和方法对资料进行统计分析。

（三）流行病学的用途

1. 描述疾病和健康状态的分布特点，分析其分布规律 流行病学研究的起点即三间分布，通过疾病或健康状态在不同人群、不同地区、不同时间的分布特点和规律，揭示人群健康、疾病消长及特征变化规律。

2. 研究疾病的病因与危险因素 许多疾病特别是慢性病的病因未明，并可能与多种因素有关，流行病学用于探讨疾病病因，阐明与疾病或健康状况发生和流行有关的因素，是控制疾病，促进健康的关键所在。约翰斯诺关于霍乱致病因子及传播途径的研究即是典型的探讨疾病病因的研究过程。

3. 用于疾病诊断、治疗、预防措施的效果评价 随着相关学科及科学技术的不断发展，新的诊断技术或方法，新的治疗药物或措施层出不穷。这些新方法和措施效果如何，是否可推广应用等问题可应用流行病学方法予以评价。此外，在临床实践中还涉及对治疗药物或方法的不良反应的评价以及疾病的预后分析等，这些均属临床流行病学的研究范围。此外，对某种预防疾病的措施或方法，如一种新的预防接种制剂，一项预防疾病的措施如食盐加碘等的效果，可以实验流行病学的方法予以评价。

4. 用于医疗、卫生、保健服务的决策和评价 随着人口增长、老龄化、新技术和新药物的应用，以及人类健康需求层次的提高，医疗费用以高于国民生产总值的速度增长，而高新技术、高档设备、高价药品的层出不穷，更是加剧了有限卫生资源与无限增长的卫生需求之间这一全球性的矛盾，人们越来越认识到应该对卫生技术广泛应用产生的影响和社会后果进行系统研究和全面评价，制定相应的政策和策略进行控制，这都需要借助于流行病学方法和循证医学的成果。

5. 调查、分析疾病发生和流行的变化规律，揭示疾病的自然史 疾病的自然史即疾病从发生、发展到转归的自然过程，一般包括易感期、临床前期、临床期、康复期（或残疾、死亡）。应

Note

用流行病学方法可以阐明疾病的自然史，了解自然史有助于对疾病的临床诊断、治疗，也有助于对其预防和控制。

二、流行病学的研究方法

流行病学的研究方法大体上可分为三大类，即观察性研究、实验性研究和理论性研究（图11-1）。

（1）观察性研究　研究人员在不对研究对象施加任何影响的情况下，对获得的调查资料进行分析研究的一类方法。观察性研究主要包括现况调查、病例对照研究和队列研究三种方法，这三种方法也是流行病学最基本的研究方法。根据选择的研究对象不同，观察性研究又可分为描述流行病学和分析流行病学。现况调查是描述流行病学中应用最为广泛的一种方法，而病例对照研究和队列研究则是分析流行病学的两种主要研究方法。

- 流行病学研究
  - 观察性研究
    - 现况调查
    - 病例对照研究
    - 队列研究
  - 实验性研究
    - 临床试验
    - 现场试验
    - 社区干预试验
  - 理论性研究（数学模型研究）

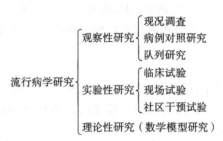

图 11-1　常用流行病学研究方法分类

（2）实验性研究　在研究人员的控制下，对研究对象施加或消除某种因素或措施，以观察此因素或措施对研究对象的影响。实验性研究可分为临床试验、现场试验和社区干预试验三种试验方法。

（3）理论性研究　又称为数学模型研究，它是将流行病学调查所得到的数据，通过运用不同的数字符号来代表疾病的多个病因及机体与环境的各项危险因素，然后抽象地通过数学公式来模拟疾病的发生和流行，以探讨疾病流行的规律。该方法可以定量地反映出病因、机体与环境因素的变化对疾病发生的影响及其动态的变化。

随着疾病谱的变化、医学模式的转变及对生命和健康新要求的提出，流行病学面临的都是多因素的问题，必然向多因素分析研究发展。而且以往定性的研究越来越不适应要求，必然向定量方法发展。总之，流行病学方法需要不断完善和发展，以便更好地为开展医学研究和医疗卫生工作服务。

第二节　疾病的分布

疾病的分布（distribution of disease）是指疾病或健康状态在不同地区、不同时间、不同人群发生的频率。疾病的分布是流行病学的一个重要概念，是流行病学研究的起点和基础，通过研究疾病的分布，可以了解疾病流行规律，揭示某因素与疾病的关系，为进一步研究指明方向。

一、描述疾病发生的常用指标

描述疾病分布的方法是利用流行病学调查资料按照不同人群、时间、地区间特征分组，计算相应的频率指标（如发病率、死亡率、罹患率等），然后进行描述分析。

（一）发病指标

1. 发病率（incidence rate）　在一定时间内（一般为 1 年）某人群某病发生新病例的频率。

$$某病发病率=\frac{一定时期内某人群新病例数}{同期暴露人口数}\times K \qquad (11\text{-}1)$$

式中，K 为 100%、1000‰或 10000/万。

发病率常用来描述疾病的分布，探索病因，提出病因假说及评价防治措施效果等。

计算发病率时，分母中规定的暴露人口是观察时间内观察地区所有可能发生某病的人口数。发病率的分子是指观察期内该地新发生的某病病例数。

发病率可按年龄、性别、职业、地区及不同人群而分别统计计算，称为发病专率。不同来源的发病率资料对比时，应考虑年龄、性别等的构成，对发病率进行标化，否则会造成偏倚。

2. 罹患率(attack rate) 与发病率一样，也是测量新发病例的指标，多用于较小范围人群在较短期间内新发病例的频率。观察时间可以是日、周、月，也可以是一个流行期。

$$罹患率=\frac{观察期内的新病例数}{同期的暴露人口数}\times K \qquad (11\text{-}2)$$

式中，K 为 100%、1000‰或 10000/万。

在探讨疾病暴发或流行的病因时经常用到罹患率，它可以根据暴露程度精确测量发病概率。

3. 患病率(prevalence rate) 又称现患率，是指某人群在某特定时间内某病现患（新、旧）病例的频率。

$$患病率=\frac{某人群某特定时间内的患病例数}{该人群同期的平均人口数}\times K \qquad (11\text{-}3)$$

式中，K 为 100%、1000‰或 10000/万。

患病率常用于现况调查，调查时间不宜太长，应在一个月或几个月内完成，一般不超过一年。按某一时刻计算的患病率称为“时点患病率”。按一段时间计算的患病率称为“期间患病率”。

患病率受两种因素影响，一是发病率，二是病程。如果是慢性病，由于病程长，人群中病例数会年复一年地积累，而使患病率升高，甚至超过发病率。若是急性病，在较短时间里迅速治愈或导致死亡，患病率将会相对地降低。如果某病的发病率和病程在相当长的期间内是稳定的，也就是在两个不同时间内的患病率相等。患病率、发病率和病程三者的关系如下：患病率＝发病率×病程。如新病例增加，未治愈者寿命延长，病例迁入，健康者迁出，诊断水平提高等都可导致患病率升高，反之，则可引起患病率降低。

4. 感染率(infection rate) 在某个时间内所检查的人群中，某病现有感染者所占的比例。

$$某病感染率=\frac{某病感染人数}{受检人数}\times 100\% \qquad (11\text{-}4)$$

感染率常用于研究某些传染病或寄生虫病的感染情况和防治措施的效果，也可以用来估计疾病的流行态势，为制定防治措施提供依据。特别是对隐性感染率高的疾病调查，如乙型病毒性肝炎、脊髓灰质炎、流行性乙型脑炎等，常用此指标。

（二）死亡指标

1. 死亡率(mortality rate) 某人群在一定时间内的总死亡人数与该人群同期平均人口数之比。

$$死亡率=\frac{某人群某年总死亡人数}{该人群同年平均人口数}\times K \qquad (11\text{-}5)$$

式中，K 为 100%、1000‰或 10000/万。

此式分母中年平均人口数一般使用年中人口数，可采用该年 6 月 30 日 24 时（或 7 月 1 日 0 时）人口数，或年初人口数加年终人口数除以 2。

死亡率反映一个人群总死亡水平，是衡量人群因病伤死亡危险大小的指标。一般均以年为时间单位，是一个国家或地区文化、卫生水平的综合反映。不仅在医学上受到重视，在政治、

Note

经济研究中也受到关注。不过上述方法计算的死亡率是死于各种原因的总死亡率,称为普通死亡率或粗死亡率(crude death rate)。可以按照不同病种、性别、年龄、职业等计算死亡专率。

2. 婴儿死亡率(infant death rate) 年内周岁内婴儿的死亡数占年内活产数的比值。一般以千分率表示。

婴儿死亡率是反映社会经济及卫生状况的一项敏感指标,是妇幼卫生保健工作的常用指标。婴儿死亡率就是一种死亡专率,与粗死亡率相比,不受人口构成影响,各国之间可以直接比较。

3. 病死率(fatality rate) 指一定时间内(通常为1年)患某种疾病的人群中因该病而死亡的频率。

$$\text{某病病死率}=\frac{\text{一定时期内某病死亡人数}}{\text{同期确诊的某病病例数}}\times 100\% \tag{11-6}$$

病死率是疾病死亡专率的一项重要指标,反映疾病的严重程度,也可以用来评价医院的医疗水平和工作质量。多用于急性传染病。

4. 生存率(survival rate) 又称存活率,是常用于评价某些慢性疾病如癌症、心血管病等疾病远期疗效的指标。

$$n\text{ 年存活率}=\frac{\text{随访满 }n\text{ 年存活的病例数}}{\text{随访满 }n\text{ 年的病例数}}\times 100\% \tag{11-7}$$

研究存活率必须有随访制度。首先确定起算时间及结算时间。一般以确诊日期、手术日期、住院日期为起算时间。结算时间通常以5年计算,即5年存活率。

二、疾病的流行强度

疾病的流行强度是某病在某地某人群中一定时期内发病数量的变化及病例间联系程度。常用于描述疾病流行强度的术语有散发、暴发、流行和大流行。

1. 散发(sporadic) 某种疾病在某地区的发病率呈历年来的一般水平,病例间无明显传播关系。历年来一般是指当地近三年该病的发病率平均水平。散发一般多用于区、县以上范围,不适于小范围的人群。疾病呈散发的原因主要有以下几点:①该病常年流行或因疫苗接种,人群有一定的免疫力,如麻疹;②隐性感染为主的传染病,如流行性乙型脑炎;③潜伏期长的疾病,如麻风病等。

2. 暴发(outbreak) 某种疾病在一个局部地区或集体单位中,短时间内突然出现很多相同的病例,称为暴发。多数患者出现在该病的最长潜伏期内,有相同的传染源或传播途径,如食物中毒、麻疹、水痘的暴发。

3. 流行(epidemic) 某种疾病在某地区、某时期的发病率明显超过历年来的散发水平(3～10倍)时,称为流行。流行与散发是相对的,各地应根据不同时期、不同病种等作出判断。

4. 大流行(pandemic) 有些疾病在流行时,蔓延迅速,涉及地域广,往往在比较短的期间内越过省界、国界甚至洲界,而形成大流行。如流行性感冒、霍乱、鼠疫,历史上曾多次发生过世界性的大流行。

三、疾病的分布

(一) 人群分布

人群的性别、年龄、职业、种族、阶层、婚姻状况、家庭情况以及行为生活方式等特征,常常影响着疾病的分布,有时也可成为疾病的危险因素。研究疾病的人群分布有助于探讨疾病的流行因素和致病原因,为防治工作提供依据。

1. 年龄 在研究疾病的人群分布中，年龄是最重要的因素之一，几乎各种疾病的发病率或死亡率均与年龄有密切的关系。大多数疾病在不同年龄组其发病率不同。心脑血管疾病、恶性肿瘤、糖尿病等慢性疾病，其发病率、患病率及死亡率，一般随年龄的增加而增高。白血病在儿童期和老年期均较多见。发病后有持久免疫力的传染病，如麻疹、百日咳、水痘等，大多在儿童中发病率高，尤其学龄前儿童发病率最高。有一些传染病如脊髓灰质炎、流行性乙型脑炎、流行性脑脊髓膜炎等，人群中普遍存在隐性感染，成人多已获得免疫，故这些传染病的发病率以儿童年龄组为高。

2. 性别 许多疾病存在着性别差异。疾病的性别差异主要是由于男女接触致病因子的机会不同所致。例如，血吸虫病、钩端螺旋体病往往是男性高于女性，原因是男性参加农田劳动时接触疫水机会较多的缘故。我国癌症死亡率除乳腺癌、宫颈癌外，一般是男性高于女性。其中明显高的有膀胱癌、胃癌、肝癌，可能与男性接触致癌因子机会较多有关。地方性甲状腺肿女性多于男性，其原因可能与女性需碘量较多，但供给量又不足有关。胆囊炎、胆石症则以中年肥胖女性较多，可能与女性的生理特点有关系。

3. 职业 许多疾病的发生与职业有关系，如煤矿工易患矽肺、脑力劳动者易患冠心病、炼焦工人易患肺癌、理发师易患静脉曲张等。同一职业，但工种不同其发病率也不同。

传染病的发生与职业也有密切关系，如皮毛厂工人易患炭疽；农牧场工人易患布鲁菌病；我国江苏省、浙江省及四川省农民易患钩虫病；北方伐木工人易患森林脑炎；煤矿工人易患煤工尘肺病等。

4. 种族和民族 由于不同种族、民族的人群，其所处的地理环境、风俗习惯、生活方式、宗教信仰及遗传等因素的不同，这些因素均影响着疾病的发生。如马来西亚居住有三种民族，马来人患淋巴瘤较多；印度人患口腔癌多；而中国人以患鼻咽癌和肝癌较多。我国回族、哈萨克族，男性胃癌死亡率高于其他民族，提示与饮食习惯有关；牧区少数民族农民的冠心病发病率高于同地区的汉族农民，与少数民族的高脂饮食有关。美国黑人多死于心脏病、脑血管意外、结核、梅毒等，而白人死亡率较高的是自杀和白血病等。

总之，民族和种族对疾病的影响主要来自两个方面，一方面是由于生活习惯和经济条件，另一方面为遗传因素，如镰状细胞性贫血只见于黑人，而 Ewing 肉瘤在黑人中尚无此病。

5. 家庭 家庭的年龄结构、文化水平、经济及卫生状况、风俗习惯、嗜好等均与疾病的发生密切相关。家庭成员之间接触的密切程度，与某些传染病的传播相关，如病毒性肝炎、细菌性痢疾等。许多慢性病存在家族聚集性。

6. 行为 不良行为和不良生活方式与许多疾病，尤其是慢性病的发生密切相关。据世界卫生组织报告，在发达国家和部分发展中国家，危害人类健康和生命的主要原因，是恶性肿瘤、冠心病、脑卒中、高血压、糖尿病等慢性非传染性疾病，而这些疾病的发生与发展，60%～70%是由社会因素和不健康的生活方式与不良行为习惯造成的。最常见的不良行为有吸烟、酗酒、吸毒、不正当性行为、静坐等。

（二）地区分布

疾病的发生往往受地区的自然环境和社会条件的影响，地区差异反映了不同地区致病因子的差别，因此，研究疾病地区分布常可对疾病的病因、流行因素等提供线索，以便制定防护对策。

疾病地区分布划分，在世界范围内可按国家、区域、洲、半球为单位；在一个国家内可按行政区域划分，如我国可按省、直辖市、自治区、县为单位划分，也可以按自然环境划分，如山区、平原、湖泊、草原等。研究疾病地区分布的方法，需要根据实际情况，可做出疾病标点地图、地区分布图、传播蔓延图，也可按不同地区计算其发病率、死亡率、患病率等。

Note

1. 疾病在国家间的分布 疾病在世界各国的分布并不均衡，例如乳腺癌在北美洲、北欧、西欧发病最多，东欧次之，亚洲和非洲各国较少。肝癌多见于亚洲、非洲。胃癌死亡率日本和智利等国家较高，澳大利亚、美国较低。黄热病的分布与埃及伊蚊的分布一致，主要流行于南美洲和非洲；登革热流行于热带、亚热带。

2. 疾病在国家内的分布 疾病在一个国家内的分布也有差别。血吸虫病在我国长江以南曾广泛流行，长江以北则未见此病。这是因为北方干燥、寒冷、缺乏钉螺孳生繁殖条件所致。食管癌在我国北方多于南方，而北方又以太行山脉地区的山西、河南、河北三省交界处为圆心，死亡率以同心圆向周围扩散，逐渐降低。我国鼻咽癌主要分布于华南，而以广东省广州语系为高发区。大骨节病主要分布于东北、华北、西北等省、市、自治区，我国南方则无此病。地方性甲状腺肿(缺碘性)则以山区最多，流行地区的土壤、水和食物中含碘量均低于一般地区。原发性肝癌主要分布于东南沿海各地，以上海、福建、江苏、广西、浙江等省市死亡率最高。高血压患病率北方高于南方，主要原因可能与北方盐的摄入量、体质指数、超重和肥胖的百分比均高于南方有关。

3. 疾病的城乡分布 城市交通方便，人口稠密，居住拥挤，因此呼吸道传染病如流行性感冒、流行性脑脊髓膜炎、百日咳等经常有散发和流行。在偏僻农村交通不便，人口稀少，居住分散，呼吸道传染病往往不易发生流行。但一旦有患者或携带者传入，也可以引起大规模流行。城市工业集中，排放烟尘及有害气体，加上汽车尾气排放，致使呼吸系统疾病和交通事故高于农村，尤其肺癌死亡率城市高于农村。

(三) 时间分布

描述疾病分布的时间单位因病种而不同，其变化的形式主要有短期波动、季节性、周期性和长期变异。

1. 短期波动(rapid fluctuation) 有时也称时点流行，指人群中某种疾病在较短时间内发病数突然增多的现象。其含义与暴发相近，区别在于暴发常用于少量人群，而短期波动常用于较大数量的人群。

疾病的短期波动或暴发是由于人群中大多数人在短时间内接触或暴露于同一致病因素所致，常见于因食物或水源被污染而引起的食物中毒、伤寒、痢疾等。由于潜伏期不同，发病有先有后。先发病者为短潜伏期患者，后发病者为长潜伏期患者，大多数病例发生日期往往在最短和最长潜伏期之间，即常见潜伏期。发病高峰与该病的常见潜伏期基本一致。因此，可从发病高峰推算暴露日期，从而找出引起暴发的原因。

2. 季节性(seasonal variation) 疾病在每年一定季节内呈现发病率升高的现象，称为季节性。疾病呈现季节性变化的原因受气象条件、媒介昆虫、人群风俗习惯、生产条件等诸多因素的影响。研究疾病的季节性不但可探讨流行因素、传染源，还可为防治对策的制定提供依据。

例如，流行性乙型脑炎在我国北方 8、9、10 三个月为发病高峰季节，在此前后很少发生，而南方稍早(图 11-2)。其主要原因与乙型脑炎病毒在媒介昆虫体内繁殖特性及蚊虫孳生条件有关，也与猪的病毒血症时间密切相关。呼吸道传染病季节性高峰一般多在冬春季节，如流行性脑脊髓膜炎发病高峰在 1—4 月。肠道传染病终年均可发生，季节性高峰为夏秋季。

3. 周期性(periodicity) 疾病依规律性的时间间隔发生流行的现象，称为周期性。

呈现周期性流行的疾病主要是呼吸道传染性疾病。如：流行性感冒每隔 10～15 年出现一次世界性大流行(甲型流行性感冒 2～3 年一次，乙型流行性感冒 4～6 年一次)；流行性脑脊髓膜炎 7～9 年流行一次；百日咳 3～4 年流行一次；麻疹疫苗普遍使用前，在城市中常常表现为 2 年一次流行高峰。自 1965 年广泛推广使用麻疹疫苗后，我国麻疹的发病率显著降低，周期

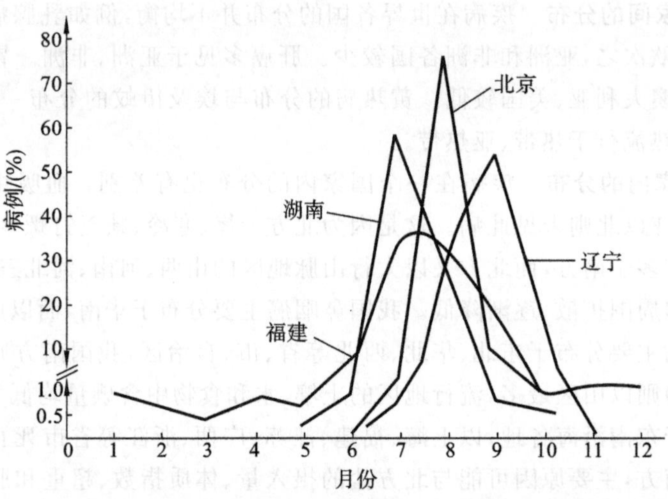

图 11-2 四省市流行性乙型脑炎季节分布(1955 年)

性流行已不明显。

4. 长期变异(secular change) 在一个相当长时间内(通常为几年或几十年),疾病的病原体、临床表现、发病率、死亡率等,随着社会生活条件改变、医疗技术的进步和自然条件的变化而发生显著变化,与原来有很大的不同,称为长期变异。

经过长期变异,我国疾病谱发生了显著变化,非传染性疾病如心血管疾病、肿瘤等慢性疾病在死因顺位中上升。传染性疾病的种类发生了很大变化。我国既往伤寒、细菌性痢疾、霍乱、炭疽、白喉、布鲁菌病、麻疹、脑膜炎等经常发生流行或大流行,但经过大力防治,特别是实行计划免疫后,这些疾病的发病率明显下降。但是有一些传染病如甲型病毒性肝炎的广泛流行,乙型病毒性肝炎带毒者的大量存在,丙型病毒性肝炎的出现,细菌性食物中毒不断发生,肺结核病死率虽然下降,而发病率仍然较高。性传播疾病的上升、艾滋病的出现和蔓延等,都值得注意。

(四) 疾病的人群、地区、时间分布的综合描述

在开展疾病流行病学研究中,通常需要综合考虑疾病的人群分布、地区分布和时间分布。只有通过全面的观察和综合分析,才能获得病因线索、流行因素的各种信息,把握疾病发生、发展的规律。移民流行病学的研究即是一例。通过比较移民和土著人的发病率或死亡率,分析病因属于环境因素还是遗传因素,为探索病因提供线索。

知识链接

中国常见恶性肿瘤地区分布

鼻咽癌主要分布于广东的肇庆、佛山、广州地区,以及广西、湖南等省份。食管癌集中于河南、河北、山西交界的太行山麓地区。胃癌主要集中于西北和沿海各省。肝癌东南沿海地区多发。肺癌以云南宣威发病率最高。

小 结

(1) 流行病学的研究方法大体上可分为三大类,即观察性研究、实验性研究和理论性研究。观察性研究最常用的是现况调查、病例对照研究和队列研究。

Note

(2) 疾病的三间分布是指疾病或健康状态在不同人群、不同地区和不同时间的发生频率。描述疾病分布的常用指标可分为发病指标和死亡指标两大类。发病指标最常用的是发病率、罹患率、患病率；死亡指标最常用的是死亡率、婴儿死亡率、病死率、五年生存率等。

(3) 描述疾病流行强度的指标有散发、暴发、流行、大流行。描述疾病时间变化的形式主要有短期波动、季节性、周期性和长期变异。

思考题

1. 什么是疾病的三间分布？
2. 发病率和患病率有什么区别？
3. 暴发与短期波动有什么区别？

自测题

一、A1 和 A2 型题(单项选择题)

1. 某地人口为 5 万，某年发生霍乱 100 例，其中死亡 1 例。则该年某地的霍乱发病率是(　　)。

A. 2%　B. 2‰　C. 2/万　D. 1/万　E. 5/万

2. 某医生调查了 1000 人，有 100 人 HBsAg 为阳性，则合适的描述指标为(　　)。

A. 发病率　B. 罹患率　C. 患病率　D. 感染率　E. 生存率

3. 某地某年结核病呈历年来的发病水平，称为(　　)。

A. 流行　B. 散发　C. 暴发　D. 周期性　E. 大流行

二、A3 型选择题

某社区年均人口为 10 万，年内共死亡 100 人；确诊肿瘤 50 人，因肿瘤死亡 20 人。

(4～6 题共用备选答案)

A. 1%　B. 1‰　C. 5/万　D. 40%　E. 2/万

4. 该社区年度总死亡率是(　　)。
5. 该社区肿瘤发病率是(　　)。
6. 该社区肿瘤死亡率是(　　)。

2000 年调查发现，某社区人口数为 50 万，现有某病患者 200 人，其中有 50 例为调查当年新诊断病例，该年有 10 例因该病死亡。

(7～9 题共用备选答案)

A. 4.0　B. 0.2　C. 40.0　D. 10.0　E. 2.0

7. 2000 年该社区该病的发病率(1/10 万)是(　　)。
8. 2000 年该社区该病的患病率(1/10 万)是(　　)。
9. 2000 年该社区该病的死亡率(1/10 万)是(　　)。

三、X 型题(多项选择题)

10. 导致疾病患病率升高的因素有(　　)。

A. 诊断技术提高　B. 疾病病程延长　C. 该病患者死亡
D. 治愈率提高　E. 健康人口迁入

11. 与疾病季节性有关的因素有(　　)。

A. 气候条件　B. 媒介昆虫　C. 风俗习惯　D. 生产条件　E. 病原体变异

(杨福江)

自测题答案

Note

第十二章　观察性研究

扫码看课件

学习目标

1. **掌握**：抽样调查的优点和缺点；病例对照研究和队列研究的基本原理、资料的统计分析方法。

2. **熟悉**：抽样调查的目的；普查的优点和缺点；病例对照研究和队列研究的特点、优点和缺点。

3. **了解**：筛检的概念、目的和评价指标；病例对照研究和队列研究的用途。

观察性研究是指不对研究对象施加任何影响的情况下获取调查资料并分析的过程。它是流行病学研究中最基本、最主要的方法。观察性研究又可分为描述性研究和分析性研究，前者主要包括现况调查、生态学研究等；后者主要包括病例对照研究和队列研究两种方法。

临床案例

为了了解吸烟与肺癌的关系，1950 年 Doll 和 Hill 分别收集了肺癌患者和非肺癌患者若干人，调查了解他们的吸烟情况，发现两组的吸烟率有统计学差异。为进一步了解吸烟与肺癌的关系，Doll 和 Hill 对英国 35 岁以上开业医生按照吸烟情况（吸烟和每日吸不同支数）分为几组，追踪 4 年 5 个月，收集了死亡资料。

思考：

(1) Doll 和 Hill 在吸烟与肺癌的研究中使用了哪些流行病学研究方法？

(2) 这个案例对我们有什么启示？

第一节　现况调查

一、现况调查概述

现况调查（prevalence study），又称横断面调查（cross-sectional study）是研究特定时间内特定范围人群的疾病或健康状况与某些因素关系的一种最常用的研究方法。因收集到的流行病学资料是调查当时所获取，故称为现况调查。从时间上看是在一特定时间内进行的调查，故又称横断面调查。它所用的指标主要是患病率，故又称现患调查。

现况调查主要用于调查人群疾病现患情况和健康状况，尤其适用于病程较长、发病率较高的慢性疾病。在现况调查中，由于调查的疾病或健康状况与研究因素是同时存在的，即因与果

Note

是并存的，所以只能提出病因假设，而不能得出有关因果联系的结论。

二、现况调查的目的和用途

(1) 描述分布　描述疾病或健康状况的三间分布，分析疾病或健康状况的频率与哪些环境因素、人群特征以及防治措施等因素有关，进而发现高危人群，为疾病防治提供依据。

(2) 提出病因线索，建立病因假设　描述某因素或特征与疾病或健康状况的联系，提出病因假设，供进一步分析用。

(3) 进行疾病监测，评价防治措施的效果　定期的现况调查，收集有关暴露与疾病的资料，通过结果的比较，评价防治措施的效果。

(4) 早期发现、早期诊断和早期治疗　利用普查或筛查等手段可实现"早发现、早诊断、早治疗"的目的。

(5) 为开展其他流行病学研究提供基础　现况调查是各种流行病学研究方法的基础，通过现况调查建立病因假说后，可进行后续分析性研究和实验性研究。

三、现况调查的种类

根据研究目的确定的人群范围，现况调查可分为普查和抽样调查两类。

(一) 普查

1. 概念　普查(census)是指在特定时间内对特定范围内人群中的每一个成员所进行的调查或检查。特定时间不宜太长，可以是某一时点，一般 1～2 天或 1～2 周，大规模调查也可在 2～3 个月完成。特定范围内人群是指某个地区或有某种特征的人群。

2. 目的　①主要是为了早期发现、早期诊断和及时治疗，实现疾病的二级预防；②了解人群的健康水平；③建立某些生理指标参考值；④掌握疾病的流行病学规律，为开展疾病防治提供依据。

3. 优点和缺点　优点：①确定调查对象比较容易，能发现全部病例，及时进行治疗。②可同时调查几种疾病或观察多个因素与疾病的关系。③不存在抽样误差，能全面描述疾病的分布与特征。④宣传普及医学保健知识。

缺点：①调查工作量大，耗费时间、人力、物力和财力，成本高。②不适用于患病率低或无简易诊断手段的疾病。③由于工作量大，参与人员多，调查不易细致，调查质量不易控制。

(二) 抽样调查

1. 概念　抽样调查(sampling survey)是指从所确定的总体中随机抽取部分观察单位(即样本)进行调查，以推断总体特征的一种调查方法。抽样时必须遵循随机抽样的原则，以保证样本具有代表性，使抽样调查的结果能客观地反映总体的真实情况。

2. 抽样调查的方法　常用的随机抽样方法有单纯随机抽样、系统抽样、分层抽样和整群抽样。在一次调查研究中，根据需要可综合运用上述几种方法。

(1) 单纯随机抽样(simple random sampling)是最基本的抽样方法，也是其他抽样方法的基础。即先将全部的观察单位统一编号，再用随机数字表或抽签等方法进行抽取样本。此法适用于数目不大的总体。

(2) 系统抽样(systematic sampling)是先将全部的观察单位按与研究无关的某一特征统一编号，再按一定的间隔抽取样本。例如，某单位有 1000 名职工，用系统抽样方法抽取样本含量为 100 的样本。计算抽样间隔为 1000/100＝10，先在 1～10 之间按照单纯随机抽样方法随机确定一个数字，例如 5，于是编号为 5、15、25、…、995 者组成样本。本法简便易行，样本观察

Note

单位在总体中分布均匀，抽样误差比单纯随机抽样小，是常用的一种抽样方法。

(3) 分层抽样(stratified sampling)是先将全部的观察单位按与研究有关的某一特征分为若干层，然后分别从每一层随机抽取一定比例的观察单位，组成样本。例如，可以依据实际情况先把总体按照年龄分层，再按一定比例在不同的年龄层中分别随机抽取观察单位构成样本。分层抽样可以减少由各层特征不同而引起的误差，抽样误差小于系统抽样，并可进行层间比较。

(4) 整群抽样(cluster sampling)是先从总体中随机抽取若干个群，再对群内所有观察单位进行调查。例如，某小学有 2000 名一年级学生，分成 10 个班，平均每个班 200 人，要调查该小学一年级的 200 名小学生，先将 10 个班从 1～10 编号，随机抽取一个号，比如 2，则编号为 2 的这个班的全部学生即是调查对象。该法方便易行，适用于总体内群体间变异程度不大的大规模调查，但抽样误差较大。

3. 优点和缺点 抽样调查的优缺点与普查的优缺点大体相反。优点：①节省时间、人力、物力和财力，成本低。②调查工作量小，工作易做得细致，质量有保证。缺点：①调查的设计、实施与资料分析比较复杂。②不适用于变异程度过大的资料。③不适用于发病率低的疾病，因发病率低时，小样本不能提供足够的信息。

第二节 筛 检

一、筛检的概念

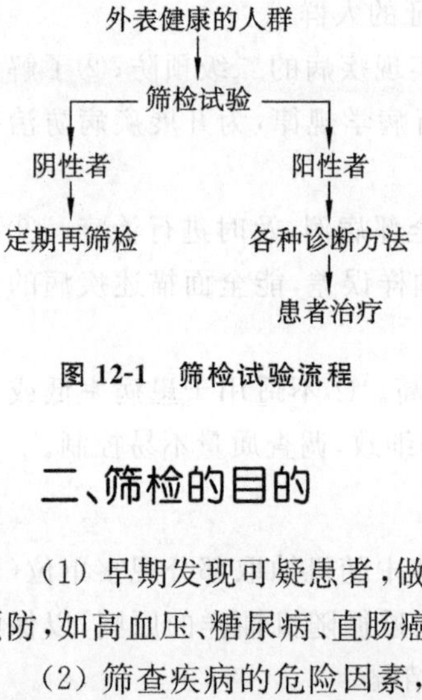

图 12-1 筛检试验流程

筛检(screening)是运用快速、简便的检验、检查或其他措施，在健康的人群中，发现那些表面健康，但怀疑有病或有缺陷的人。用于筛检的试验称为筛检试验。筛检只是初步检查，并不是对疾病作出诊断，对筛检结果阳性或可疑阳性者需进一步做确诊检查，进而对确诊者进行治疗。筛检试验流程见图 12-1。

二、筛检的目的

(1) 早期发现可疑患者，做到早诊断、早治疗。目的是提高疾病治愈率，实现疾病的二级预防，如高血压、糖尿病、直肠癌、乳腺癌、宫颈癌等的筛检。

(2) 筛查疾病的危险因素，发现高危人群。对高危人群早期实施相应的干预，降低人群的发病率，实现疾病的第一级预防。如筛检疾病易感基因和有害基因，预防相关疾病；筛查高血压预防脑卒中，筛查高胆固醇血症预防冠心病等。

(3) 了解疾病自然史，进行疾病监测。

三、筛检的原则

筛检是一种涉及众多人的群体预防性医疗活动，必须权衡利弊得失，估计成本效益，制定好周密的计划，一般要遵循以下原则。

(1) 被筛检的疾病或缺陷是当地重大的公共卫生问题，如得不到控制可能会引起严重后果。

(2) 对被筛检的疾病或缺陷有进一步确诊的方法与条件，并具有有效的治疗方法。
(3) 筛检试验必须快速、简便、经济、可靠、安全、有效，并易于被群众接受。
(4) 对疾病的自然史有足够的了解。
(5) 要考虑整个筛检的成本和收益问题。

四、筛检试验的效果评价

筛检试验评价指标主要从真实性、可靠性和收益三方面来考虑。

(一) 真实性

真实性(validity)，又称效度或准确性(accuracy)，是指测量值与实际值(金标准的测量值)符合的程度，即正确地判定受试者有病与无病的能力。符合的程度越高，实验的价值越大。金标准是指当前医学界公认的诊断疾病最可靠的方法，又称标准诊断。评价试验真实性的指标有灵敏度、特异度、假阳性率、假阴性率、约登指数和似然比等。筛检试验真实性的评价见表12-1。

表 12-1 筛检试验真实性评价资料整理

筛检试验	金标准确诊		合计
	患者	非患者	
阳性	a	b	$a+b$
阴性	c	d	$c+d$
合计	$a+c$	$b+d$	N

1. 灵敏度(sensitivity) 筛检试验判断为阳性人数占真正患者数的百分比。

$$灵敏度=\frac{a}{a+c}\times 100\% \tag{12-1}$$

2. 特异度(specificity) 筛检试验判断为阴性人数占真正非患者数的百分比。

$$特异度=\frac{d}{b+d}\times 100\% \tag{12-2}$$

3. 假阴性率(false negative rate) 也称漏诊率，是指真患者被筛检试验判断为阴性占真患者的百分比。假阴性与灵敏度相对应，即灵敏度=1－假阴性率。

$$假阴性率=\frac{c}{a+c}\times 100\% \tag{12-3}$$

4. 假阳性率(false positive rate) 也称误诊率，是指非患者被筛检试验判断为阳性占非患者的百分比。假阳性与特异度相对应，即特异度=1－假阳性率。

$$假阳性率=\frac{b}{b+d}\times 100\% \tag{12-4}$$

5. 约登指数(Youden's index) 灵敏度和特异度之和减1。

$$约登指数=(灵敏度+特异度)-1 \tag{12-5}$$

6. 似然比(likelihood ratio) 指患者中某种试验结果出现的概率与非患者中该试验结果出现的概率之比。似然比的计算不受患病率的影响，只与灵敏度和特异度相关，包括阳性似然比和阴性似然比。

(1) 阳性似然比(positive likelihood ratio)：试验结果真阳性率与假阳性率之比，说明患者中出现某种试验结果阳性的概率是非患者的多少倍。比值越大，试验结果阳性时为真阳性的

Note

概率就越大，筛检试验的效果就越好。

$$阳性似然比=\frac{真阳性率}{假阳性率}=\frac{灵敏度}{1-特异度} \tag{12-6}$$

(2) 阴性似然比(negative likelihood ratio)：试验结果假阴性率与真阴性率之比，说明患者中出现某种试验结果阴性的概率是非患者的多少倍。比值越小，试验结果阴性时为真阴性的可能性越大，筛检试验的效果越好。

$$阴性似然比=\frac{假阴性率}{真阴性率}=\frac{1-灵敏度}{特异度} \tag{12-7}$$

(二) 可靠性

可靠性(reliability)，亦称信度或重复性(repeatability)、精确性(precision)，是指实验在相同条件下重复测量同一受试对象获得相同结果的稳定程度。

影响试验可靠性的因素有如下几种：①受试对象自身生物学变异；②观察者变异；③试验方法或仪器本身的变异。

评价筛检试验可靠性的指标有变异系数、符合率、Kappa 值。

1. 变异系数(coefficient of variance) 该指标适用于计量资料的可靠性分析。

2. 符合率 又称粗一致率，适用于计数资料的可靠性分析。它是指两次检测结果相同的人数占受试者总数的百分比。筛检试验可靠性评价见表 12-2。

表 12-2 筛检试验可靠性评价资料整理

第二次试验	第一次试验		合计
	阳性	阴性	
阳性	a	b	$a+b$
阴性	c	d	$c+d$
合计	$a+c$	$b+d$	n

$$符合率=\frac{a+d}{n}\times 100\% \tag{12-8}$$

3. Kappa 值 适用于计数资料的可靠性分析。表示不同观察者对同一批结果的判定和同一观察者在不同情况下对同一批结果的判定的一致程度，值越高一致性就越好。

(三) 收益

收益(yield)，也称收获量，是指经筛检后能使多少原来未发现的患者得到诊断和治疗。收益可从发现新病例的数量、预后改善情况以及社会效益、经济效益等方面进行评价。

预测值(predictive value)是评价筛检收益的重要指标，表示对筛检试验结果判断正确的概率，表明试验结果的实际临床意义，包括阳性预测值和阴性预测值。

1. 阳性预测值(positive predictive value) 试验结果阳性人数中真阳性人数所占的比例。

$$阳性预测值=\frac{a}{a+b}\times 100\% \tag{12-9}$$

2. 阴性预测值(negative predictive value) 试验结果阴性人数中真阴性人数所占的比例。

$$阴性预测值=\frac{d}{c+d}\times 100\% \tag{12-10}$$

Note

第三节 病例对照研究

一、病例对照研究概述

病例对照研究(case-control study),亦称回顾性研究(retrospective study),是通过调查、比较患有特定疾病(或具有某种健康状态)的人群作为病例组,与未患该病(或不具有某种状态)的对照组,过去暴露于某因素的程度或水平,来分析、判断该因素与该疾病(或健康状态)有无关系及关联程度的一种常用的流行病学研究方法。

暴露(exposure)是指研究对象接触过某因素,或者具备某些特征,或处于某种状态,它可以是有害的,也可以是有益的。这些因素或特征称为暴露因素。

病例对照研究属于观察性研究;研究方向是回顾性的由“果”到“因”的研究;必须设立对照组,病例组和对照组进行比较;可以初步检验病因假设,但不能对某因素与疾病的因果关系做出肯定的回答。

二、病例对照研究的基本原理

病例对照研究是运用统计学的方法,通过比较病例组与对照组过去暴露于某因素的差别有无统计学意义,来揭示该因素与疾病的关系。

病例对照研究基本模式如图 12-2 所示。

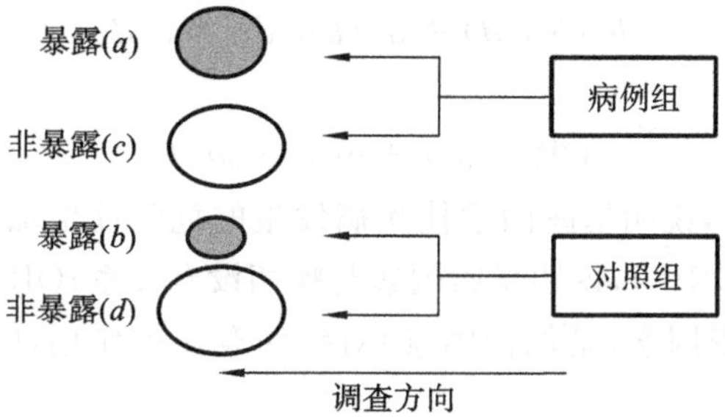

图 12-2 病例对照研究基本模式

病例对照研究资料整理的基本格式见表 12-3。

表 12-3 病例对照研究资料整理

暴露史	病例	对照	合计
有	a	b	$a+b$
无	c	d	$c+d$
合计	$a+c$	$b+d$	$a+b+c+d=n$

对整理好的研究调查资料进行统计学分析时,只需要比较 $a/(a+c)$ 与 $b/(b+d)$ 之间的差异有无统计学意义,就可以得出暴露因素与疾病是否有关的结论。

Note

三、病例对照研究的用途

1. 探索疾病的可疑危险因素 对于病因不明确的疾病，运用探索性病例对照研究，可以广泛筛选机体和环境因素中的可疑危险因素。

2. 检验病因假设 对于通过现况调查提出的疾病病因假设，可以运用检验性病例对照研究，进行检验。

3. 为进一步的病因研究提供线索 对于通过病例对照研究筛选、检验出的病因线索，可以进一步运用队列研究或实验研究，来证实病因假设，确立因果关系。

四、病例对照研究资料分析

病例对照研究的资料分析的方法是通过卡方检验比较病例组和对照组暴露比例：若有统计学意义，说明该暴露因素与疾病之间存在关联；否则需进一步计算比值比，估计该因素与疾病的关联强度。

(一) 非匹配资料

对于非匹配或成组资料，资料整理形式见表 12-3。

在病例对照研究中，采用比值比(OR)作为估计暴露因素与疾病关联强度的指标。比值是指某事物发生的频率与不发生的频率之比；比值比是病例组的暴露比值与对照组的暴露比值之比。

病例组的暴露比值为

$$a/(a+c) \div c/(a+c) = a/c \tag{12-11}$$

对照组的暴露比值为

$$b/(b+d) \div d/(b+d) = b/d \tag{12-12}$$

比值比为

$$\mathrm{OR} = a/c \div b/d = ad/bc \tag{12-13}$$

OR 值的意义：OR>1，说明暴露因素使疾病发生的危险性增加，OR 值越大，暴露因素引起疾病的危险性就越大；OR=1，说明暴露因素与疾病没有关系；OR<1，说明暴露因素使疾病发生的危险性减小，即暴露因素(是保护因素)对疾病有保护作用，OR 值越小，说明暴露因素对疾病的保护作用就越大。

[例 12.1] 1950 年 Doll 和 Hill 对吸烟与肺癌的关系进行了病例对照研究，结果见表 12-4。试分析吸烟与肺癌的关系。

表 12-4 吸烟与肺癌的关系的病例对照研究资料

吸烟史	病例(肺癌患者)	对照(非肺癌患者)	合计
有	688	650	1338
无	21	59	80
合计	709	709	1418

经卡方检验，$\chi^2=19.13$，$P<0.001$，说明肺癌患者与非肺癌患者吸烟比例有统计学意义，提示吸烟与肺癌有关联。

OR=688×59/(650×21)=2.97，说明吸烟与肺癌的关联性为中等。

(二) 配对资料

对于 1∶1 配对资料，资料整理见表 12-5。

Note

表 12-5 1∶1 配比病例对照研究资料整理

对照	病例		合计
	有暴露史	无暴露史	
有暴露史	a	b	$a+b$
无暴露史	c	d	$c+d$
合计	$a+c$	$b+d$	$a+b+c+d=n$

1∶1 配对病例对照调查资料首先进行配对四格表资料卡方检验，如有统计学意义，再计算比值比。比值比计算公式如下。

$$OR=c/b \tag{12-14}$$

［例 12.2］ 1976 年 Mack 等运用配对资料研究外源性雌激素与子宫内膜癌的关系，结果见表 12-6。试分析外源性雌激素与子宫内膜癌的关系。

表 12-6 外源性雌激素与子宫内膜癌关系的配对研究资料

对照	病例		合计
	有雌激素治疗史	无雌激素疗史	
有雌激素治疗史	27	3	30
无雌激素治疗史	29	4	33
合计	56	7	63

经配对资料卡方检验，$\chi^2=19.53$，$P<0.005$，$OR=29/3=9.7$，说明外源性雌激素与子宫内膜癌有关系，并且关联强度很大。

五、病例对照研究的优点和缺点

（一）病例对照调查的优点

（1）特别适用于罕见疾病和潜伏期长的慢性病病因的研究。

（2）进行一次调查，可同时研究分析多个因素。

（3）调查方法简便易行，所需样本少，节省人力、物力、财力和时间。

（二）病例对照调查的缺点

（1）不能计算发病率、相对危险度，不能确定某因素与疾病的因果关系。

（2）选择研究对象时要避免选择偏倚和信息偏倚。

（3）不适用于研究暴露比很低的因素，因为样本量需要很大，不易做到。

第四节 队列研究

一、队列研究概述

队列研究（cohort study）又称定群研究，亦称前瞻性研究（prospective study），是将研究对象按照是否暴露于某因素（或暴露于某因素的不同水平），分为暴露组与未暴露组（或不同暴露水平的亚组），追踪观察一定时间，比较两组（或各亚组）间的发病率或死亡率，以检验该暴露因

Note

素与疾病有无因果关系及关联强度大小的一种流行病学分析方法。

队列是指一个特定的人群或群组，它是一组在特定时期出生的人群（出生队列）或者是有某种共同暴露或特征的人群，包括固定队列（对象入队、出队自始至终）和动态人群（新对象不断加入，原队员不断退出）。

队列研究属于观察性研究，要设立对照组，观察方向是由“因”及“果”，可验证病因假设，能确证暴露与疾病的因果联系。

二、队列研究的基本原理

队列研究是通过比较暴露组与未暴露组或各亚组间的发病率或死亡率有无统计学差异，以及计算关联强度指标，来分析暴露因素与疾病的因果关系和关联强度。

队列研究基本模式如图 12-3 所示。

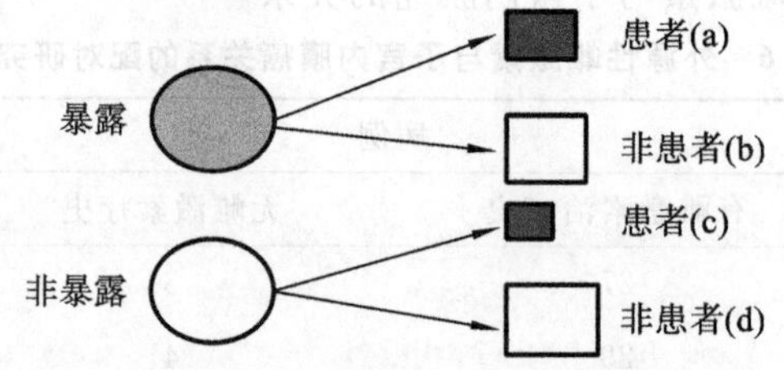

图 12-3　队列研究基本模式

队列研究资料整理格式如表 12-7 所示。

表 12-7　队列研究资料整理

组别	病例	非病例	合计	发病率
暴露组	a	b	$a+b$	$a/(a+b)$
非暴露组	c	d	$c+d$	$c/(c+d)$
合计	$a+c$	$b+d$	$a+b+c+d$	$(a+c)/(a+b+c+d)$

对整理好的研究资料进行统计学分析时，只需要比较 $a/(a+b)$ 与 $c/(c+d)$ 之间的差异有无统计学意义，就可以得出暴露因素与疾病是否有关系的结论。

三、队列研究的类型

根据观察开始的时间，队列研究可分为前瞻性队列研究、回顾性队列研究和双向性队列研究。

1. 前瞻性队列研究　研究开始时病例还未出现，需要追踪观察一定时间，才能出现发病或死亡。研究是从现在追踪到将来，其性质是前瞻性的。该法优点是可直接获得第一手资料，资料可靠性好；其缺点是研究时间长，费时间、人力和财力。

2. 回顾性队列研究　研究开始时病例或死亡已经发生了，研究是从过去追踪到现在，其性质是回顾性的。该法优点是在较短时间内得到所需资料，省时间、人力和财力；其缺点是缺乏影响暴露和疾病关系的混杂因素的资料，易存在混杂偏倚。

3. 双向性队列研究　在回顾性队列研究基础上再进行前瞻性队列研究。该法集中了上述两法的优点，在一定程度上弥补了它们的不足。

四、队列研究的用途

1. 检验病因假设　队列研究是由“因”到“果”的研究，它可以检验病因假设，并根据资料

Note

直接得出因果关系和关联强度的结论。

2. 描述疾病的自然史 通过研究观察暴露和非暴露两组人群疾病的发生、发展到结局的过程，可以描述疾病的自然史。

3. 评价因素的保护性效果 有时在人群中可以发现一种与暴露作用相反的情况，而出现预防效果，这种作用是自发的。例如，观察吸烟致肺癌的效应时，有一部分人会自动戒烟，从而观察到戒烟人群比不戒烟人群肺癌发病率降低。

五、队列研究的资料分析

队列研究分析主要是通过卡方检验比较暴露组和暴露组的发病率或死亡率有无统计学差异，再计算关联强度的指标，分析暴露因素与疾病是否存在因果关系和关联的强度。

反映联系强度的常用指标有相对危险度（relative risk，RR）、特异危险度（attributable risk，AR）、特异危险度百分比（attributable risk percent，ARP）等。

相对危险度，即暴露组发病率或死亡率（I_e）与未暴露组发病率或死亡率（I_u）的比值，是反映暴露因素与疾病关联强度的常用指标。

$$I_e = a/(a+b), I_u = c/(c+d)$$

$$RR = I_e/I_u \tag{12-15}$$

RR 值的意义：①RR＞1，说明暴露因素与疾病呈正关联，是致病危险因素，暴露越多，致病危险性越大；②RR＝1，说明暴露因素与疾病无关系；③RR＜1，说明暴露因素与疾病呈负相关，是保护因素，暴露越多，发病危险性越小。具体 RR 值的范围和意义见表 12-8。

表 12-8 相对危险度（RR）的范围意义

RR 值		关联强度
0.9～1.0	1.0～1.1	无
0.7～0.8	1.2～1.4	弱
0.4～0.6	1.5～2.9	中等
0.1～0.3	3.0～9.9	强
＜0.1	10～	很强

特异危险度，又叫归因危险度，即暴露组发病率或死亡率（I_e）与未暴露组发病率或死亡率（I_u）的差值，反映暴露者单纯由暴露而增加的发病或死亡的概率。

$$AR = I_e - I_u \tag{12-16}$$

特异危险度百分比，指暴露人群中由于暴露因素引起的发病或死亡占全部病因的百分比，是反映在引起疾病的因素中由暴露因素引起疾病的比重。

$$ARP = (I_e - I_u)/I_e \times 100\% \tag{12-17}$$

［**例 12.3**］ 研究吸烟者（暴露）和非吸烟者（非暴露）死于肺癌和心血管疾病的危险程度，结果见表 12-9。

表 12-9 吸烟者与非吸烟者死于不同疾病的 RR 与 AR（1/10 万人年）

疾病	吸烟者	非吸烟者	RR	AR
肺癌	50.12	4.69	10.7	45.43
心血管疾病	296.75	170.32	1.7	126.43

从 RR 来看，吸烟者因肺癌死亡的危险是非吸烟者的 10.7 倍，吸烟者因心血管疾病死亡是非吸烟者的 1.7 倍，说明吸烟对肺癌的作用较大，病因联系较强。从 AR 来看，肺癌和心血

Note

管疾病患者单纯由吸烟增加的死亡率分别是 45.43/10 万人年和 126.43/10 万人年，吸烟对心血管疾病的作用较大，预防所得的社会效益将会更大，即受益人群更广。

六、队列研究的优点和缺点

（一）队列研究的优点

（1）属于先因后果的研究，检验病因假设的能力强，可证实某因素与疾病的因果关系。

（2）可以计算发病率、相对危险度和特异危险度，直接估计暴露因素与疾病的关联强度。

（3）对暴露因素进行分级，可得出剂量-反应关系。

（4）资料完整可靠，可了解疾病的自然史，不存在回忆偏倚。

（二）队列研究的缺点

（1）不适用于发病率低的疾病的病因研究（需要样本量大）。

（2）每次只能进行一个暴露危险因素的研究。

（3）研究方法复杂，实施难度大，研究时间长，费时间、人力、物力和财力。

小　结

（1）现况调查方法有普查和抽查，各有其优点和缺点。

（2）筛检的注意目的是发现可疑患者，做到早诊断、早治疗。评价筛检试验的指标有真实性、可靠性和收益。

（3）病例对照研究属于回顾性调查，主要用于探索病因和检验病因假设。其优点是节时、省力，一次调查可分析多个因素，适用于罕见病的研究；队列研究属于前瞻性研究。其优点是检验病因假设的能力强，可计算率；缺点是一次只能进行一个暴露因素的研究，费时费力。

思 考 题

1. 筛检试验有哪些用途？

2. 病例对照研究和队列研究的相同点和区别有哪些？病因研究时如何使用？

自 测 题

一、A1/A2 型题（单项选择题）

1. 某研究者选择了一组肺癌患者和一组非肺癌患者，调查比较其吸烟情况，这种研究属于什么研究？（　　）

A. 队列研究　　B. 病例对照研究　　C. 现况研究

D. 筛检　　E. 横断面调查

2. 在一项病例对照研究中，计算 OR 值在 0.3～0.5 之间，该研究因素可能为（　　）。

A. 危险因素　　B. 保护因素　　C. 混杂因素　　D. 无关因素　　E. 以上均不对

3. 在一项吸烟与肺癌的病例对照研究中，得到的结果为 $\chi^2=222.12$，OR＝4.68，正确的结论是（　　）。

A. 病例组肺癌患病率明显大于对照组

B. 病例组患肺癌的危险性明显大于对照组

Note

C. 对照组发生肺癌的可能性明显大于病例组

D. 对照组肺癌的患病率明显大于病例组

E. 不吸烟者发生肺癌的可能性明显小于吸烟者

4. 某市男性食管癌与吸烟关系的 1∶1 匹配病例对照研究，结果如下表。根据此资料，计算 OR 值是(　　)。

某市男性食管癌与吸烟的关系研究资料

对照	病例		合计
	吸烟	不吸烟	
吸烟	55	5	60
不吸烟	25	6	31
合计	80	11	91

A. 5　　B. 9.2　　C. 0.2　　D. 6　　E. 10

5. 1970 年至 1974 年，英国医生每年的肺癌死亡率如下：重度吸烟者为 160/10 万，非吸烟者为 8/10 万。计算 AR 值是(　　)。

A. 152　　B. 20　　C. 80　　D. 2　　E. 72

二、A3 型题(单项选择题)

(6～8 题共用题干)

一种筛检乳腺癌的实验用于已经病理确证的乳腺癌患者 400 人和未患乳腺癌 400 人。结果患癌组有 200 例阳性，未患癌组 50 例阳性。

6. 则该实验的特异度是(　　)。

A. 200/400　　B. 350/400　　C. 200/250　　D. 200/550　　E. 350/550

7. 该实验的灵敏度是(　　)。

A. 200/400　　B. 350/400　　C. 200/250　　D. 200/550　　E. 350/550

8. 该实验的阳性预测值是(　　)。

A. 200/400　　B. 350/400　　C. 200/250　　D. 200/550　　E. 350/550

三、X 型题(多项选择题)

9. 流行病学描述性研究方法包括(　　)。

A. 现况研究　　B. 生态学研究　　C. 实验研究

D. 病例对照研究　　E. 队列研究

10. 关于病例对照研究下列描述哪些是正确的？(　　)

A. 比较的是暴露组与非暴露组　　B. 比较两组的发病率或死亡率的差异

C. 时间上是回顾性的，从果求因的　　D. 常用于对假设的初步验证

E. 属于观察性研究

四、案例分析题

1. 为观察怀孕前 3 个月用反应停与婴儿发生畸形的关系，得到资料如下。

服用反应停与婴儿畸形发病率

用药史	观察人数	婴儿畸形数	发病率/(%)
服用	242	102	42.15
未服用	21485	83	0.39

分析：

Note

（1）该资料属于何种设计？为什么？

（2）怀孕前3个月服用反应停与婴儿畸形有无关联？

（3）若有关联，请计算关联强度指标，说明其意义。

2. 某人在150个病例和150个对照中调查了某因素A与疾病M之间的关系。结果发现，病例和对照中均有A因素暴露史的15对，仅病例有暴露史的60对，仅对照有暴露史的35对。

分析：（1）你认为此人使用的何种调查设计？

（2）因素A与疾病M之间有无关联？关联强度如何？请计算说明。

（杨福江　王玉平）

自测题答案

Note

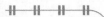

第十三章　实验性研究

学习目标

1. **掌握**:临床试验设计原则与资料分析方法。
2. **熟悉**:实验性研究的特点、用途以及优缺点。
3. **了解**:了解实验性研究的分类和临床试验设计方法。

扫码看课件

第一节　实验性研究概述

实验性研究,即实验流行病学(experimental epidemiology),又称干预研究(intervention study),是流行病学重要的研究方法之一。实验性研究不但被应用于传染性疾病的研究,而且越来越广泛地应用于心脑血管疾病、恶性肿瘤、糖尿病、职业病、意外伤害等非传染性疾病和原因不明疾病的危险因素及其防治的研究。此外,实验性研究还可用于卫生事业管理,以及预防保健措施和临床治疗方法的效果评价等。

一、实验性研究的概念

实验性研究是将研究对象(患者或健康人)随机分为实验组和对照组,研究者对实验组施加某种干预措施,对照组不给予干预措施,然后随访观察一定的时间,比较两组人群发生疾病或健康状况的差异,以判断干预措施效果的一种实验方法。

这里的干预措施,是指人为加入或去掉某种因素。例如,考核某疫苗对某病的预防效果,让实验组接种该疫苗,对照组不接种,比较两组发病情况。由于该方法是精心设计的,并在严格控制的现场实验条件下进行的,组的划分是随机的,因此结论是可靠的。实验流行病学研究多用于验证疾病的病因、评价预防措施的效果以及考核新药物或新疗法的效果等。

二、实验性研究的特点

实验性研究属于实验法而非观察法,因此与其他流行病学研究方法不同。

1. 前瞻性　实验流行病学是前瞻性研究,直接跟踪、观察和随访研究对象,直至出现结局,符合先因后果的顺序,验证假设强度大。

2. 随机原则　随机化分组使得实验组和对照组之间均衡性达到最好,增加了可比性,排除了混杂因素的干扰,这样组间实验结果的差别才能归因于干预处理的效应。

3. 盲法观察　实验研究一般采用单盲或双盲法观察,这样可以减少测量偏倚,结果更为可靠。

Note

4. 干预措施 实验研究必须对实验组对象施加干预措施，干预措施可以是预防某种疾病的疫苗、治疗某种疾病的药物或其他干预的方法等。

三、实验性研究的类型

根据研究目的和研究对象的不同，通常将实验流行病学研究分为三种类型，即临床试验(clinical trial)、现场试验(field trial)和社区干预试验(community intervention trial)。

1. 临床试验 以患者作为研究对象，以患病个体为单位进行分组的实验方法，常用于检验和评价某种新药物或新治疗方法的效果。

2. 现场试验 以健康人作为研究对象，接受干预措施的现场基本单位与临床试验一样是个体，而不是人群，常用于评价预防措施的效果。为了提高试验的效率，通常在高危人群中进行研究。

3. 社区干预试验 以社区人群作为接受干预措施的基本单位，有时也可以是某一个人群的各个亚群，如某学校的班级、某工厂的车间或某城市的街道等，常用于评价某种预防措施或方法的效果。例如，评价食盐加碘预防地方性甲状腺肿的效果，社区整个人群均食用加碘食盐，而不是分别给予每一个体。

四、实验性研究的优点和缺点

(一) 实验研究的优点

(1) 研究者根据实验目的，预先制定实验设计，能够对选择的研究对象、干预因素和结果的分析判断进行标准化。

(2) 按照随机化的方法，将研究对象分为实验组和对照组，提高了可比性，减少了偏倚。

(3) 实验为前瞻性研究，实验组和对照组同步进行比较，外来因素的干扰对两组同时起作用，对实验结果影响较小。

(二) 实验研究的缺点

(1) 实验设计和实施条件要求高、控制严、难度较大，在实际工作中有时难以做到；结果的分析也较为复杂。

(2) 如果对研究对象控制条件太严，可能会导致目标人群代表性不够，影响实验结果推论到总体。

(3) 研究人群数量较大，随访时间长，因此依从性不易做得很好，影响实验效应的评价，有时还会涉及伦理问题。

第二节 临床试验

一、临床试验的三个基本要素

临床试验是研究某种药物或治疗方法在治疗疾病症状、恢复健康或提高生存率等方面效果的一种实验性研究方法。临床试验一般包括三个基本要素，分别为研究因素、研究对象和试验效应。

Note

（一）研究因素

研究因素是根据研究目的而施加的某种干预措施，如某种药物、某种治疗方法、行为生活方式等。

（二）研究对象

研究对象是临床试验时接受干预措施的客体。确定研究对象的原则如下。

（1）明确入选标准和排除标准　应该采用国际公认、统一的标准作为纳入和排除标准，严格按标准选择研究对象，这样不但可提高结果的可靠性，还增加了与同类研究的可比性。

（2）应选择预期发病率较高的人群作为研究对象，以提高研究效率。

（3）研究对象依从性要好　若研究对象不能遵守试验规则，或中途退出实验，将会给研究结果带来偏倚。

（4）避免选择试验可能对其有害的人群　如老人、儿童、孕妇等均应避免选择。

（三）试验效应

试验效应是指研究因素作用于研究对象产生的预期效应。用于判断效应的指标称为效应指标。选择不同的效应指标，直接影响对效应的最后判断。作为效应的指标要考虑其客观性、灵敏性与精确性。

二、临床试验的设计原则

（一）对照原则

设立对照是临床试验研究中必须遵循的重要原则之一。临床上常用的对照形式有以下几种。

1. 标准疗法对照　临床试验最常用的一种对照，是以常规或现行最好的疗法（药物或技术）作为对照，适用于已知有肯定疗效的治疗方法的疾病。

2. 安慰剂对照　安慰剂通常用乳糖、淀粉、生理盐水等成分制成，不加任何有效成分，但外形、颜色、大小、味道与试验药物或制剂极为接近。在所研究的疾病尚无有效的防治药物或使用安慰剂后对研究对象病情无影响时使用。

3. 自身对照　实验前后同一人群的比较。

4. 交叉对照　研究对象随机分成两组，在第一阶段一组为实验组，另一组为对照组；干预措施结束后两组对换。

（二）随机化原则

临床试验随机化是一项极为重要的原则，即将研究对象随机分配到实验组和对照组，使每个对象都有同等的机会被分配到各组去，以平衡混杂因素、提高可比性。

（三）重复原则

临床试验中重复是指合理的样本含量及在相同条件下重复实验的过程。重复是消除非处理因素影响的重要手段。在设计时，必须估计适量的样本，即在有一定把握得出正确结论时所需要的最小样本例数。

（四）盲法的应用

为了避免临床试验某些偏倚，可采用盲法，包括单盲、双盲、三盲。单盲是指研究设计时，研究对象不知道自己是实验组还是对照组，避免来自研究对象的偏倚。双盲是指研究对象和试验的观察者均不知道研究对象的分组情况和接受措施具体内容，避免来自这两方面的偏倚。三盲是指研究对象、观察者、资料分析者均不知道分组情况和施加干预的情况，三盲由于实施过程非常复杂、困难，实际上几乎做不到。

三、临床试验资料分析

临床试验资料首先要对各组的病情、年龄、性别等进行均衡性分析，如无差别，再进行统计分析，比较各组间实验效果的差别。一般分析治疗措施效果的主要指标有有效率、治愈率、N年生存率、保护率等。此外，治疗措施效果还可用病死率、病程长短、病情轻重、后遗症发生率、复发率等指标进行评价。

知识链接

关于实验流行病学研究

最早的流行病学实验研究可追溯到1747年的英国，但直到1919年才提出和创立了实验流行病学，又称流行病学实验。

James Linds关于坏血病病因的研究，George Baker关于铅与腹绞痛关系的研究以及Golderger关于糙皮病的研究，都是实验流行病学研究的经典案例。

小　结

(1) 实验性研究的特点如下：属于前瞻性研究，随机原则，盲法观察，干预措施。
(2) 实验性研究分为临床试验、现场试验、社区干预试验。

思考题

1. 实验性研究与分析性研究有什么相同点和不同点？
2. 实验性研究的用途有哪些？

自测题

一、A1型题(单项选择题)

1. 关于临床实验性研究错误的是(　　)。
A. 要有对照　B. 采用随机化分组　C. 要对实验组施加干预措施
D. 必须采用盲法　E. 属于前瞻性研究

2. 实验性研究采用的单盲法是指什么人不知道分组情况？(　　)
A. 研究人员　B. 研究对象　C. 观察者　D. 设计人员　E. 资料分析者

(王玉平)

自测题答案

Note

第四篇

疾病预防与控制

JIBINGYUFANGYUKONGZHI

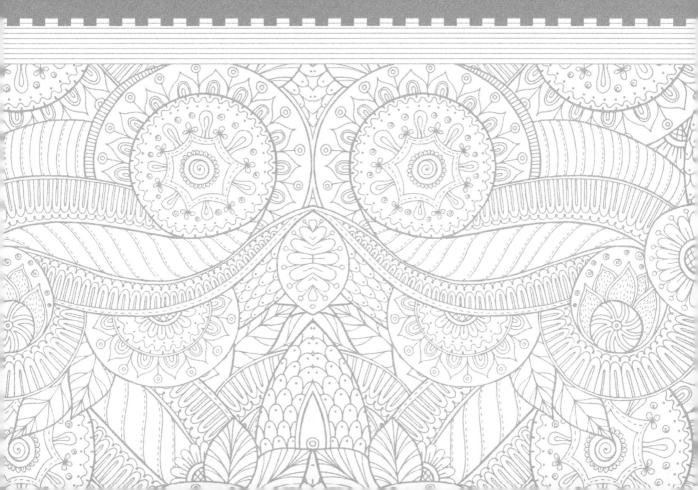

第十四章　初级卫生保健与社区卫生服务

学习目标

1. **掌握**：初级卫生保健的概念；社区卫生服务的内容。
2. **熟悉**：初级卫生保健的原则和内容；社区卫生服务的概念。
3. **了解**：社区卫生服务的特点。

扫码看课件

第一节　初级卫生保健

1977年，第30届世界卫生大会提出“2000年人人享有卫生保健(Health for All by the Year 2000，HFA/2000)”的全球卫生战略目标，即“到2000年使世界全体人民都能享有基本的卫生保健服务，并且通过消除和控制影响健康的各种有害因素，使人们都能享有在社会和经济生活方面均富有成效的健康水平，达到身体、精神和社会适应的完好状态”。人人享有卫生保健不是指医护人员将为世界上每一个人治愈全部疾病，也不是不再有人生病或残疾，而是指人们必须在工作和生活场所能保持健康；能运用比现在更好的办法预防疾病，减少不可避免的疾病和伤残导致的痛苦，健康地进入成年和老年并安然地告别人世；公平地分配一切卫生资源，使所有的个人和家庭能在可接受和提供的范围内，通过充分参与享受到基本的卫生保健服务；使人们明白疾病不是不可避免的，自己有力量摆脱可以避免的疾病桎梏，创造自己及其家庭健康幸福的生活。

知识链接

WHO提出的人人享有卫生保健是一个全球性目标，由于各国主要卫生问题、经济发展水平不同，初级卫生保健的侧重点也不相同。《阿拉木图宣言》要求各国根据本国的经济状况等实际条件最大限度地改善全体人民的健康状况，其中至少应包括八项要素：①针对本国存在的主要卫生问题以及预防、控制疾病的方法开展健康教育；②保证合理的营养和供应充足的安全饮用水；③提供清洁卫生的环境条件；④开展妇幼卫生保健和计划生育；⑤针对主要传染病开展预防接种；⑥预防和控制地方病；⑦常见病和意外伤害的妥善处理；⑧基本药物的供应。1981年第34届世界卫生大会又增加一项内容：使用一切可能的办法，通过影响生活方式和控制自然和社会心理环境来预防和控制慢性非传染性疾病和促进精神卫生。

在1998年第51届世界大会上，世界卫生组织(WHO)发表了《21世纪人人享有卫生保

Note

健》宣言，确立了21世纪前20年的全球重点和具体目标。WHO强调，“人人享有卫生保健”不是一个单一的、有限目标，是促使人民健康状况不断改善的过程。每个公民都有相同的权利、义务和责任获得最大可能的健康，人类健康水平的提高和幸福是社会经济发展的最终目标。21世纪人人享有卫生保健是2000年人人享有卫生保健的继续与发展，其全球总目标是：使全体人民增加期望寿命和提高生活质量；在国家之间和国家内部促进健康公平；使全体人民得到可持续发展的卫生系统提供的服务。

一、初级卫生保健的概念

初级卫生保健(primary health care，PHC)的提出主要是为了推动全球卫生战略目标“人人享有卫生保健”的实施。1978年WHO和联合国儿童基金会(UNICEF)在哈萨克斯坦首都阿拉木图联合召开了国际初级卫生保健大会，会议发表的《阿拉木图宣言》明确指出初级卫生保健是实现“2000年人人享有卫生保健”全球卫生战略目标的基本策略和途径，并对初级卫生保健的内涵进行了阐释。

初级卫生保健又称基层卫生保健，是一种基本的卫生保健，是社区的个人和家庭通过积极参与普遍能够享有的，其费用也是社区或国家各个发展时期依靠自力更生能够负担得起的。初级卫生保健是国家卫生系统和整个社会经济发展的组成部分，是国家卫生系统的中心职能和主要环节。

我国对初级卫生保健的定义表述为：初级卫生保健是最基本的、人人都能得到的、体现社会平等权利的、人民群众和政府都能负担得起的基本卫生保健服务。

初级卫生保健的核心是人人公平享有，手段是适宜技术和基本药物，筹资是以公共财政为主，受益对象是社会全体成员。

二、初级卫生保健的基本原则

(一) 合理分配卫生资源

卫生资源的合理配置是保障卫生保健服务公平性的关键，是人人能够均等享有基本卫生保健服务的保证，政府应该承担起相应的责任。在卫生资源配置中对基层卫生保健机构给予更多倾斜，努力缩小地区之间、人群之间的差异，加强偏远农村和山区的初级卫生保健工作，使人们接受卫生服务的机会均等，尤其应该更多地关注老年、失业、贫困等弱势人群，给予他们足够的医疗救助。

(二) 社区参与

在政府的统一领导下，各个部门密切协作，向居民大力宣传初级卫生保健的目标、意义和方法，使居民充分认识到必须通过自己的努力维护和促进健康，引导居民建立健康的行为与生活方式，积极主动参与社区卫生保健政策的制定与实施，合理利用适宜的卫生保健服务和技术，并成为卫生保健机构的合作者和健康促进的倡导者。

(三) 预防为主

初级卫生保健的重点是预防疾病和促进健康，而不是治疗服务。预防为主是初级卫生保健的显著特征。实践表明预防服务是最具成本效益的，有利于充分利用卫生保健资源，满足大多数人的卫生保健需求。

(四) 适宜技术

适宜技术是初级卫生保健工作者提供或使用的既科学又易于推广、适合当地社会经济发展水平且能为广大群众所接受的技术和方法，是实施初级卫生保健的重要基础，对改善卫生服

Note

务的公平性、缓解过快增长的医药卫生费用与居民经济承受能力的矛盾具有重要的现实意义。

（五）综合服务

提供基本医疗卫生服务仅是初级卫生保健的一个部分，人群健康的保障还涉及营养、教育、饮水供应以及住房等诸多方面，这些都是人类生活中最基本的需要。因此，要实现人人享有健康仅仅依靠卫生部门是不够的，必须动员全社会各领域与相关部门密切配合、相互支持、共同为促进居民健康而努力。

三、初级卫生保健的内容

（一）健康促进

1986 年在加拿大渥太华召开的第一届国际健康促进大会发表的《渥太华宪章》中指出："健康促进是促使人们提高、维护和改善他们自身健康的过程"。1995 年 WHO 西太区办事处在其重要文献《健康新地平线》中强调：健康促进是指其家庭、社区和国家一起采取措施，鼓励健康的行为，增强人们改善和处理自身健康问题的能力。

健康促进的主要策略是：制定健康的公共政策；创造支持性环境；强化社区性行动；发展个人技能；调整卫生服务方向。

通过健康教育和各种政策、法规等社会环境支持，促使人们养成并保持良好的行为生活方式，注重自我保健意识和能力的提高。通过合理营养、安全卫生的饮用水以及改善卫生设施等，消除或减轻影响健康的危险因素，促进健康，提高生命质量。

（二）预防保健

研究影响健康的因素和疾病发生、发展规律，在未发病或发病前期采取积极有效的措施，预防各种疾病的发生、发展和流行。如：进行预防接种、疾病筛查、慢性病管理等；以优生优育、提高人口素质和生命质量为目标，为妇女儿童和老年人等特殊人群提供有针对性的保健服务。

（三）基本医疗

采取适宜有效的措施为社区居民提供及时、有效的基本医疗服务，防止疾病恶化或向慢性化发展，力求做到早发现、早诊断、早治疗，促进疾病早日痊愈。

（四）社区康复

对丧失正常生理功能或功能缺陷者，通过医学、教育、职业和社会等综合措施，加强生理、心理和社会的康复治疗，最大程度地恢复其功能，适应社会生活。

知识链接

21 世纪的初级卫生保健

2003 年 5 月，第 56 届世界卫生大会通过的有关初级卫生保健的决议，要求各会员国采取一系列行动以加强初级卫生保健。WHO 要求会员国在一个共同框架内保持初级卫生保健的各项原则，努力实现人人享有卫生保健。

WHO 发布的 2008 年世界卫生报告再次强调了面对新的世界发展形势初级卫生保健的重要性，报告的主题为"初级卫生保健——过去重要，现在更重要"。报告对初级卫生保健提出并实施 30 年来的成效及缺陷，面对世界变化带来的挑战等进行了分析、总结，提出了初级卫生保健改革的四套措施：通过全民保险改革，促进卫生公平性；服务提供改革，使卫生系统以人为中心；领导力改革，使卫生当局更值得信赖；公共政策改革，促进和保护社区健康。

Note

第二节　社区卫生服务

临床案例

你是一位社区护士，在某社区卫生服务中心工作。街道居民张某，男，68岁，退休与老伴一起生活，子女已成家，有高血压病史10年，定期测量血压，按时服药。今天起床时突然发现右侧身体不能动，测其血压为165/100 mmHg。

思考：

(1) 你考虑张大爷本次发病哪种可能性最大？

(2) 诊断尚未明确，你应立即作何处理？

我国在WHO提出“2000年人人享有卫生保健”的战略目标时就给予了承诺，并在农村地区全面启动了初级卫生保健工作。20世纪90年代中期为在城市地区落实“人人享有卫生保健”的战略及初级卫生保健的工作内容，在卫生改革中提出了在城市实施社区卫生服务的策略。

一、社区卫生服务的概念

社区卫生服务(community health service，CHS)是在政府领导、社区参与、上级卫生机构指导下，以基层卫生机构为主体，全科医师为骨干，合理使用社区资源和适宜技术，以人的健康为中心、家庭为单位、社区为范围、需求为导向，以妇女、儿童、老年人、慢性病患者、残疾人以及低收入人群等为重点，以解决社区主要卫生问题、满足基本卫生服务需求为目的，融预防、医疗、保健、康复、健康教育、计划生育技术服务等为一体的，有效、经济、方便、综合、连续的基层卫生服务。社区卫生服务是城市卫生工作的重要组成部分，是实现人人享有初级卫生保健目标的基础环节。

我国的社区卫生服务正式开始于1997年，中共中央、国务院颁布的《关于卫生改革与发展的决定》中提出：改革城市医疗卫生服务体系，积极发展社区卫生服务。全国许多大中城市开展了社区卫生服务的试点工作。此后，政府各有关部门出台了一系列相关配套政策，明确了社区卫生服务的功能、服务内容、发展措施等，推动了我国社区卫生服务的发展。

2006年2月24日，国务院召开了全国城市社区卫生工作会议，颁布了《国务院关于发展城市社区卫生服务的指导意见》。《指导意见》中明确了今后一段时间我国发展社区卫生服务的指导思想、工作目标、基本原则、服务体系、政策措施和组织领导等重要问题。会议之后，根据国务院的部署，相关单位制定并印发了一系列社区卫生服务配套文件，进一步明确了有关政策，推动了我国社区卫生服务快速发展。截至2006年11月底，全国已有528个城市开展了社区卫生服务，占城市总数81%，其中98.2%的地级以上城市开展了社区卫生服务，社区卫生服务中心和社区卫生服务站总数达到23036个。截至2010年底，31个省(直辖市、自治区)已经全部开展了社区卫生服务工作，全国社区卫生服务中心和社区卫生服务站总数达到32739个，其中，社区卫生服务中心6903个，社区卫生服务站25836个。基本形成了覆盖全国城市的社区卫生服务网络。社区卫生服务在有效缓解群众看病难、看病贵，促进居民健康，推进和谐社区建设等方面发挥了重要作用。

Note

二、社区卫生服务的特点

（一）以健康为中心的保健服务

随着社会经济的发展，人们已不满足于没有疾病，而且还要求健康长寿，达到生理、心理和社会适应的全面良好状态。社区卫生服务以家庭和社区全体居民为服务对象，以人群健康需求为导向，以实现人人享受卫生保健为己任，在重视疾病治疗的同时，关注环境改变、不良行为生活方式以及社会、家庭等对健康的影响，帮助全体社区居民建立健康的生活方式和良好的行为习惯，消除影响健康的各种有害因素，增进健康。

（二）以家庭为单位的服务

家庭是社区的基本功能单位，同一家庭的成员在生理、心理及行为上常有共同的特征。家庭可通过遗传、日常生活密切接触和情感反应等影响个人健康，个人健康状况也可影响家庭其他成员乃至整个家庭功能的实现。社区卫生服务从整个家庭角度分析个体健康状况，重视其父母、子女以及社会关系等对其健康的影响，通过家庭咨询、家庭访视、家庭干预、家庭病床等服务方式，让家庭成员参与或协助预防、保健、治疗和康复过程，实现家庭资源的有效利用。

（三）以社区为范围的服务

社区卫生服务并不局限于患者的疾病治疗，还通过开展社区诊断收集社区居民的主要健康问题及主要影响因素，对重点人群进行健康评价和干预，开展有针对性的健康教育，创建和谐健康的社区环境，提高社区人群整体健康水平。

（四）以社区居民需求为导向的持续性服务

社区卫生服务各项工作的实施均需以居民需求为导向，通过与居民签订合同固定医患关系，通过预约保证下次见面，通过长期随访进行健康管理和疾病管理，通过急诊或夜间电话值班解决应急性卫生问题，通过建立完整的健康档案实施主动的早期干预，实现对人生和疾病各个阶段、对各种健康问题的及时有效服务。

（五）提供综合性服务

社区卫生服务所提供的服务必须关注医学问题的所有方面，是集预防、医疗、保健、康复、健康教育、计划生育技术服务等为一体的综合性服务。服务对象不分年龄、性别和疾病类型，服务方式是一体化的“防、治、保、康、教、计”，服务层面包括生理、心理和社会人文各个方面，服务范围包括个人、家庭和社区，其目标是满足居民日益增长的卫生保健服务需求，实现人人享有初级卫生保健。

（六）充分利用社区内各种资源提供协调性服务

社区卫生服务是一种协调性服务，包括社区卫生服务机构内部、与政府各部门、与上级医院和预防保健机构、与街道居委会等社区内各部门的协调等。社区卫生服务的发展离不开政府及社区内各部门的支持，它们的支持和配合是社区卫生服务可持续发展及运行的前提，上级医院和预防保健机构的指导是社区卫生服务的技术保障和后盾，通过会诊、双向转诊等措施，调动整个医疗保健服务体系和社区其他力量共同解决社区人群的健康问题。

（七）提供第一线的可及性服务

可及性是指在地理、物质和经济上能得到医疗保健。社区医护人员是社区居民健康维护的守门人，在地理上接近，在使用上方便，在关系上亲切，在价格上便宜，在结果上有效，能满足居民80%以上的卫生保健服务需求。

Note

（八）在社区成员积极参与下的团队式服务

社区卫生服务倡导社区全体成员积极参与社区健康促进活动，如健康教育、免疫接种、慢性病管理等，通过社区居民的广泛参与，提高其卫生保健意识和能力。同时通过组成门诊工作团队、社区工作团队（出诊）、医疗社会团队、医疗康复团队等团队合作方式解决社区主要卫生问题、满足居民基本卫生服务需求。

三、社区卫生服务的基本内容

（一）社区卫生服务的内容

我国的社区卫生服务是防治结合、以防为主的新型卫生服务体系。1997 年中共中央、国务院颁布的《关于卫生改革与发展的决定》中指出，社区卫生服务的内容包括健康教育、预防、保健、康复、计划生育技术服务、一般常见病多发病（基本医疗）的诊疗服务。这六种服务称为“六位一体”。

1. 健康教育 通过有计划、有组织、有系统的社会和教育活动，促进人们自觉改变不健康的行为和影响健康的相关因素，消除或减轻影响健康的危险因素，预防疾病，促进健康和提高生活质量。

健康教育的目的就在于提高人们的卫生知识水平，养成有益于健康的生活行为方式，促进个体和群体健康。健康教育是健康促进的重要环节，是实现“人人享有卫生保健”的基本措施，是实现自我保健和辅助治疗的基本手段，是社会主义精神文明建设的重要组成部分，对人们创造健康幸福生活具有重要意义。

2. 预防 社区预防的基本任务包括健康检查、疾病普查、心理与健康咨询、儿童计划免疫及传染病管理、社区卫生管理、健康教育和健康促进以及慢性病的监测防治等工作。社区预防服务特点：对象不仅是群体，也包括个体；重点是健康人，也包括无症状的“患者”和患者；主要研究健康与环境的关系，也包括改善自然环境和社会环境的干预措施；预防措施应落实在疾病发生或流行之前，也包括疫情调查和扑灭；采用宏观和微观相结合的方式。

3. 保健

（1）儿童保健服务包括新生儿家庭访视、定期健康体检、生长发育监测、计划免疫和传染病管理，儿童常见病防治。

（2）妇女保健主要围绕五个时期开展预防保健服务：青春期生理卫生、心理卫生和伦理道德的基本教育；婚前体格检查、婚育知识宣教和保健指导；孕产期卫生知识、定期产检、产褥期的随访和保健指导；哺乳期提倡母乳喂养；围绝经期开展健康教育，重视常见疾病防治工作。定期开展妇科病的普查普治，加强高危人群性传播疾病的检查、诊断和治疗。

（3）老年保健是一种综合性的社会卫生服务，可以从群体和个体角度开展预防保健工作。要发展老年预防保健事业，为老年人提供有效的预防保健及社会服务，开展形式多样、内容丰富的健康教育，对孤寡老人应给予特殊照顾，对老年人给予医疗卫生保健和经济保障。老年人的个体预防包括心理卫生教育、健康的生活方式、合理的营养、体育锻炼、老年常见病多发病的防治、合理用药、康复医疗及临终关怀等服务。

（4）自我保健是在医学模式转变过程中出现的保健形式。WHO 定义为：由个人、家庭、邻里、亲友和同事自发组织的卫生活动，并作出与卫生有关的决定。具体包括：维护健康、预防疾病、自我诊断、自我治疗以及在医疗机构诊治后的继续自我保健等。

4. 康复 定期随诊，防止慢性病患者病情恶化及伤残的发生，注意预防并发症，及时开展功能性和心理康复指导。

5. 计划生育技术服务 通过计划生育技术指导，普及生育科学知识，落实优生优育措施，

Note

促进优生优育工作。

6. 一般常见病、多发病(基本医疗)的诊疗服务 按分级诊疗及双向转诊制度要求，小病在社区，大病在医院；一般常见病、多发病、诊断明确的慢性病、康复期患者在基层医疗机构诊治，疑难病、危急重症患者在综合医院或专科医院诊治。提供门诊、巡诊为主体的基本医疗服务，设立简易病床和家庭病床，开展常规检验项目，提供连续性服务的转诊和会诊系统。

(二) 社区卫生服务的工作内容

1. 基本医疗服务 主要是社区常见病、多发病的诊疗、护理，以及诊断明确的慢性病治疗、管理，社区现场的应急救护，康复医疗服务等。

2. 基本公共卫生服务 包括健康教育、预防、保健等主要的社区预防服务工作。

国家对社区卫生服务机构开展基本公共卫生服务给予了相应的经费保障，《国家基本公共卫生服务规范(2011 年版)》也确定了社区基本公共卫生服务内容，包括以下十一项。

(1) 城乡居民健康档案管理 为辖区常住人口免费建立完整、统一、规范的个人、家庭、社区健康档案，并符合“完整、准确、及时”的基本要求，做好归类、保存、更新等管理，并充分利用健康档案来开展工作。

(2) 健康教育 免费开设健康教育课程或讲座，设立健康教育宣传栏，播放健康教育录像，对重点慢性病进行生活质量评价和保健指导，开设家庭病床，开展周期性健康体检，建立社区健康促进组织并定时开展活动。

(3) 预防接种 实施计划免疫，为居民提供预防接种服务，动员社区居民积极参与预防和控制疾病的相关工作，维护社区环境卫生。免费接种国家免疫规划疫苗，在重点地区，对重点人群进行针对性接种。

(4) 0～6 岁儿童健康管理 免费建立保健手册，享有新生儿访视、儿童保健系统管理、体格检查、生长发育监测及评价和健康指导。

(5) 孕产妇健康管理 免费建立保健手册，享有孕期保健、产后访视及健康指导。

(6) 老年人健康管理 免费享有登记管理，健康危险因素调查，一般体格检查、中医体质辨识，疾病预防、伤害预防、自救等健康指导。

(7) 高血压患者健康管理 免费享有登记管理，进行健康指导、定期随访和体格检查。

(8) 2 型糖尿病患者健康管理 免费享有登记管理，健康指导、定期随访和体格检查。

(9) 重性精神疾病患者管理 免费享有登记管理，随访和康复指导。

(10) 传染病及突发公共卫事件报告和处理 就诊的传染病病例和疑似病例及时得到发现、登记、报告、处理，免费享有传染病防治知识宣传和咨询服务。

(11) 卫生监督协管服务 免费享有食品安全信息、学校卫生、职业卫生咨询、饮用水卫生安全巡查等服务与指导。

小　结

《阿拉木图宣言》明确指出初级卫生保健是实现“2000 年人人享有卫生保健”全球卫生战略目标的基本策略和途径。初级卫生保健的主要内容包括：健康促进、预防保健、基本医疗和社区康复。

社区卫生服务是城市卫生工作的重要组成部分，是实现人人享有初级卫生保健目标的基础环节。社区卫生服务的内容包括健康教育、预防、保健、康复、计划生育技术服务、一般常见病、多发病(基本医疗)的诊疗服务(称为社区卫生服务“六位一体”功能)。社区卫生服务的工作内容包括基本医疗服务和基本公共卫生服务，后者包含 11 项工作内容。

Note

知识链接

健康中国 2020

2012 年 8 月在北京召开的"2012 中国卫生论坛"上发布的《"健康中国 2020"战略研究报告》提出了"健康中国"这一项旨在全面提高全民健康水平的国家战略。

报告提出：到 2020 年，我国的主要健康指标要基本达到中等发达国家本平。卫生事业发展要坚持把"人人健康"纳入经济社会发展规划目标；公平效率统一，注重政府责任与市场机制相结合；统筹兼顾，突出重点，增强卫生发展的整体性和协调性；预防为主，适应并推动医学模式转变等四个基本原则。

要建立促进国民健康的行政管理体制；健全法律支撑体系；适应国民健康需要，转变卫生事业发展模式，从注重疾病诊疗向预防为主、防治结合转变，实现关口前移；建立与经济社会发展水平相适应的公共财政投入政策与机制，统筹保障制度发展；实施"人才强卫"战略；促进中医药继承和创新；积极开展国际交流与合作等八项政策措施。

自 测 题

一、A1 型题（单项选择题）

1. 人人享有卫生保健的含义并不是指（　　）。

A. 医护人员将为世界上每一个人治愈全部疾病
B. 人们能运用比现在更好的办法去预防疾病，减少不可避免的疾病和伤残导致的痛苦
C. 公平地分配一切卫生资源
D. 卫生保健进入家庭、学校、工厂和社区
E. 使所有的个人和家庭能在可接受和提供的范围内通过充分参与，享受到基本的卫生保健服务

2. 下列哪些是实现"2000 年人人享有卫生保健"目标最关键的措施？（　　）

A. 发动整个社会广泛参与　B. 实施初级卫生保健
C. 增加政府对初级卫生保健的投入　D. 普及全民健康教育
E. 提高全民族素质

3. 初级卫生保健的基础原则不包括（　　）。

A. 社区参与　B. 预防为主　C. 推广医学适宜技术
D. 合理分配资源　E. 合理转诊

4. 社区卫生服务的功能不包括（　　）。

A. 早期健康干预　B. 院前急救　C. 慢性病的持续性管理
D. 为患者联系会诊转诊　E. 临终关怀服务

5. 健康促进的主要策略不包括（　　）。

A. 制定健康的公共政策　B. 减弱社区性行动　C. 发展个人技能
D. 调整卫生服务方向　E. 创造支持性环境

6. 社区卫生服务的基本原则不包括（　　）。

A. 以门诊为主体的照顾　B. 从生到死的全过程照顾
C. 协调各种医疗资源　D. 提供以急诊室和病房为主的服务

Note

E. 临终关怀服务。

7. 初级卫生保健的内容不包括(　　)。

A. 健康促进　B. 预防保健　C. 基本医疗　D. 社区康复　E. 院前急救

8. 社区卫生服务的内容(　　)。

A. "六位一体"功能　B. 问卷调查　C. 院前急救

D. 体育锻炼　E. 禁烟

(高　杨)

自测题答案

Note

第十五章　常见慢性病的预防和控制

扫码看课件

学习目标

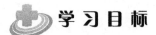

1. **掌握**：心脑血管疾病、糖尿病、恶性肿瘤的预防措施。
2. **熟悉**：心脑血管疾病、糖尿病、恶性肿瘤的危险因素。
3. **了解**：心脑血管疾病、糖尿病、恶性肿瘤的流行特征。

临床案例

张某，男，45 岁，因单位健康体检测血压升高，近期伴胸闷而就诊，父母有高血压病史，既往有血压增高的情况。体检：心率 79 次/分，血压 165/100 mmHg，其他未见异常。

思考：

(1) 你考虑张某可能患的疾病有哪些？是否属于慢性病？

(2) 该类慢性病的危险因素有哪些？应对患者采取哪些防控措施？

慢性病是慢性非传染性疾病的简称，不是特指某种疾病，而是对一组起病时间长，缺乏明确的病因证据，一旦发病病情迁延不愈的非传染性疾病的概括性称呼。例如，冠心病、脑卒中、恶性肿瘤、糖尿病及慢性呼吸系统疾病为常见慢性非传染性疾病。从广义上讲，慢性病是在多个遗传基因轻度异常的基础上，加上长期紧张疲劳、不健康的生活方式及饮食习惯、环境污染物的暴露、忽视自我保健和心理应变平衡逐渐积累而发生的疾病，其中生活方式是其主要原因，即使有慢性病(如高血压)的遗传背景，发病与否很大程度上取决于生活方式。

在我国，随着人口的老龄化以及社会经济发展所引起的人们生活方式与习惯的变化，慢性病已成为影响人民健康和死亡的主要原因。2012 年 7 月我国公布确诊的慢性病患者超过 2.6 亿人，因慢性病死亡占我国居民总死亡的 85%。当前我国已经进入慢性病的高负担期，具有“患病人数多、医疗成本高、患病时间长、服务需求大”的特点，慢性病在疾病负担中所占比重达到了 70%。慢性病已经成为影响我国居民健康水平提高、阻碍经济社会发展的重大公共卫生问题和社会问题。

慢性病在我国的流行特点主要表现为如下几点。

1. 高发病率、高死亡率　近年来，我国高血压、糖尿病患病率呈上升趋势，2012 年全国 18 岁及以上成人高血压患病率为 25.2%，糖尿病患病率为 9.7%。《中国居民营养与慢性病状况报告》(2015)指出，心脑血管疾病、癌症和慢性呼吸系统疾病已成为我国居民的主要死因，占总死亡率的 79.4%。

2. 主要危险因素暴露水平不断提高　人口老龄化、生活方式、环境和遗传等是目前已知的非传染性疾病的危险因素。除老龄化外，我国城市居民和城市化了的农民正暴露在强度不断上涨的危险因素之中。吸烟、过量饮酒、身体活动不足和高盐、高脂等不健康饮食是慢性病

Note

发生发展的主要行为危险因素。

3. 慢性病的疾病谱发生变化 国内外经验表明，高血压、糖尿病是可防可控的疾病，关键是要及时发现高危人群和患者，积极采取生活方式干预等综合防控手段。2004 年及 2015 年我国发布的两次全国性居民营养与慢性病状况报告对比，10 年来，我国居民高血压、糖尿病的知晓率、治疗率和控制率有了明显提升，与高血压、糖尿病密切相关的脑卒中发病死亡上升势头得到了有效遏制。

4. 疾病负担不堪重负 慢性病不仅是死亡主因，也是疾病负担的主要原因，且增长极快。

第一节 心脑血管疾病的预防和控制

心脑血管疾病是心血管病和脑血管病的统称，包括心脏、大脑及全身组织发生的缺血性或出血性疾患，常见的有高血压、冠心病和脑卒中。《中国心血管病报告 2017》指出心血管疾病占居民疾病死亡构成 40%以上，居首位。

高血压是以体循环动脉压升高为主要临床表现的心血管综合征，常与其他心血管病的危险因素共存，是重要的心血管病危险因素，可损伤重要脏器，如心、脑、肾的结构和功能，并最终导致这些器官的功能衰竭。高血压定义为未使用降压药物的情况下，收缩压≥140 mmHg 和(或)舒张压≥90 mmHg。

冠状动脉粥样硬化性心脏病(简称冠心病)是动状动脉粥样硬化导致器官病变的最常见类型，是冠状动脉发生粥样硬化引起管腔狭窄或闭塞，导致心肌缺血缺氧或坏死而引起的心脏病，又称缺血性心脏病。世界卫生组织将冠心病分为无症状心肌缺血(隐匿性冠心病)、心绞痛、心肌梗死、缺血性心力衰竭(缺血性心脏病)和猝死五种临床类型。

脑血管疾病(CVD)是指由于各种脑血管病变所引起的脑部病变。脑卒中则是指急性起病、迅速出现局限性或弥漫性脑功能缺失征象的脑血管性临床事件。CVD 是神经系统的常见病及多发病，是目前人类疾病的三大死亡原因之一，存活者中 50%～70%遗留瘫痪、失语等严重残疾，给社会和家庭带来沉重负担。

一、心脑血管疾病的流行特征

(一) 地区分布

1. 高血压 高血压患病率和发病率在不同国家、地区和种族之间有差别。欧美等国家较亚非国家高，工业化国家较发展中国家高，我国高血压发病率低于西方国家。我国北方高于南方，华北和东北属于高发区；沿海高于内地；城市高于农村；高原少数民族地区患病率较高。

2. 冠心病 不同国家和地区的冠心病发病率和死亡率相差较大，北欧、北美、大洋洲等地冠心病发病率高。我国属于冠心病低发国，但人口基数大，发病和死亡人数众多。我国北方发病高于南方，城市高于农村。

3. 脑卒中 脑卒中的发病与环境因素、饮食习惯和气候(纬度)等因素有关。我国脑卒中发病率总体分布呈现北高南低、西高东低的特征。

(二) 时间分布

1. 高血压 中、轻度高血压患者血压昼夜波动曲线与正常人类似，夜间血压最低，清晨起床后血压迅速升高，在上午 6—10 时和下午 4—8 时各有一高峰，继而缓慢下降。血压随季节变化而改变，受气候寒冷因素的影响，通常夏季血压水平较低，冬季血压水平较高。我国人群

Note

高血压患病率仍呈增长态势，近几年增长幅度明显加快，《中国心血管病报告 2017》报道高血压现患人数 2.7 亿。

2. 冠心病 20 世纪以来，冠心病逐渐增多并成为死亡的主要原因。我国总体发病率水平虽然不高，但近 10 年来逐渐上升，可能与人口老龄化、环境危险因素增加有关。

3. 脑卒中 发病存在明显季节性，冬季发病明显高于夏季，且天气骤冷更易发作。脑卒中的发病率和死亡率随时间推移不断变化。20 世纪中叶以后，发达国家的脑卒中死亡率逐渐下降，我国则稳中有降，但要注意的是，在死亡率不断下降的同时，发病率未有明显下降，甚至略有回升。

（三）人群分布

1. 高血压 我国高血压患病率存在地区、城乡和民族差别，高血压患病率、发病率及血压水平随年龄增加而升高。高血压在老年人较为常见，尤以单纯收缩期高血压为多。男、女性高血压总体患病率差别不大，青年期男性略高于女性，中年后女性略高于男性。

2. 冠心病 本病多发生于 40 岁以上成人，随年龄增加而进展。男性发病早于女性，女性绝经期后发病率随年龄而上升。男性多发心肌梗死，女性则以心绞痛多见。职业分布一般表现为脑力劳动者高于体力劳动者；工作压力大、长期精神紧张的职业人群患病危险大。近年来冠心病发病呈年轻化趋势，已成为威胁人类健康的常见病和主要疾病之一。

3. 脑卒中 我国脑卒中发病率男性高于女性，脑卒中发病率、患病率和死亡率随年龄增长而增加，45 岁以后明显增加，65 岁以上人群增加最为明显。

二、心脑血管疾病的共同危险因素

冠心病、脑卒中、肿瘤、糖尿病及慢性呼吸系统疾病等常见慢性非传染性疾病都与吸烟、饮酒、不健康饮食、静坐生活方式等几种共同的危险因素有关。慢性病各种危险因素之间及与慢性病之间的内在关系已基本明确，往往是“一因多果、一果多因、多因多果、互为因果”。

（一）遗传因素

高血压具有明显的家族聚集性，高血压的遗传可能存在主要基因显性遗传和多基因关联遗传两种方式，在遗传表型上，不仅血压升高体现遗传性，而且在血压高度、并发症以及其他有关因素方面（如肥胖）也有遗传性。

高血压是我国人群脑卒中及冠心病发病及死亡的主要危险因素。控制高血压可遏制心脑血管疾病发病及死亡的增长态势。国内外的实践证明，高血压是可以预防和控制的疾病，降低高血压患者的血压水平，可明显减少脑卒中及心脏病事件，显著改善患者的生存质量，有效降低疾病负担。预防和控制高血压是遏制我国心脑血管疾病流行的核心策略。

（二）吸烟

吸烟是一种成瘾性行为，它是大约 25 种主要慢性病的首要危险因素。我国现有吸烟人数超过 3 亿。15 岁以上人群吸烟率为 28.1%，男性吸烟率高达 52.9%，非吸烟者暴露于二手烟的比例为 72.4%。

与不吸烟者对比，吸烟者冠心病发病率和死亡率增高 2～6 倍，且与每日吸烟的支数成正比，被动吸烟也是危险因素，被动吸烟者受到的伤害甚至超过吸烟者本人。中国学者研究证实吸入一支烟的尼古丁平均为 0.46 mg，而散到被动吸烟者周围为 2.35 mg。吸烟可提高血浆纤维蛋白原的含量，增加血液黏度及血管壁损伤；尼古丁刺激交感神经可使血管收缩、血压升高；卒中危险性与吸烟量及持续时间相关，戒烟 2 年后卒中的危险性才会降低。

（三）膳食因素和肥胖

慢性病的发生和人们膳食方式与结构有很大关系。影响慢性病发病的膳食因素主要有脂

Note

类、维生素与纤维素。长期高脂、高蛋白质饮食，血脂易升高，易发生肥胖，进而患高血压、糖尿病等慢性病。除此之外，膳食因素中与慢性病发生有关的还有微量元素、食盐、食物的加工与烹调以及进食方式等。这些因素与地理环境、风俗习惯、社会经济水平等有关，在发病中的作用在不同国家、不同地区表现不同。

在我国经济迅速发展和食物供应不断丰富的20年中，人们偏离“平衡膳食”的食物消费行为日益突出。《中国居民营养与慢性病状况报告》(2015)调查发现居民粮谷类食物摄入量保持稳定，总蛋白质摄入量基本持平，其中优质蛋白质摄入量有所增加，豆类和奶类消费量依然偏低，脂肪摄入量过多，蔬菜、水果摄入量略有下降，钙、铁、维生素A、维生素D等部分营养素缺乏依然存在，平均每人每天烹调用盐为10.5 g。

超重肥胖问题日益凸显。2012年全国18岁及以上成人超重率和肥胖率分别为30.1%和11.9%，较2002年分别上升7.3和4.8个百分点。6～17岁儿童青少年超重率为9.6%、肥胖率为6.4%，比2002年上升了5.1个和4.3个百分点。特别是城市儿童的肥胖和超重的发生率明显加快。由于超重和肥胖是导致许多慢性疾病的主要危险因素，因此，预防和控制肥胖及超重，对防治与其相关的健康问题有着重要的意义。

1. 高钠饮食 不同地区人群血压水平和高血压患病率与钠盐摄入量显著有关。WHO的推荐量要求每人食盐摄入量不应超过每日6 g，膳食钠的来源除食盐外还包括酱油、咸菜、味精等高钠食品，以及含钠的加工食品等。中国人群膳食食盐摄入量高于西方国家，北方又高于南方。大量人群研究证明，膳食中平均每人每日摄入食盐量增加2 g，收缩压和舒张压分别增高2.0 mmHg及1.2 mmHg。高钠促进血压可能是通过提高交感神经张力、增加外周阻力所致。高血压人群中有盐敏感型和非敏感型之别，摄盐过多导致血压升高主要见于约30%的对盐敏感人群，强调全人群限盐来控制血压是有效的。

2. 超重与肥胖 体重常是衡量肥胖程度的指标。标准体重(kg)＝身高(cm)－105(或110)，体重指数(BMI)＝体重(kg)/身高$(m)^2$，超过标准体重20%或体重指数＞24者称肥胖症。血压与BMI呈显著正相关。肥胖的类型与高血压发生关系密切，腹型肥胖者容易发生高血压。

超重或肥胖的危害如下：①超重或肥胖可增加心脏病、脑卒中、2型糖尿病、高血压、高血脂、骨关节炎、哮喘、大肠癌、乳腺癌、月经不调、抑郁症等多种疾病发生的危险性，也可增加早亡的危险性。②影响呼吸功能而经常出现睡眠中呼吸暂停及精神紧张、情绪低落等问题，进而影响肥胖者的生活质量和自尊。③儿童青少年肥胖不仅为成年时期发生心血管疾病埋下隐患，也直接对生长发育和性器官发育造成极大的危害，女孩早熟，男性女性化，肥胖男性儿童的睾丸大小仅有正常儿童的1/3，成年后生殖能力明显下降。

3. 高血脂、高胆固醇血症 长期连续的队列研究显示，降低脂肪摄入总量，提高不饱和脂肪酸摄入比例，可使人群平均血压下降。脂质代谢异常也是动脉粥样硬化最重要的危险因素，血清胆固醇水平是冠心病发病的显著性影响因素，近年研究发现，总胆固醇、甘油三酯、低密度脂蛋白胆固醇或极低密度脂蛋白胆固醇增高，高密度脂蛋白胆固醇降低、载脂蛋白A降低都被认为是危险因素。临床实践中，总胆固醇和低密度脂蛋白胆固醇增高最受关注。

(四) 过量饮酒

2012年全国18岁及以上成人的人均年酒精摄入量为3升，饮酒者中有害饮酒率为9.3%，其中男性为11.1%。有很多研究都证实，饮酒与健康之间呈“U”形关系，即适度饮酒要比不饮酒者及酗酒者患高血压、心肌梗死和脑卒中等心脑血管疾病的概率小，活得更健康更长寿。但过量饮酒是导致躯体及精神健康问题的重要原因之一，过量饮酒会对人体的大脑、神经、心脏、肝脏等器官造成不同的损害，不仅会损害人类自身的生理功能，而且还会对人类的心理、社会功能造成重大损害。首先影响安全，即使饮用少量的酒精也会损害协调、判断力，从而容易导致家庭内或工作场所的事故及意外事故的发生，长期过量饮酒可导致肝脏疾病、心血管疾病、抑郁症、精神错乱、糖尿病、性无能及多种癌症。饮酒量与血压水平呈线性相关，尤其是收缩压，每天饮酒超过 50 g 乙醇者高血压发病率明显增高。酗酒者脑卒中的发病率是一般人群的 4～5 倍，特别是可增加出血性卒中的危险。

（五）身体活动不足

生活方式改变、体力锻炼减少是造成心脑血管疾病的重要原因，身体活动不足和静坐生活方式也是导致人群慢性病显著增加的主要原因。随着我国工业化进程的加快和生活方式的改变，居民身体活动不足的问题日益突出，而人们自主锻炼身体的意识和行动并未随之增加。2012 年中国居民营养与健康状况调查结果表明：我国成年人经常锻炼率只有 18.7%，社会转型期工作、生活节奏加快所带来的心理等压力也对健康造成了负面影响。

（六）精神、心理失衡

现代人工作节奏快、压力大，如果心理承受能力较差，不能及时调整心态、随时化解压力，精神压抑长时间积蓄，大脑超负荷运转，不仅妨碍脑细胞对氧和营养的及时补充，使内分泌紊乱，交感神经兴奋增强，自主神经系统失调，降低人体免疫力，引起全身的亚健康状态，而且紧张的刺激还容易引起血中儿茶酚胺类激素升高，导致血压升高，心跳加快，容易引发高血压等心脑血管疾病。

三、心脑血管疾病的预防和控制

根据绝大多数慢性病可以治疗但不可能治愈的特性，慢性病防治的原则是全程预防和控制其发生，降低患病率、早亡率及失能率，提高患者及伤残者的生活质量。

慢性病防治应以明确疾病发生、发展规律，疾病危险因素及其内在关系为基础，选择有科学证据证实有效的策略及方法。慢性病的发生、发展一般依从正常人→高危人群（亚临床状态）→疾病→并发症的过程，从各阶段实施干预，都将产生明显的效果，干预越早，效果越好。

(1) 降低四种危险因素。强调在社区及家庭水平上降低常见慢性病的共同危险因素，如吸烟、饮酒、不健康饮食、不活动，进行生命全程预防。

(2) 三级预防并重。采取以健康教育、健康促进为主要手段的综合措施，把慢性病作为一类疾病进行防治。

(3) 全人群策略和高危人群策略并重。

(4) 改变传统的保健系统服务内容和方式，形成以鼓励患者共同参与，促进和支持患者自我管理，加强患者定期随访，加强与社区、家庭合作等内容的创新性慢性病保健模式发展。

(5) 加强社区慢性病防治的行动。

(6) 改变行为危险因素预防慢性病时，应以生态健康促进模式及科学的行为改变理论为指导，建立以政策及环境改变为主要策略的综合性社区行为危险因素干预项目。

（一）预防策略

1. 全人群策略 全人群预防是减轻疾病负担的根本途径，是以全社会人群或全体社区居民为对象，针对心脑血管疾病的危险因素，三级预防并重，采取以健康教育、健康促进为主要手段的综合措施，把慢性心脑血管疾病作为一类疾病进行防治。

2. 高危人群策略 针对有心脑血管疾病发病危险因素的群体，采取相应的预防措施，减少或消除致病因素。高危人群策略的目标单位是个体，如具有吸烟、饮酒、不健康饮食、高血

Note

压、长期静坐等高危因素者，使其意识到发病的危险性，提高预防的积极性，并对其进行健康教育和干预指导。

（二）控制措施

社区防治是控制心脑血管疾病的有效途径和方法，通过全人群策略和高危人群策略相结合，充分利用社区各类资源，以健康教育和健康促进为主导，采取危险因素干预和疾病防治的综合措施，达到提高整个人群的健康水平和生活质量的目的。在一般人群中预防心脑血管疾病的发生，在高危人群中降低危险因素的暴露水平，对患者进行积极的随访治疗，针对不同个体的需要，给予相应的卫生保健服务。

1. 合理膳食 2017 年国务院发布《国民营养计划（2017—2030 年）》提出积极推进全民健康生活方式行动，广泛开展以“三减三健”（减盐、减油、减糖，健康口腔、健康体重、健康骨骼）为重点的专项行动。推广应用《中国居民膳食指南》指导日常饮食，控制食盐摄入量，逐步量化用盐用油，同时减少隐性盐摄入。倡导平衡膳食的基本原则，坚持食物多样、谷类为主的膳食模式，推动国民健康饮食习惯的形成和巩固。

2. 控制体重 宣传科学运动理念，培养运动健身习惯，加强个人体重管理，对成人超重、肥胖者进行饮食和运动干预。减少食物总热量的摄入，将体重指数（BMI）控制在 24 以下。肥胖儿童有成年后心血管疾病发病隐患，因而控制体重应从青少年开始。在减重的同时还要控制饮酒等其他影响因素，要根据个人症状和有关指标合理制定减重速度和目标。

3. 适量运动 营造全民运动健身的氛围，构建体医融合模式，发挥运动干预在营养相关慢性病预防和康复等方面的积极作用。根据机体的身体状况，选择适宜的运动形式和运动量，循序渐进，以不过多增加心脏负担和不引起不适为原则，如慢跑或快步走、骑自行车、打太极拳、游泳等。持续低强度的运动比高强度的运动对血压的下降更有益。运动频率一般要求每周 3～5 次，每次持续 30 分钟左右，可根据运动状态、身体状况和所选择的运动种类及气候条件而定。通过适宜的体育锻炼，可以控制体重，增强机体的免疫能力，有效地降低心脑血管疾病的发病率和死亡率。

4. 戒烟限酒 针对危险因素采取综合干预措施是慢性病防控的最佳手段。

5. 缓解心理压力 长期精神压力和心情抑郁是引起高血压和其他一些慢性病的重要原因之一。开展心理咨询辅导，缓解个体精神紧张，保持心理平衡，多发现生活中的积极因素，可参加各种活动来进行自我调节和心情放松，保证充足的休息与睡眠时间，注意劳逸结合。

6. 做好“三早”措施 进一步提升社区医务人员的卫生服务水平，规范诊治技术，积极开展对社区居民的筛查工作，以早期发现潜在的心脑血管疾病人群，同时加强卫生宣传、卫生教育，增强群众自我检查、自我防病的意识。通过在社区持续开展自我管理健康教育项目，让患者学习并掌握自我管理技能，承担日常的疾病管理任务，使慢性病患者主要依靠自己控制所患疾病，过上健康、幸福的生活。

7. 康复保健 加强高血压社区防治工作，关注儿童与青少年高血压，预防关口前移，重视继发性高血压的筛查与诊治。定期测量血压、规范管理、合理用药，提高我国人群高血压的知晓率、治疗率和控制率。

对已罹患心脑血管疾病的患者，要防止病情恶化及伤残的发生，注意预防并发症，对已丧失劳动能力或伤残者，及时开展功能性和心理康复指导，帮助其尽量恢复生活和劳动能力，提高生活质量，延长他们的期望寿命。

Note

知识链接

WHO的慢性病防治策略

在2011年9月召开的联合国慢性病预防和控制高级别会议(联合国慢性病峰会)上,联合国秘书长潘基文强调:"慢性病是公共卫生问题,更是社会经济发展问题。"全球领导人首次对慢性病所要采取的措施达成共识,并明确提出了慢性病防治的应对方案,强调政府责任和多部门合作。在慢性病的优先领域达成共识,再次强调预防是全球预防慢性病的基石;鼓励拟定多部门政策,创造公平的促进健康的环境,使个人、家庭和社区有能力做出健康的选择;推进采取多部门、具有成本效益、面向全民的干预措施,减少慢性病的风险因素。

第二节　糖尿病的预防和控制

糖尿病是一组由多病因引起的以慢性高血糖为特征的代谢性疾病,是胰岛素分泌和(或)作用缺陷所引起的疾病。长期糖类及脂肪、蛋白质代谢紊乱可引起多系统损害,导致眼、肾、神经、心脏、血管等组织器官慢性进行性病变、功能减退及衰竭;病情严重或应激时可发生急性严重代谢紊乱,如糖尿病酮症酸中毒、高渗高血糖综合征等。临床表现常被描述为"三多一少",即多尿、多饮、多食和体重减轻。

目前国际上通用WHO糖尿病专家委员会提出的糖尿病分型标准(1999),按病因可分为1型糖尿病(T1DM)、2型糖尿病(T2DM)、其他特殊类型糖尿病、妊娠糖尿病(GDM)。

糖尿病的诊断是基于空腹、任意时间或葡萄糖耐量试验(OGTT)血糖值。①糖尿病症状(多尿、烦渴多饮和难于解释的体重减轻),且任意时间血浆葡萄糖水平≥11.1 mmol/L;或②空腹葡萄糖(FPG)水平≥7.0 mmol/L;或③葡萄糖耐量试验(OGTT)中2小时葡萄糖(2 hPG)水平≥11.1 mmol/L,应考虑糖尿病。值得指出的是,在进行糖尿病发病率和患病率的流行病学研究中,应统一采取FPG≥7.0 mmol/L这一标准,目的是方便现场调查,统一处理分析,且保证各资料间具有可比性。

一、糖尿病的流行特征

(一)地区分布

糖尿病在不同国家或地区存在明显差异。2型糖尿病与社会经济的发展和生活方式改变密切相关,欧美发达国家发病率较高。近30年来,随着我国经济的高速发展,生活方式西方化和人口老龄化,肥胖率上升,我国糖尿病患病率也呈快速增长趋势。《国家基层糖尿病防治管理指南(2018)》指出我国糖尿病患病人数已达1.14亿,约占全球糖尿病患者的27%,已成为世界上糖尿病患者最多的国家,60%患者至少患一种并发症。

(二)时间分布

1型糖尿病具有一定的季节性,北半球的病例发病高峰多在12月至次年2月,南半球多在6月至7月,可能与感染、日照有关。随着社会文化、经济的发展,寿命的延长和生活方式的改变,糖尿病的发病率和患病率长期持续上升。

Note

（三）人群分布

糖尿病患者中 2 型糖尿病最多见，占 90%～95%。亚洲人群中 1 型糖尿病较少见，但在某些国家和地区发病率较高，在我国 1 型糖尿病占糖尿病的比例小于 5%。1 型糖尿病患者多为儿童和青少年，在 10～14 岁年龄组最高，青春期后急剧下降。2013 年对中国 31 个省 170287 名城乡居民流行病学调查显示：中国成人糖尿病标化患病率为 10.9%，男性高于女性（分别是 11.7%和 10.2%）；老年人、城市居民、经济发达地区、超重和肥胖者糖尿病患病率较高；糖尿病前期检出率为 35.7%，老年人、超重或肥胖人群以及农村居民的糖尿病前期检出率较高。《中国 2 型糖尿病指南 2017 版》指出成人 2 型糖尿病患病率（2013 年）为 10.4%，各民族有较大差异，肥胖人群糖尿病患病率升高了 2 倍。

二、糖尿病的危险因素

（一）1 型糖尿病

1. 病毒感染 流行病学调查证实感染与 1 型糖尿病发病率升高相关，特别是病毒感染，包括风疹病毒、巨细胞病毒、科萨奇 B 病毒、腮腺炎病毒、腺病毒及脑炎心肌炎病毒等，主要造成自身免疫性胰岛 β 细胞的损害。

2. 遗传因素 同卵双生子中 1 型糖尿病同病率达到 30%～40%，揭示遗传因素在 1 型糖尿病发病中起重要作用。分子流行病学和相关基础性研究发现 1 型糖尿病遗传易感性涉及多个基因，包括人类白细胞抗原系统（HLA）基因和非 HLA 基因，而 HLA 基因出现频率受到种族、民族影响，这也可能是其发病存在种族差异的原因之一。

3. 自身免疫 细胞免疫异常在 1 型糖尿病发病中起重要作用，近 90%新诊断的 1 型糖尿病患者血清中存在针对胰岛 β 细胞的抗体如胰岛细胞自身抗体和胰岛素自身抗体等，并且常伴发其他自身免疫性疾病，如桥本氏甲状腺炎等。

4. 其他环境因素 化学毒物和某些饮食因素导致胰岛 β 细胞损害，胃肠道微生物失衡也可能与该病发生有关。

（二）2 型糖尿病

1. 肥胖 肥胖程度、类型、持续时间与胰岛素抵抗和 2 型糖尿病的发生密切相关。流行病学调查证实：2 型糖尿病发病随 BMI 增加而升高；中心型肥胖（男性腰围≥90 cm，女性腰围≥85 cm）腰臀比（腰围/臀围）较大，发病危险增高。

2. 遗传因素 2 型糖尿病具有更加明显的遗传基础。同卵双生子中 2 型糖尿病的同病率接近 100%，但起病和病情进程则受环境因素的影响而变异很大。家族聚集发病情况、高患病率人群患病情况调查以及有相同环境条件的不同种族发病情况调查等一系列研究一致认为 2 型糖尿病有较强的遗传倾向，可由多基因变异引起，在病因和表现型上均有异质性。

3. 营养膳食因素 高脂、高热量饮食是已明确的致病危险因素。过多的热量堆积使人肥胖，血脂异常，导致胰岛素分泌缺陷和胰岛素抵抗。

4. 体力活动不足 缺乏运动锻炼，静坐的生活方式易发生肥胖。而有规律的体力活动能增加机体组织对胰岛素的敏感性，改善糖耐量。

5. 人口老龄化 糖尿病的发病随年龄的增加而升高。由于社会的发展和医疗卫生服务水平的提高，人均寿命延长，老龄人口不断增加，导致高血压、冠心病、糖尿病等慢性病发病率显著增高。

三、糖尿病的预防和控制

2 型糖尿病为我国主要的糖尿病人群，应积极控制可以改变的危险因素（如糖尿病前期代

Note

谢综合征及肥胖、能量摄入过高等），以有效地预防2型糖尿病的发生。

（一）社区综合防治

糖尿病是一种终身性疾病，应贯彻"预防为主"的卫生战略方针，以健康促进为手段开展社区综合防治。

1. 第一级预防 对社区人群开展健康教育和健康促进，其对象不限于患者及其家属，应提高全人群对糖尿病危害的认识，促使人们自觉改变不良的行为和生活方式。

2. 建立全民健康的生活方式 合理的运动和休息，戒烟限酒，积极参加体育锻炼，平衡膳食，注意热能营养素间的摄入比例，多吃新鲜的蔬菜和水果，保证膳食中有足够的膳食纤维摄入，维持正常体重。通过早期生活方式干预可显著延迟或预防糖尿病的发生和发展。

3. 社区筛查 拓展服务，发现和动态管理高危人群。通过空腹血糖检验和口服葡萄糖耐量试验等方法，筛检社区中糖尿病高危人群。特别是糖耐量异常者处于正常和疾病之间的过渡状态，对其采取有效措施具有重要的公共卫生学意义和临床意义。对社区人群每年健康体检，及早发现并进行干预，防止和延缓病程的进展。

（二）医疗保健措施

糖尿病患者需坚持长期治疗，包括药物、饮食及运动治疗，控制好血糖，预防和延缓心血管并发症；对已发生并发症的患者主要采取对症治疗，预防病情恶化及伤残，降低糖尿病死亡率，提高患者生存质量。

1. 实施健康教育计划 这是重要的基础管理措施，是决定糖尿病管理成败的关键。健康教育包括糖尿病防治专业人员的培训、医务人员的继续医学教育，患者及其家属和公众的卫生保健教育。每位糖尿病患者均应接受全面糖尿病教育，充分认识糖尿病的危害、并发症、危险因素、治疗的必要性及长期性、治疗的方法和目的、膳食管理和运动治疗的重要性，并掌握糖尿病自我管理技能，如自我血糖监测、自我护理技巧（如注射胰岛素）等。

2. 饮食护理 合理的膳食治疗是糖尿病患者的基础治疗手段，对医学营养治疗的依从性是患者能否达到理想代谢控制的关键影响因素，能帮助患者控制血糖在理想水平，减少药物用量，减少并发症的发生和发展，减少医疗费用。主要做好以下工作：①让患者明确饮食控制的重要性，自觉遵守饮食规定；②严格定时进食，尤其是使用胰岛素治疗的患者；③确定并控制每日的饮食总能量，合理供给糖类，适量摄入蛋白质，限制脂肪摄入，提高膳食纤维摄入量，保证维生素、矿物质供给，减少酒和盐的摄入。

3. 根据病情做好运动指导 肥胖的2型糖尿病患者，运动可增加胰岛素敏感性，有助于控制血糖和体重。根据年龄、性别、体力、病情、有无并发症以及以往运动情况等，在医师指导下开展有规律的合适运动，如慢跑、骑车、太极拳等，每周3次以上，每次30分钟左右。运动前、后要监测血糖，运动量大或激烈运动要调整饮食和药物，防止发生低血糖。糖尿病伴严重并发症及急性感染、急性代谢紊乱时不宜运动。

4. 指导患者正确用药 接受胰岛素治疗的患者掌握正确的胰岛素注射技术，按时注射，严格无菌操作，有计划地更换注射部位，注射或服药后如果发生低血糖反应，迅速给患者服用糖水或甜食，必要时静脉注射50%葡萄糖。

5. 做好心理护理 糖尿病的终生治疗需要相应的心理支持，坚持长期的饮食控制和运动锻炼，同时糖尿病患者易出现心血管并发症，需要帮助患者保持良好的心态，学会良好的心理控制能力，随时化解压力，树立战胜疾病的信心。

Note

第三节 恶性肿瘤的预防和控制

恶性肿瘤又称癌症，是目前最为严重的一类威胁人类生命和健康的疾病之一，是正常细胞在致癌因素的长期作用下发生过度增生及异常分化所形成的疾病，表现为过度增殖、浸润、复发与转移，最终使机体衰亡。根据组织学来源，恶性肿瘤的起源可分为三种：①癌，起源于上皮细胞，大多数成人恶性肿瘤属此类；②肉瘤，起源于间叶组织如结缔组织、骨和肌肉等；③淋巴瘤，起源于脾和淋巴结等组织的淋巴细胞。

一、恶性肿瘤的流行特征

(一) 地区分布

恶性肿瘤是一类全球性分布的疾病，但不同国家、地区间的分布有明显差别，不仅表现在不同国家、地区间同一种恶性肿瘤的发病率和死亡率有差异，而且也表现在不同国家、地区间高发的恶性肿瘤类型有差异。欧洲、北美、大洋洲等一些工业较发达的国家和地区癌症死亡水平较高。在肿瘤的种类上，日本胃癌高发，乳腺癌、肠癌少见；北美和北欧国家乳腺癌和肠癌高发；鼻咽癌在世界大多数国家均少见，而我国华南及东南亚国家相对高发。

2013 年全国肿瘤登记结果分析，我国癌症发病率为 235/10 万，肺癌和乳腺癌分别位居男性、女性发病首位。我国癌症死亡率为 144.3/10 万，死因前五位分别是肺癌、肝癌、胃癌、食道癌、结直肠癌。我国胃癌主要分布于西北和东部地区，江苏东部及广西部分地区为肝癌高发区；河南、河北和山西三省交界区为食管癌高发区。

恶性肿瘤死亡率还存在城乡差别。其中肺癌城乡差别尤为明显，城市高于农村，但农村上升速率大于城市。胃癌等消化系统癌症则农村高于城市。城乡分布可能与环境污染程度、吸烟及膳食结构、营养状况、卫生服务条件、妇女生育模式等有关。

(二) 时间分布

全球恶性肿瘤总患病率呈上升趋势，但不同肿瘤的患病率有升有降，以升高为主。20 世纪 90 年代以来，西欧、美国、加拿大等发达国家常见恶性肿瘤的发病率和死亡率趋于平稳或略有下降趋势，而发展中国家则增幅显著。如：结肠癌、直肠癌在东欧、拉丁美洲地区和中国有所增加，在发达国家维持原有的较高水平；乳腺癌在亚洲、东欧和拉美地区明显上升，而在西欧、北美等地则增幅减小；肺癌是近数十年来发病和死亡上升最为迅速的恶性肿瘤，目前已成为全球最主要的癌症，在我国已成为恶性肿瘤第一位的死因；与肺癌相反，宫颈癌的发病率和死亡率在全世界范围内呈下降趋势，这与多年来在人群中开展宫颈癌的早期筛检工作密切相关。

(三) 人群分布

1. 年龄 恶性肿瘤可发生于任何年龄，多随年龄增长而死亡率升高，如肺癌、肝癌、胃癌、肠癌等。不同恶性肿瘤其高发年龄也不同，如儿童期发病和死亡最多的是白血病、脑瘤和恶性淋巴瘤，青壮年最常见的是肝癌、白血病和胃癌等，中老年则以肺癌、食管癌、前列腺癌等为多。影响我国癌症发生发展的主要因素是人口老龄化，去除老龄化因素，近年来我国癌症发病略有上升。

2. 性别 除女性特有肿瘤外，恶性肿瘤发病率通常是男性高于女性。其中以消化道恶性肿瘤及肺癌、膀胱癌的性别差异明显，女性明显高于男性的有甲状腺癌、胆囊癌等，其中乳腺癌

Note

在女性青春期和更年期出现两个高峰。

3. 职业 多种职业因素是恶性肿瘤发病的危险因素，如石棉作业的工人多发生胸膜间皮瘤，砷、铬、镍以及放射性矿接触史工人患肺癌危险性大，职业性皮肤癌往往多见于煤焦油和石油产品行业，苯的石油化学工业和制鞋业等职业场所白血病高发。

4. 种族 恶性肿瘤的种族差异十分明显，可能与遗传易感性、生活习惯和环境条件等因素有关。如：白种人易患皮肤癌；日本和美国的胃癌死亡率相差近10倍；美国的大肠癌高于日本约5倍；中国人肝癌、鼻咽癌高发，与乙型肝炎病毒、EB病毒感染率高密切相关。

二、恶性肿瘤的危险因素

恶性肿瘤是一种多因素、多效应、多阶段、多基因致病的多病因疾病，其危险因素包括环境因素、个人不良行为生活方式、社会心理因素和遗传因素等。

(一) 环境因素

在人类的致癌因素中，80%以上的恶性肿瘤直接或间接与环境因素相关，其中又以化学性致癌因素最常见。

1. 化学性致癌因素 目前证实对动物致癌的环境化学物有1000多种，经充分研究证实对人类有致癌作用的有数十种。环境中的化学致癌物大多是人为因素产生，通过对水、空气、土壤、食物的污染进入人体。国际癌症研究中心(IARCA)根据致癌物的可靠程度分为五类4组：一类，组1对人类致癌，与环境污染有关的如砷、铬、镍、镉、石棉、联苯胺、苯、氯乙烯、己烯雌酚、煤焦油、香烟烟雾等；二类，组2A对人类很可能致癌；三类，组2B对人类可能致癌；四类，组3未定致癌物，现有证据无法对人类致癌性进行分级；五类，组4对人类可能是非致癌物。

2. 物理性致癌因素 包括电离辐射、紫外线、慢性灼伤、机械性和外伤性长期慢性刺激等，其中电离辐射最为重要，对所有组织器官均有致癌性，包括各种类型的白血病、皮肤癌、乳腺癌、甲状腺癌、多发性骨髓瘤、恶性淋巴瘤等。长期受紫外线照射，可诱发各种皮肤癌。

3. 生物性致癌因素 能引起人类恶性肿瘤的生物因素包括病毒、细菌、寄生虫等，其中以病毒较为常见。目前认为与人类恶性肿瘤密切相关的因素如下：EB病毒与鼻咽癌、伯基特氏淋巴瘤有关；人类乳头状瘤病毒与宫颈癌有关；乙型肝炎病毒、黄曲霉毒素与原发性肝癌有关；人类T细胞白血病病毒与白血病有关；日本血吸虫与大肠癌有关。

(二) 行为生活方式

1. 吸烟 一种致癌性行为，也是慢性病的首要危险因素。吸烟不仅危害吸烟者本人，而且还影响周围的人，被动吸烟者受到的伤害甚至超过吸烟者本人。烟草中含有尼古丁、苯并(a)芘、亚硝胺、砷等数十种致癌物质。与吸烟联系最强的是肺癌，有明显的剂量-反应关系。吸烟者对口腔癌、舌癌、咽癌、食管癌、膀胱癌等也起着不同程度的作用。开始吸烟的年龄越早，吸烟年数越长，吸入越深，则致癌的危险性越大。

2. 饮酒 口腔癌、咽癌、喉癌、直肠癌的危险因素。长期饮酒可导致肝硬化，继而导致肝癌。酒也可对其他致癌物质如苯并(a)芘等起到增加溶解的作用，故认为饮酒和吸烟有致癌协同作用，吸烟并饮酒者患某些恶性肿瘤的危险性更高。

3. 饮食 许多研究证实，某些天然食物或食品添加剂中存在致癌物质，如亚硝胺、黄曲霉毒素等。此外，不良的饮食习惯、加工烹调方式不当、某种营养素摄入不足或摄入过多等均与肿瘤发生有关。精细的食物由于缺少纤维素，可能增加结肠癌的危险性。食物在生产、加工、运输、储存，甚至烹调的过程中都可能受到致癌物的污染或产生致癌物。如黄曲霉菌污染稻谷、玉米后产生黄曲霉毒素，食用后发生肝癌、食管癌的危险性增加。食物烹调不当，如烟熏、

Note

腌制、烘烤、高温油炸等可产生亚硝胺、杂环胺类等致癌物。

4. 其他 如早婚、早育、性生活不良等均与宫颈癌发病密切相关。

（三）社会心理因素

大量流行病学资料显示，精神心理状态可能影响机体对恶性肿瘤的易患性。家庭中的不幸事件、过度紧张、人际关系不协调、心灵创伤、家庭破裂等因素导致长期持续的精神刺激、焦虑、抑郁，可使机体各系统功能失调，免疫力下降，增加恶性肿瘤的危险性。某些肿瘤的发展和预后与心理因素也有明显关系。

（四）遗传因素

遗传与肿瘤的关系研究证实一些恶性肿瘤的发生与遗传因素有关。例如，欧美妇女乳腺癌研究表明有10%～30%的病例表现出遗传倾向。鼻咽癌、食管癌、胃癌、结肠癌等癌症患者家族发病率高于一般人群。

三、恶性肿瘤的预防和控制

恶性肿瘤的主要危险因素多与生活环境、行为生活方式有关，肿瘤的发病应重在预防，采用全人群策略和高危人群策略相结合的方式，三级预防并重，有效降低恶性肿瘤的发病率和死亡率。

（一）第一级预防

第一级预防是针对病因的预防，通过防癌的健康教育及行为干预，消除和控制恶性肿瘤的危险因素，提高机体防癌能力，防患于未然。

1. 环境因素 加强环境保护包括职业环境保护工作，检测、控制和消除环境中的致癌和促癌因素。对接触致癌因素的职工和居民，要定期防癌体检，及时诊治。

2. 健康教育 通过健康教育、行为干预，改变人们可能致癌的行为生活方式，是预防恶性肿瘤发生的重要措施。其内容包括烟草的控制、合理膳食和适当的体育锻炼。

3. 采取有效的干预措施 化学预防和疫苗接种是防止恶性肿瘤形成的有效手段。如接种乙肝疫苗预防肝癌。采用化学预防降低致癌剂的作用剂量和时间，阻止致癌化合物的形成和吸收，防止肿瘤的发生。

4. 膳食预防 合理膳食除了要注意饮食营养平衡，减少脂肪、胆固醇摄入量，多吃富含维生素和纤维素的食物外，不吃霉变、烧焦、过咸或过热的食物，少吃腌制、烟熏及油炸食物，防止食物污染也很重要。

（二）第二级预防

第二级预防属于临床前期预防，又称“三早预防”，即早期发现、早期诊断、早期治疗，防止肿瘤进一步发展。早期发现是针对高危人群采取有效的筛检与诊断方法，根治癌前病变。

1. 定期检查 通过健康教育使人们认识常见的癌前病变，学会一些常用的自我检查方法和定期健康体检。

(1) 乳腺癌的监测 对30岁以上妇女应推行乳房自我检查，40岁以上妇女应每年做一次临床检查，50岁以上妇女每年应进行临床及必要的X线摄影筛查。应注意30岁以后初孕、12岁以前月经初潮、50岁以后绝经、肥胖症、高脂膳食者、有卵巢患病史及患子宫内膜炎等高危人群。

(2) 宫颈癌的监测 有性生活的妇女均有发生宫颈癌的危险，妇女从有性生活开始起应2～3年进行一次宫颈脱落细胞涂片检查。

(3) 结肠、直肠癌的监测 40岁以上人群应每年进行一次肛门指检(仅限7～8 cm深度)，

Note

50 岁以上的人群，特别是有家族肿瘤史、家庭息肉史、息肉溃疡史及结肠直肠癌病史者，应每年进行一次大便隐血试验（注意药物、食物所致假阳性及腺瘤、肠癌以外的消化道出血的干扰）；每隔 3～5 年做一次直肠镜检查。

2. 重点注意 由于人体所患的恶性肿瘤有 75％以上发生在身体易于查出和易于发现的部位，为便于及早发现肿瘤，应注意常见肿瘤的十大症状。

(1) 身体任何部位如乳腺、颈部或腹部的肿块，尤其是逐渐增大的。

(2) 身体任何部位如舌、颊、皮肤等处没有外伤而发生的溃疡，特别是经久不愈的。

(3) 不正常的出血或分泌物，如中年以上妇女出现不规则阴道流血或分泌物增多。

(4) 进食时胸骨后闷胀、灼痛、异物感或进行性加重的吞咽困难。

(5) 久治不愈的干咳、声音嘶哑或痰中带血。

(6) 长期消化不良，进行性食欲减退、消瘦，又未找出明确原因的。

(7) 大便习惯改变或有便血。

(8) 鼻塞、鼻衄、单侧头痛或伴有复视时。

(9) 赘生物或黑痣的突然增大或有破溃、出血，或原有的毛发脱落的。

(10) 无痛性血尿。

（三）第三级预防

第三级预防又称临床预防或康复性预防，是指以延长生存及提高生活质量为目的而进行的积极综合治疗，并预防癌症复发和转移，防止并发症和后遗症。对已经确诊的癌症患者进行积极的医学治疗，争取获得最佳疗效。即使是晚期患者，也可以帮助他们减轻痛苦，改善生活质量，延长生存期。

1. 帮助建立健康的生活方式 戒烟限酒，不暴饮暴食，根据机体情况进行适度的运动锻炼或体力劳动，保持适宜的体重，增强自身抗病能力。

2. 合理安排日常饮食 少食多餐，多食用新鲜蔬菜水果，保证足够的热量、高蛋白质、高维生素饮食，注意食物加工烹调方式，营造良好进餐氛围，促进食欲。

3. 保持健康的心理 通过认知疗法、心理暗示、社区集体心理干预等方式，提高患者心理应对能力，保持乐观心态、健康的心理，树立战胜疾病的信心。

4. 预防感染 化疗、放疗术后，患者易发生呼吸道、泌尿道及其他部位的感染，应注意室内空气通风、防止受凉感冒、多饮水，做好各种管道护理，如造瘘口护理等。

5. 康复护理 开展针对性的康复护理，可提高患者的生存质量。如乳腺癌术后上肢活动功能的康复，人工肛门的排便训练，喉癌术后食管发音功能训练等。

6. 做好临终关怀 对癌症晚期患者，做好家庭临终关怀护理，满足其基本需求，减轻疾病疼痛，缓解相关症状，让患者在舒适、安全的环境中与家人度过最后时刻，同时还要注意安抚患者家属情绪，做好相关护理工作。

小结

(1) 心脑血管疾病的共同危险因素包括遗传因素、吸烟、膳食与肥胖、过量饮酒、体力活动不足、精神心理失衡等。

(2) 2 型糖尿病的危险因素包括肥胖、遗传因素、营养与膳食因素、体力活动不足、人口老龄化等。

(3) 恶性肿瘤的主要危险因素包括环境因素（化学因素、物理因素、生物因素）、行为（吸烟、饮酒、饮食不合理）、社会心理因素、遗传因素等。

Note

思 考 题

1. 心脑血管疾病如何预防？
2. 2 型糖尿病如何预防？
3. 恶性肿瘤如何预防？

自 测 题

一、A1 型题(单项选择题)

1. 为预防高血压，每日食盐摄入量应控制在(　　)以内。
A. 5 g　　B. 6 g　　C. 7 g　　D. 8 g　　E. 9 g

2. 健康的饮食习惯是(　　)。
A. 多吃蔬菜水果　　B. 多喝茶水　　C. 多吃海产品
D. 多吃腌制品　　E. 减少膳食纤维的摄入

3. 糖尿病的高危人群不包括(　　)。
A. 高热量饮食者　　B. 高血压者　　C. 高血脂者
D. 肥胖者　　E. 重体力劳动者

4. 高血压防治中健康教育的对象是(　　)。
A. 学龄前儿童　　B. 青壮年　　C. 冠心病患者
D. 糖尿病患者　　E. 全社会人群

5. 下列哪种措施不属于恶性肿瘤的一级预防措施？(　　)
A. 防止环境污染　　B. 控制不良饮食与生活习惯　　C. 防止肿瘤转移
D. 加强防癌教育　　E. 积极锻炼身体

6. 位于我国主要城市恶性肿瘤死因顺位之首的为(　　)。
A. 肺癌　　B. 肝癌　　C. 胃癌　　D. 食管癌　　E. 直肠癌

7. 世界各地大部分恶性肿瘤的发病率和死亡率呈上升趋势，下列哪种因素不是造成该趋势的原因？(　　)
A. 世界人口增加　　B. 人口老龄化　　C. 生活方式改变
D. 生态环境的改变　　E. 关注自身健康增加

8. 慢性病的预防重点应放在(　　)。
A. 第一级预防　　B. 第二级预防　　C. 第三级预防
D. 第一、第二级预防　　E. 第二、第三级预防

9. 下列哪项不是糖尿病的危险因素？(　　)
A. 遗传　　B. 家庭变故　　C. 生活方式　　D. 病毒感染　　E. 超重

10. 关于糖尿病的诊断，以空腹血糖(FPG)超过多少(　　)mmol/L 可诊断为糖尿病？(　　)
A. 6.0　　B. 6.5　　C. 7.0　　D. 9.0　　E. 11.1

自测题答案

(高　杨)

第十六章　突发公共卫生事件的预防和控制

扫码看课件

学习目标

1. **掌握**：突发公共卫生事件的概念、特点；分类和分级。
2. **熟悉**：突发公共卫生事件的报告和应急管理。
3. **了解**：突发公共卫生事件的预警和应急处理。

临床案例

2010 年 10 月 1 日，某市隧道附近的一建筑工地，32 名工人吃过午餐后，出现腹泻、呕吐甚至晕厥情况，当天下午 4 时紧急送到医院抢救。经过治疗，22 人目前病情平稳，没有人出现生命危险。

具体任务：

1. 该事件是否属于突发公共卫生事件？
2. 如果是，该如何定级分类？

第一节　突发公共卫生事件的概述

公共卫生事件（public health events）是一项重大的社会问题，关系到人群整体健康水平和生活质量。突发公共卫生事件直接关系到公众的健康、经济的发展和社会的安定，已日益成为社会普遍关注的热点问题。国家已经先后颁布了突发公共卫生事件及其应急处理的相关条例和法律，包括《突发公共卫生事件应急条例》《国家突发公共卫生事件应急预案》《中华人民共和国传染病防治法》《中华人民共和国食品安全法》《中华人民共和国职业病防治法》《中华人民共和国国境卫生检疫法》《国内交通卫生检疫条例》等，处理突发公共卫生事件要以相关的条例和法律为依据。

一、突发公共卫生事件的概念和特点

（一）概念

国务院 2003 年 5 月 7 日颁布施行了《突发公共卫生事件应急条例》（简称《条例》），在《条例》中明确了突发公共卫生事件（emergency public health events）的概念，即指突然发生，造成或者可能造成社会公众健康严重损害的重大传染病疫情、群体性不明原因疾病、重大食物和职业中毒以及其他严重影响公众健康的事件。

Note

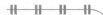

（二）突发公共卫生事件的特点

1. 突发性 发生突然，出乎意料。一般不具备事物发生前的征兆，留给人们的思考余地较小，要求人们必须在极短的时间内做出分析、判断。

2. 普遍性 突发公共卫生事件影响的区域比较广，涉及的人员比较多，往往引起“多米诺骨牌”效应。

3. 非常规性 突发公共卫生事件超出了一般社会卫生危机的发展规律，并呈现出易变特性，有的甚至呈“跳跃式”发展。

二、突发公共卫生事件的分类和分级

（一）突发公共卫生事件的分类

根据《突发公共卫生事件应急条例》可将突发公共卫生事件分为四类。

1. 重大传染病疫情 传染病的暴发（在一个局部地区短期内突然发生多例同一种传染病患者）和流行（一个地区某种传染病发病率显著超过该病历年的一般发病率水平），包括鼠疫、肺炭疽和霍乱的暴发、动物间鼠疫、布鲁斯杆菌病和炭疽等流行、乙类和丙类传染病暴发或多例死亡、罕见或已消灭的传染病、新传染病的疑似病例等。

2. 群体性不明原因疾病 一定时间内（通常是指 2 周内），在某个相对集中的区域（如同一个医疗机构、自然村、社区、建筑工地、学校等集体单位）内同时或者相继出现 3 例及以上相同临床表现，经县级及以上医院组织专家会诊，不能诊断或解释病因，有重症病例或死亡病例发生的疾病。

3. 重大食物中毒和职业中毒 重大食物和职业中毒包括中毒人数超过 30 人或出现死亡 1 例以上的饮用水和食物中毒，短期内发生 3 人以上或出现死亡 1 例以上的职业中毒。

4. 其他严重影响公众健康的事件 包括医源性感染暴发，药品或免疫接种引起的群体性反应或死亡事件，严重威胁或危害公众健康的水、环境、食品污染和放射性、有毒有害化学性物质丢失、泄漏等事件，生物、化学、核辐射等恐怖袭击事件，有毒有害化学品生物毒素等引起的集体性急性中毒事件，有潜在威胁的传染病动物宿主、媒介生物发生异常和学生因意外事故自杀或他杀出现 1 例以上的死亡，以及上级卫生行政部门临时规定的其他重大公共卫生事件。

（二）突发公共卫生事件的分级

根据突发公共事件导致人员伤亡和健康危害情况将医疗卫生救援事件分为特别重大事件（Ⅰ级）、重大事件（Ⅱ级）、较大事件（Ⅲ级）和一般事件（Ⅳ级），依次用红色、橙色、黄色、蓝色预警。

1. 特别重大事件（Ⅰ级） 一次事件出现特别重大人员伤亡，且危重人员多，或者核事故和突发放射事件、化学品泄漏事故导致大量人员死亡，事件发生地省级人民政府或有关部门请求国家在医疗卫生救援工作上给予支持的突发公共事件；跨省（区、市）的有特别严重人员伤亡的突发公共事件；国务院及其有关部门确定的其他需要开展医疗卫生救援工作的特别重大突发公共事件。

2. 重大事件（Ⅱ级） 一次事件出现重大人员伤亡，其中，死亡和危重病例超过 5 例的突发公共事件；跨市（地）的有严重人员伤亡的突发公共事件；省级人民政府及其有关部门确定的其他需要开展医疗卫生救援工作的重大突发公共事件。

3. 较大事件（Ⅲ级） 一次事件出现较大人员伤亡，其中，死亡和危重病例超过 3 例的突发公共事件；市（地）级人民政府及其有关部门确定的其他需要开展医疗卫生救援工作的较大突发公共事件。

4. 一般事件(Ⅳ级) 一次事件出现一定数量人员伤亡,其中,死亡和危重病例超过 1 例的突发公共事件;县级人民政府及其有关部门确定的其他需要开展医疗卫生救援工作的一般突发公共事件。

其中,特别重大突发公共卫生事件主要包括以下几种。

(1) 肺鼠疫、肺炭疽在大、中城市发生并有扩散趋势,或肺鼠疫、肺炭疽疫情波及 2 个以上的省份,并有进一步扩散趋势。

(2) 发生传染性非典型肺炎、人感染高致病性禽流感病例,并有扩散趋势。

(3) 涉及多个省份的群体性不明原因疾病,并有扩散趋势。

(4) 发生或传入了新传染病或我国尚未发现的传染病,并有扩散趋势,或发现我国已消灭的传染病重新流行。

(5) 发生烈性病菌株、毒株、致病因子等丢失事件。

(6) 周边以及与我国通航的国家和地区发生特大传染病疫情,并出现输入性病例,严重危及我国公共卫生安全的事件。

(7) 国务院卫生行政部门认定的其他特别重大突发公共卫生事件。

三、突发公共卫生事件的应急管理

《突发公共卫生事件应急条例》对突发公共卫生事件的应对措施、应急报告、医疗卫生机构责任等都做了详细的规定。国家制定了《国家突发公共卫生事件应急预案》,各个地区也分别制定了各个地区的突发公共卫生事件应急预案。

(一) 突发公共卫生事件应急处理的基本原则

1. 预防为主,常备不懈 提高全社会对突发公共卫生事件的防范意识,落实各项防范措施,做好人员、技术、物资和设备的应急储备工作。对各类可能引发突发公共卫生事件的情况要及时进行分析、预警,做到早发现、早报告、早处理。

2. 统一领导,分级负责 根据突发公共卫生事件的性质、范围和危害程度,对突发公共卫生事件实行分级管理。各级人民政府负责突发公共卫生事件应急处理的统一领导和指挥,各有关部门按照预案规定,在各自的职责范围内做好突发公共卫生事件应急处理的有关工作。

3. 依法规范,措施果断 地方各级人民政府和卫生行政部门要按照相关法律、法规和规章的规定,完善突发公共卫生事件应急体系,建立健全系统、规范的突发公共卫生事件应急处理工作制度,对突发公共卫生事件和可能发生的公共卫生事件做出快速反应,及时、有效地开展监测、报告和处理工作。

4. 依靠科学,加强合作 突发公共卫生事件应急工作要充分尊重和依靠科学,要重视开展防范和处理突发公共卫生事件的科研和培训,为突发公共卫生事件应急处理提供科技保障。各有关部门和单位要通力合作、资源共享,有效应对突发公共卫生事件。要广泛组织、动员公众参与突发公共卫生事件的应急处理。

(二) 突发公共卫生事件应急预案体系及职责

根据突发公共卫生事件的性质、严重程度、涉及范围等,我国成立了相应级别的应急组织机构。

1. 应急指挥机构 成立全国、省级突发公共卫生事件应急处理指挥部。全国突发公共卫生事件应急指挥部由国务院和军队有关部门组成,国务院主管领导人担任总指挥,负责对全国突发事件应急处理的统一领导、统一指挥。国务院卫生行政主管部门和其他有关部门,在各自的职责范围内做好突发事件应急处理的有关工作。省、自治区、直辖市人民政府成立地方突发事件应急处理指挥部,省、自治区、直辖市人民政府主要领导人担任总指挥,实行属地管理的原

Note

则，负责对本行政区域内突发公共卫生事件应急处理的协调和指挥，作出处理本行政区域内突发公共卫生事件的决策，决定要采取的措施。

2. 日常管理机构 国务院卫生行政部门设立卫生应急办公室（突发公共卫生事件应急指挥中心），负责全国突发公共卫生事件应急处理的日常管理工作。

各省、自治区、直辖市人民政府卫生行政部门及军队、武警系统要参照国务院卫生行政部门突发公共卫生事件日常管理机构的设置及职责，结合各自实际情况，指定突发公共卫生事件的日常管理机构，负责本行政区域或本系统内突发公共卫生事件应急的协调、管理工作。

各市（地）级、县级卫生行政部门卫生应急办公室负责本行政区域内突发公共卫生事件应急的日常管理工作和组织协调工作；突发公共卫生事件时，可作为同级政府下设应急处理指挥部的下设办公室承担应急处理的协调工作。

3. 专家咨询委员会 国务院卫生行政部门和省级卫生行政部门负责组建突发公共卫生事件专家咨询委员会。

市（地）级和县级卫生行政部门可根据本行政区域内突发公共卫生事件应急工作需要，组建突发公共卫生事件应急处理专家咨询委员会。

专家咨询委员会负责对突发公卫事件的分级、控制措施、应急准备等工作提出建议，参与制定、修订应急预案和技术方案，对应急处置提供技术指导，对突发公共卫生事件应急响应的终止、后期评估提出咨询意见。

4. 应急处理专业技术机构 医疗机构、疾病预防控制机构、卫生监督机构、出入境检验检疫机构是突发公共卫生事件应急处理的专业技术机构。应急处理专业技术机构要结合本单位职责开展专业技术人员处理突发公共卫生事件能力培训，提高快速应对能力和技术水平，在发生突发公共卫生事件时，要服从卫生行政部门的统一指挥和安排，开展应急处理工作。

第二节 突发公共卫生事件的预防和控制

一、突发公共卫生事件的监测、预警和报告

突发公共卫生事件具有高度不确定性，发生时间、范围、强度等不可完全预测，而且事件一旦发生，发展演变迅速，不仅对人们身心健康造成极大伤害，还会给当地的社会经济、政治等方面带来不利影响。开展突发公共卫生事件监测预警工作，对掌握已知疾病流行状况、发现新的疾病、明确未知疾病的病因、帮助政府决策和针对性地对公众进行防范突发公共卫生事件的宣传，及时控制突发公共卫生事件的发生和发展，有重要的意义。

（一）监测

突发公共卫生事件监测是指持续、系统地收集、汇总、分析和解释资料，并将结果反馈给需要的人，进而指导公共卫生实践的活动。监测应贯穿着突发公共卫生事件应急管理和处置的全过程，预警是监测的目的之一，只有科学、有效地对"苗头"突发公共卫生事件进行监测，为突发公共卫生事件的预测、预报及制定应急与控制措施提供信息保障及科学依据，才能做出及时、有效的应对，将突发公共卫生事件控制在萌芽状态，或不致造成更大的危机，最大限度地降低危害程度。

1. 报告体系 国家建立统一的突发公共卫生事件监测、预警与报告网络体系，包括法定传染病、突发公共卫生事件监测报告网络、疾病与症状监测网络、实验室监测网络、出入境口岸

卫生检疫监测网络以及全国统一的举报电话等。坚持依法管理，分级负责，快速准确，安全高效的原则。

2. 日常监测工作 各级医疗、疾病预防控制机构、卫生监督和出入境检疫机构按照国家统一规定和要求，结合专业分工，负责组织开展责任范围内的突发公共卫生事件的日常监测工作。监测内容包括：突发公共卫生事件相关信息监测；常规传染病疫情监测；相关症状监测；基本公共卫生监测；突发公共卫生事件的主动监测。

省级人民政府卫生行政部门要按照国家统一规定和要求，结合实际，组织开展重点传染病和突发公共卫生事件的主动监测。

3. 突发公共卫生事件监测方法

(1) 常规传染病及突发公共卫生事件监测　按照《突发公共卫生事件应急条例》《突发公共卫生事件与传染病疫情监测信息报告管理办法》《国家突发公共卫生事件及其相关信息报告管理工作规范》《不明原因肺炎病例监测实施方案试行》等法律法规及工作方案，开展日常传染病及突发公共卫生事件的监测和报告。

(2) 现场或专题调查　按照卫生行政部门或上级有关单位现场或专题调查方案要求，潜在突发事件或已发生的突发事件，通过现场流行病学调查，收集流行病学资料、临床资料、检验资料等，并汇总上报，通过分析、解释这些资料，对事件的性质、强度、发展趋势做出判断，确定导致突发公共卫生事件的社会、自然、行为等可能因素等，并依此采取干预措施，评价措施效果；如通过病例对照专题研究，可以考察可能的危险因素是否与突发事件存在联系以及联系的程度。

(3) 基本公共卫生信息收集　根据国家有关统计制度，定期或不定期地收集辖区内食品、职业、放射、环境卫生等有关信息，以及卫生资源与突发事件应对能力分布的信息。

4. 加强监督 国务院卫生行政部门和地方各级人民政府卫生行政部门要加强对监测工作的管理和监督，保证监测质量。

(二) 预警

预防和控制突发公共卫生事件的关键是及早发现突发事件发生的先兆，迅速采取相应措施，将突发事件控制在萌芽状态。建立突发公共卫生事件的预警机制是以监测为基础，以数据库为条件，采取综合评估手段，建立信息交换和发布机制，及时发现事件的苗头，发布预警，快速作出反应，达到控制事件蔓延的目的。

各级人民政府卫生行政部门根据医疗、疾病预防控制、卫生监督机构提供的监测信息，按照突发公共卫生事件的发生、发展规律和特点，分析其对公众身心健康的危害程度、可能的发展趋势，及时作出相应级别的预警，依次用红色、橙色、黄色和蓝色表示特别重大、重大、较大和一般四个级别的预警。及早控制事态发展，提高应对处理突发公共卫生事件的综合能力。

(三) 报告

国家建立突发事件应急报告制度。

1. 报告原则 突发公共卫生事件相关信息报告管理遵循依法报告、统一规范、属地管理、准确及时、分级分类的原则。

2. 报告时限和程序

(1) 获得突发公共卫生事件相关信息的责任报告单位和责任报告人，应当在 2 小时内以电话或传真等方式向属地卫生行政部门指定的专业机构报告，具备网络直报条件的同时进行网络直报，直报的信息由指定的专业机构审核后进入国家数据库。不具备网络直报条件的责任报告单位和责任报告人，应采用最快的通信方式将《突发公共卫生事件相关信息报告卡》报送属地卫生行政部门指定的专业机构，接到《突发公共卫生事件相关信息报告卡》的专业机构，

Note

应对信息进行审核，确定真实性，2 小时内进行网络直报，同时以电话或传真等方式报告同级卫生行政部门。

(2) 接到突发公共卫生事件相关信息报告的卫生行政部门应当尽快组织有关专家进行现场调查，若确认为实际发生突发公共卫生事件，应根据不同的级别，及时组织采取相应的措施，并在 2 小时内向本级人民政府报告，同时向上一级人民政府卫生行政部门报告。如尚未达到突发公共卫生事件标准的，由专业防治机构密切跟踪事态发展，随时报告事态变化情况。

3. 责任报告单位和责任报告人 县级以上各级人民政府卫生行政部门指定的突发公共卫生事件监测机构、各级各类医疗卫生机构、卫生行政部门、县级以上地方人民政府和检验检疫机构、食品药品监督管理机构、环境保护监测机构、教育机构等有关单位为突发公共卫生事件的责任报告单位。

执行职务的各级各类医疗卫生机构的医疗卫生人员、个体开业医生为突发公共卫生事件的责任报告人。

4. 报告内容

(1) 事件信息：信息报告主要内容包括事件名称、事件类别、发生时间、地点、涉及的地域范围、人数、主要症状与体征、可能的原因、已经采取的措施、事件的发展趋势、下步工作计划等。具体内容见《突发公共卫生事件相关信息报告卡》。

(2) 事件发生、发展、控制过程信息：分为初次报告、进程报告、结案报告。

①初次报告：报告内容包括事件名称、初步判定的事件类别和性质、发生地点、发生时间、发病人数、死亡人数、主要的临床症状、可能原因、已采取的措施、报告单位、报告人员及通信方式等。

②进程报告：报告事件的发展与变化、处置进程、事件的诊断和原因或可能因素，势态评估、控制措施等内容。同时，对初次报告的《突发公共卫生事件相关信息报告卡》进行补充和修正。重大及特别重大突发公共卫生事件至少按日进行进程报告。

③结案报告：事件结束后，应进行结案信息报告。达到《国家突发公共卫生事件应急预案》分级标准的突发公共卫生事件结束后，由相应级别卫生行政部门组织评估，在确认事件终止后 2 周内，对事件的发生和处理情况进行总结，分析其原因和影响因素，并提出今后对类似事件的防范和处置建议。

接到突发公共卫生事件报告的地方卫生行政部门，应当立即组织力量对报告事项调查核实、判定性质，采取必要的控制措施，并及时报告调查情况。

二、突发公共卫生事件的应急处理

各级人民政府卫生行政部门在本级人民政府统一领导下，负责组织、协调本行政区域内突发公共卫生事件应急处理工作，并根据突发公共卫生事件应急处理工作的实际需要，向本级人民政府提出成立突发公共卫生事件应急指挥部的建议。

国务院或地方各级人民政府根据本级人民政府卫生行政部门的建议和实际工作需要，决定是否成立国家或地方应急指挥部，统一指挥和协调突发公共卫生事件应急处置工作。

地方各级人民政府要按照上级人民政府或突发公共卫生事件应急指挥部的统一部署和安排，结合本地区实际情况，组织协调开展突发公共卫生事件的应急处理工作。

(一) 应急反应的启动

突发事件发生后，卫生行政主管部门应当组织专家对突发事件进行综合评估，按照突发事件的实际情况，向本级人民政府提出成立突发公共卫生事件应急指挥部的建议，国务院或地方各级人民政府按照建议和需要决定是否成立应急指挥部；各级人民政府按照上级人民政府或

Note

应急指挥部的统一部署和安排，组织协调开展突发公共卫生事件的应急处理工作。

在全国范围内或者跨省、自治区、直辖市范围内启动全国突发事件应急预案，由国务院卫生行政主管部门报国务院批准后实施。省、自治区、直辖市启动突发事件应急预案，由省、自治区、直辖市人民政府决定，并向国务院报告。

（二）应急反应的过程及应对

1. 指挥与组织 应急预案启动后，应急处理指挥部的统一领导、指挥辖区内应急处理工作。突发事件发生地的各级人民政府有关部门，应当根据预案规定的职责要求，服从突发事件立即到达规定岗位，采取有关的控制措施。医疗卫生机构、监测机构和科学研究机构，应当服从突发事件应急处理指挥部的统一指挥，相互配合、协作，集中力量开展相关的科学研究工作。

2. 现场救援与救治 应急指挥部在事件发生后立即启动快速反应机制，根据需要调集本行政区域内各类人员、物资、交通工具、医疗设施、药品、器材等相关设施设备参加应急处理工作；组织卫生救治队伍和相关人员到达突发公共卫生事件现场，对事件影响人群采取医疗卫生救援、患者隔离、人员疏散等措施。

3. 调查与控制 卫生监督机构、疾病预防控制机构要及时对突发公共卫生事件进行调查，做好现场宣传教育、采样与检测、消毒与杀虫、流行病学分析及事件评估等工作，划定控制区域，做好流动人口管理，实施交通卫生检疫。突发公共卫生事件发生后，极易出现群众心理恐慌，因此要及时发布相关信息，开展心理咨询和指导，维护社会稳定。

突发公共卫生事件的应急处理要采取边调查、边处理、边抢救、边核实的方式，遵循突发公共卫生事件发生发展的客观规律，结合实际情况和预防控制工作的需要，及时调整预警和反应级别，以有效控制事件，减少危害和影响。

（三）应急反应的终止

突发公共卫生事件应急反应的终止需符合以下条件：突发公共卫生事件隐患或相关危险因素消除，或末例传染病病例发生后经过最长潜伏期无新的病例出现。

特别重大突发公共卫生事件由国务院卫生行政部门组织有关专家进行分析论证，提出终止应急反应的建议，报国务院或全国突发公共卫生事件应急指挥部批准后实施。

特别重大以下突发公共卫生事件由地方各级人民政府卫生行政部门组织专家进行分析论证，提出终止应急反应的建议，报本级人民政府批准后实施，并向上一级人民政府卫生行政部门报告。

上级人民政府卫生行政部门要根据下级人民政府卫生行政部门的请求，及时组织专家对突发公共卫生事件应急反应的终止进行分析论证，提供技术指导和支持。

（四）后期评估及处理

突发公共卫生事件结束后，各级卫生行政部门应在本级人民政府的领导下，组织有关人员对突发公共卫生事件的处理情况进行评估。评估内容主要包括事件概况、现场调查处理概况、患者救治情况、所采取措施的效果评价、应急处理过程中存在的问题和取得的经验及改进建议。评估报告上报本级人民政府和上一级人民政府卫生行政部门。

县级以上人民政府人事部门和卫生行政部门对参加突发公共卫生事件应急处理作出贡献的先进集体和个人进行联合表彰；民政部门对在突发公共卫生事件应急处理工作中英勇献身的人员，按有关规定追认为烈士。

对在突发公共卫生事件的预防、报告、调查、控制和处理过程中，有玩忽职守、失职、渎职等行为的，依据《突发公共卫生事件应急条例》及有关法律法规追究当事人的责任。

地方各级人民政府要组织有关部门对因参与应急处理工作致病、致残、死亡的人员，按照国家有关规定，给予相应的补助和抚恤；对参加应急处理一线工作的专业技术人员应根据工作

Note

需要制定合理的补助标准，给予补助。

突发公共卫生事件应急工作结束后，地方各级人民政府应组织有关部门对应急处理期间紧急调集、征用有关单位、企业、个人的物资和劳务进行合理评估，给予补偿。

三、突发公共卫生事件的信息发布与通告

我国《突发公共卫生事件应急条例》及《法定传染病疫情和突发公共卫生事件信息发布方案》规定，国家建立突发事件的信息发布制度。国务院卫生行政主管部门负责向社会发布突发事件的信息。国家卫生部门授权各省、自治区、直辖市卫生行政部门定期发布本行政区域的传染病疫情信息，并在本行政区域内发生传染病暴发、流行及发生其他突发公共卫生事件时，及时、准确地发布辖区内的法定传染病疫情和突发公共卫生事件信息。

突发公共卫生事件发生后，各地要按照不同级别突发公共卫生事件信息发布的要求，遵循及时主动、准确把握、实事求是、注重效果的原则，开展信息发布工作。在公布传染病疫情和突发公共卫生事件信息的同时，要注意宣传党和政府及各部门所采取的预防控制传染病疫情和处置突发公共卫生事件的有关措施，并及时、准确地宣传有关科普知识。

发布的内容包括突发公共卫生事件性质、原因、发生地及影响范围；突发公共卫生事件的发病人员、伤亡人员及涉及的人员范围；突发公共卫生事件处理和控制情况；突发公共卫生事件发生地的解除等。

小　结

(1) 突发公共卫生事件的特点：突发性、普遍性、非常规性。

(2) 突发公共卫生事件分为四级：特别重大事件（Ⅰ级）、重大事件（Ⅱ级）、较大事件（Ⅲ级）、一般事件（Ⅳ级）。

(3) 突发公共卫生事件的监测、预警和报告。

思 考 题

1. 突发公共卫生事件有哪些特点？
2. 发生突发公共卫生事件后如何处置？

自 测 题

一、A1 型题（单项选择题）

1. 突发公共卫生事件，不包括（　　）。

A. 重大食物中毒　　B. 重大职业中毒　　C. 重大传染病疫情
D. 重大慢性非传染性疾病　　E. 群体性不明原因疾病

2. 不属于突发公共卫生事件的是（　　）。

A. 自然灾害　　B. 事故灾难　　C. 慢性肺部疾病
D. 社会安全事件　　E. 环境污染事件

3. 发现突发公共卫生事件应当在（　　）向所在地卫生行政主管部门报告。

A. 1 小时内　　B. 2 小时内　　C. 6 小时内　　D. 12 小时内　　E. 24 小时内

4. （　　）负责组织突发公共卫生事件的调查、控制和医疗救治工作。

A. 省、自治区、直辖市人民政府　　B. 县级以上地方人民政府卫生行政主管部门
C. 县级以上地方人民政府有关部门　　D. 省、自治区、直辖市有关部门
E. 国务院应急办公室

5. 以下不属于特别重大公共卫生事件的是(　　)。
A. 肺鼠疫、肺炭疽疫情波及 2 个以上省份，并有进一步扩散趋势
B. 发现烈性病菌株、毒株等丢失事件
C. 发生传染性非典型肺炎，并有扩散趋势
D. 发生人感染高致病性禽流感病例，并有扩散趋势
E. 大范围发生的流感

6. 地方各级人民政府及有关部门和单位要按照(　　)的原则，切实做好本行政区域内突发公共卫生事件应急处理工作。
A. 属地化管理　B. 分级响应　C. 应急处理　D. 信息监测　E. 信息报告

7. 根据突发公共卫生事件报告过程报告包括(　　)。
A. 初次报告　B. 进程报告　C. 结案报告　D. 以上都是

8. 突发公共卫生事件应急处置过程是(　　)。
A. 发现—报告—核实—应急反应—调查分析—控制—调查报告
B. 发现—报告—应急反应—调查分析—控制—调查报告
C. 发现—报告—核实—调查分析—控制—调查报告
D. 发现—报告—应急反应—调查报告—核实—控制
E. 发现—报告—应急反应—控制—调查报告

(高　杨)

自测题答案

Note

预防医学实训指导

实训一　环境污染案例讨论

扫码看课件

一、实训目的

通过学习和讨论相关案例，掌握环境污染对人类健康影响，环境污染对人体健康的危害，熟悉环境污染物的来源、污染物在环境中的转归、环境污染的防治措施、有机汞中毒的临床表现等知识点。

二、实训内容

【案例】

1956年，日本水俣湾附近出现了一种“怪病”。这种病最初发生在猫身上，被称为“猫舞蹈症”。病猫步态不稳，抽搐、麻痹，甚至跳海死去(被称为“自杀猫”)。随后不久，此地人也出现类似疾病。患者轻者面部震颤、口齿不清、手足麻痹、步履蹒跚、感觉障碍、视觉丧失，重者精神失常，直至死亡。几年来这个镇4万居民中先后有1万人不同程度地患有此种“怪病”。日后称此种“怪病”为“水俣病”。

经调查，水俣湾附近有一家合成醋酸的工厂，在生产中采用氯化汞和硫酸汞两种化学物质作催化剂。催化剂最后全部随废水排入临近的水俣湾内，并且大部分沉淀在水底。研究显示，水俣病是由于居民长期食用了水俣湾中含有汞的鱼类和贝类所致。

【问题】

1. 环境污染对人类健康的影响有哪些特点?
2. 环境污染对人体健康的危害有哪些?本案例中的危害属于哪一类危害?
3. 环境污染物的来源有哪些?污染物在环境中的转归有哪些途径?
4. 本案例中水底泥中的汞是如何进入海产品的?有机汞中毒有哪些临床表现?
5. 通过水俣病你能吸取什么教训，如何杜绝此类疾病的发生?

(吴　莹)

Note

扫码看课件

实训二　食物中毒案例分析

一、实训目的

1. 知识目标：了解食物中毒的基本知识和急救预防措施；掌握和应用食物中毒急救和预防措施；参与应急生存教育知识的传播，促进其进入个人和社会生活。

2. 能力目标：培养学生生存自救和救护他人的能力，增强辨别食品安全隐患的自我保护能力；增强获取信息能力。

3. 情感目标：树立食品安全意识；培养珍爱生命，回报社会的社会责任感；培养遇事冷静处理，挺身而出，救人危难的精神。

二、实训内容

【案例一】

8 月 13 日上午 11 时，家住某市城南区的李某出现发热、腹痛、腹泻、恶心、呕吐等症状而急诊入院。体检发现：体温 39.5 ℃，腹部有压痛，大便为水样便，带有黏液。此后，居住其周围的一些居民因同样的症状、体征入院就诊。至 16 日夜间 12 时，同辖区内共有 59 户，117 人因相似的症状、体征到医院住院或门诊观察治疗。

【问题】

1. 医院门诊医生接到第一例患者时，首先可能会作何诊断？当同一天接到数例相同症状体征的患者时，应如何考虑？如何处理？

2. 如果怀疑是食物中毒，应如何处理？

3. 按食物中毒的调查原则，你认为食物中毒的调查必须包括哪些工作？

4. 要确诊为何种类型的食物中毒，最关键的工作是什么？

5. 此事件是何种类型的食物中毒？据上述资料，能否确定是何种化学物或细菌引起的食物中毒？

6. 造成此食物中毒的原因是什么？

7. 对此类食物中毒的患者处理，关键应注意哪些方面？

8. 如何防止类似中毒事件的发生？

【案例二】

某年夏季某日下午 3 时左右，某厂陆续发生以腹痛、呕吐、腹泻、发热为主要症状的患者，至夜间 11 时左右达到高峰，直至次日清晨 7 时才没有新的病例出现，发病人数共达 120 人。

患者中大部分最先出现腹部绞痛，随后发生恶心、呕吐，多为 1～3 次，个别患者在 5 次以上，继而发生频繁腹泻，多在 1～8 次，个别患者一昼夜达 32 次。大便为水样，伴有黏液和血液；半数患者发热，体温 37～39 ℃。

【问题】

1. 若你是一位厂卫生所的医师，此时应做什么？

2. 此时你能判断是食物中毒还是职业性中毒吗？还需要做哪些工作？

Note

三、实训小结

通过以上案例讨论和分析，你学到了什么？有什么感想？

（张　淼）

实训三　计量资料统计描述

一、实训目的

1. 掌握算术均数与标准差的应用条件和计算方法。
2. 熟悉医学参考值制定和总体均数区间估计方法。

二、实训内容

1. 某地抽样调查100名正常成年男子的血钙(g/100 mL)，得 $\overline{x}=12$，$s=1.0$。已知正常人血钙呈正态分布。

(1) 正常成年男子血钙值95%的参考值范围。

(2) 血钙值在12～14 g/mL之间的男子占多少？

(3) 估计该地所有正常成年男子血钙值95%的可信区间。

2. 下面是对某班80名女生身高(cm)的调查结果：145以上的5名；150以上的8名；155以上的15名；160以上的25名；165以上的15名，170以上的8名，175以上的4名。

(1) 将此资料绘制成统计表和合适的统计图。

(2) 选用合适的指标描述其集中趋势和离散趋势，并计算其结果，写出计算过程。

3. 某地发生食物中毒10例，潜伏期分别是2、3、8、3、4、5、7、4、11、15小时。试计算平均潜伏期。

4. 随机抽样调查某高校20岁男大学生100名，分别测量其身高和体重，身高均数为173.2 cm，标准差为10 cm；体重均数为65 kg，标准差为5.5 kg。试计算该校20岁男大学生身高95%的参考值范围；估计该校20岁男大学生体重95%的可信区间。

（李俊萍）

扫码看课件

实训四　计量资料统计推断——t检验和u检验

扫码看课件

一、实训目的

通过分析计算，掌握t和u检验方法的适用条件，能根据实际情况选择正确的统计量计算公式，熟练掌握假设检验的基本步骤。

Note

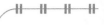

二、实训内容

1. 根据过去大量资料得知某地 18 岁健康男子平均身高为 168 cm，今随机测量某地 16 名 18 岁健康男子，其平均身高是 173 cm，标准差是 14 cm。问某地现在 18 岁健康男子是否比以往高？

2. 某地随机检测 30 岁以上健康人与冠心病患者的血清胆固醇(mmol/L)如下。问健康人和冠心病患者的血清胆固醇量有无不同？

健康人(18 人)：4.4　5.1　5.2　6.1　3.9　4.2　4.3　4.6　5.2　4.1　4.3　3.5　3.9　4.4　5.7　4.3　6.4　4.4

冠心病患者(18 人)：6.1　5.7　7.4　4.7　5.4　4.5　6.6　7.2　5.2　5.5　4.6　5.1　6.5　5.6　4.3　5.9　7.2　5.7

3. 应用某药物治疗 8 例高血压患者，观察治疗前后舒张压(mmHg)的变化情况如下，问该药物治疗前后患者舒张压是否有变化？

治疗前：96　112　108　102　98　100　106　100

治疗后：88　108　102　98　100　96　102　92

4. 随机抽样调查某地市区男婴 120 名，出生体重均数为 3.29 kg，标准差为 0.44 kg；随机抽样调查郊区 100 名男婴的出生体重均数为 3.23 kg，标准差是 0.47 kg，问市区和郊区男婴出生体重均数是否相同？

（王玉平）

实训五　计数资料的统计分析

扫码看课件

一、实训目的

通过分析计算，掌握计数资料统计描述常用的指标；掌握四格表和配对四格表资料 χ^2 检验公式使用条件，能根据具体情况做出正确选择；熟悉行×列表 χ^2 检验。

二、实训内容

（一）选择题

1. 计数资料统计描述常用的指标不包括（　　）。

A. 率　　B. 构成比　　C. 相对比　　D. 均数　　E. 以上都不对

2. 下列统计图适用于表示构成比关系的是（　　）。

A. 直方图　　B. 散点图　　C. 圆图　　D. 直条图　　E. 线图

3. 反映某事物内部各个组分在整体中所占的比重应选用（　　）。

A. 均数　　B. 构成比　　C. 率　　D. 相对比　　E. 中位数

4. χ^2 检验在哪种情况下不拒绝原假设 H_0（　　）。

A. $P>\alpha$　　B. $P<\alpha$　　C. $P=\alpha$　　D. $P\leqslant\alpha$　　E. 以上都不对

5. 四格表 χ^2 检验中 $\chi^2<\chi^2_{0.05,\nu}$，则（　　）。

Note

A. 可认为两样本率不同　　B. 可认为两样本率相同　　C. 可认为两总体率相同
D. 可认为两总体率不同　　E. 不能得出结论

（二）讨论题

1. 某地某年某种疾病普查资料整理如下表。请填补表中空缺，分析讨论哪个年龄组患病率最高？哪个年龄组患者最多？

某地某年某种疾病患病情况

年龄（岁）	人口数	患病人数	构成比/（%）	患病率/（1/10 万）
0～	628000	27		
30～	568000	167		
40～	376000	389		
50～	150000	498		
60～	42500	249		
合计	1764500	1330		

2. 某研究对高职人文素质教育进行满意度调查，调查结果见下表，说明大二年级学生对高职人文素质教育满意度最低，你同意吗？请说明理由。

高职人文素质教育满意度调查

年级	满意人数	构成比/（%）
大一	267	34.9
大二	230	30.1
大三	268	35.0
合计	765	100.0

（三）计算分析题

1. 某研究者用 A、B 两种药物治疗支气管慢性病，A 药物治疗 73 例，有效 65 例；B 药物治疗 63 例，有效 53 例，结果见下表。问这两种药物的有效率是否有差别？

两种药物治疗支气管慢性病的疗效

药物	有效	无效	合计	有效率/（%）
甲	65	8	73	89.04
乙	53	10	63	84.13
合计	118	18	136	86.76

2. 现有 156 份血清标本，每份标本分别用甲乙两种培养基培养某种菌，结果见下表。请问甲、乙两种培养基的阳性率是否相同？

甲、乙两种培养基培养某种菌种的结果

甲培养基	乙培养基		合计
	+	−	
+	47	30	77
−	20	59	79
合计	67	89	156

（贺卫卫）

Note

实训六　统计表与统计图的制作

一、实训目的

通过本实训的练习，掌握常用统计表与统计图的绘制。

二、实训内容

1. 某地 2010 年因脑血管疾病的死亡率是 57.5/10 万，糖尿病的死亡率是 38/10 万，传染病的死亡率是 15/10 万。针对此案例绘制合适的统计图。

2. 2000 年甲、乙、丙三地资料：甲地卡介苗、脊髓灰质炎疫苗、百白破疫苗、麻疹疫苗接种率分布是 99.72%、99.20%、99.24%、99.12%；乙地卡介苗、脊髓灰质炎疫苗、百白破疫苗、麻疹疫苗接种率分布是 93.72%、98.20%、98.24%、98.10%；丙地卡介苗、脊髓灰质炎疫苗、百白破疫苗、麻疹疫苗接种率分布是 99.50%、93.20%、98.24%、98.22%。将此资料绘制成统计表。

3. 某初中考试成绩公布，各分数段人数如下，140～150 分 23 人，120～139 分 45 人，100～119 分 88 人，80～99 分 76 人，60～79 分 54 人，0～59 分 23 人，请根据此资料绘制相应的统计图和统计表。

（杨春青）

实训七　突发公共卫生事件案例讨论分析

一、实训目的

通过讨论分析相关案例，掌握突发公共卫生事件的概念、特点、分类。熟悉突发公共卫生事件的报告和应急处理措施。

二、实训内容

【案例】

2002 年 11 月，我国广东顺德发现并报告首例传染性非典型肺炎，这种不明原因的传染性疾病迅速向北京、香港传播，甚至传向东南亚国家乃至全球。2003 年 3 月 12 日，世界卫生组织发布全球警告认为同样的疾病在越南出现，并根据其临床症状将其命名为严重急性呼吸综合征(SARS)。

全世界共有 26 个国家(包括 3 个地区)报告临床诊断病例 8098 例，死亡 774 例，全球平均病死率约为 10%。中国内地总发病人数 5327 例，死亡 349 例。

2003 年 4 月 13 日中国决定将其列入《中华人民共和国传染病防治法》法定传染病进行管

扫码看课件

扫码看课件

Note

理。2003 年 4 月 16 日，世界卫生组织正式宣布 SARS 的致病原为一种新的冠状病毒。2003 年 7 月 5 日，世界卫生组织正式宣布，SARS 的传播途径已基本明确。

讨论分析：

1. 该事件是否为突发公共卫生事件？如果是，请确定事件类别、性质和严重程度。
2. 你作为一名医护工作者，发现有传染性的不明原因疾病该如何报告和应急处理？

（高　杨）

Note

附　录

附录A　生活饮用水卫生标准

表 A-1　水质常规指标及限值

指　标	限　值
1. 微生物指标[①]	
总大肠菌群(MPN/100 mL 或 CFU/100 mL)	不得检出
耐热大肠菌群(MPN/100 mL 或 CFU/100 mL)	不得检出
大肠埃希氏菌(MPN/100 mL 或 CFU/100 mL)	不得检出
菌落总数(CFU/mL)	100
2. 毒理指标	
砷(mg/L)	0.01
镉(mg/L)	0.005
铬(六价,mg/L)	0.05
铅(mg/L)	0.01
汞(mg/L)	0.001
硒(mg/L)	0.01
氰化物(mg/L)	0.05
氟化物(mg/L)	1.0
硝酸盐(以 N 计,mg/L)	10 地下水源限制时为 20
三氯甲烷(mg/L)	0.06
四氯化碳(mg/L)	0.002
溴酸盐(使用臭氧时,mg/L)	0.01
甲醛(使用臭氧时,mg/L)	0.9
亚氯酸盐(使用二氧化氯消毒时,mg/L)	0.7
氯酸盐(使用复合二氧化氯消毒时,mg/L)	0.7
3. 感官性状和一般化学指标	
色度(铂钴色度单位)	15

Note

续表

指　　标	限　　值
浑浊度(NTU-散射浑浊度单位)	1 水源与净水技术条件限制时为 3
臭和味	无异臭、异味
肉眼可见物	无
pH(pH 单位)	不小于 6.5 且不大于 8.5
铝(mg/L)	0.2
铁(mg/L)	0.3
锰(mg/L)	0.1
铜(mg/L)	1.0
锌(mg/L)	1.0
氯化物(mg/L)	250
硫酸盐(mg/L)	250
溶解性总固体(mg/L)	1000
总硬度(以 $CaCO_3$ 计,mg/L)	450
耗氧量(COD_{Mn} 法,以 O_2 计,mg/L)	3 水源限制,原水耗氧量>6 mg/L 时为 5
挥发酚类(以苯酚计,mg/L)	0.002
阴离子合成洗涤剂(mg/L)	0.3
4. 放射性指标②	指导值
总 α 放射性(Bq/L)	0.5
总 β 放射性(Bq/L)	1

注:①MPN 表示最可能数;CFU 表示菌落形成单位。当水样检出总大肠菌群时,应进一步检验大肠埃希氏菌或耐热大肠菌群;水样未检出总大肠菌群,不必检验大肠埃希氏菌或耐热大肠菌群。

②放射性指标超过指导值,应进行核素分析和评价,判定能否饮用。

表 A-2　水质非常规指标及限值

指　　标	限　　值
1. 微生物指标	
贾第鞭毛虫(个/10 L)	<1
隐孢子虫(个/10 L)	<1
2. 毒理指标	
锑(mg/L)	0.005
钡(mg/L)	0.7
铍(mg/L)	0.002
硼(mg/L)	0.5
钼(mg/L)	0.07
镍(mg/L)	0.02
银(mg/L)	0.05

Note

续表

指　标	限　值
铊(mg/L)	0.0001
氯化氰(以 CN^- 计,mg/L)	0.07
一氯二溴甲烷(mg/L)	0.1
二氯一溴甲烷(mg/L)	0.06
二氯乙酸(mg/L)	0.05
1,2-二氯乙烷(mg/L)	0.03
二氯甲烷(mg/L)	0.02
三卤甲烷(三氯甲烷、一氯二溴甲烷、二氯一溴甲烷、三溴甲烷的总和)	该类化合物中各种化合物的实测浓度与其各自限值的比值之和不超过1
1,1,1-三氯乙烷(mg/L)	2
三氯乙酸(mg/L)	0.1
三氯乙醛(mg/L)	0.01
2,4,6-三氯酚(mg/L)	0.2
三溴甲烷(mg/L)	0.1
七氯(mg/L)	0.0004
马拉硫磷(mg/L)	0.25
五氯酚(mg/L)	0.009
六六六(总量,mg/L)	0.005
六氯苯(mg/L)	0.001
乐果(mg/L)	0.08
对硫磷(mg/L)	0.003
灭草松(mg/L)	0.3
甲基对硫磷(mg/L)	0.02
百菌清(mg/L)	0.01
呋喃丹(mg/L)	0.007
林丹(mg/L)	0.002
毒死蜱(mg/L)	0.03
草甘膦(mg/L)	0.7
敌敌畏(mg/L)	0.001
莠去津(mg/L)	0.002
溴氰菊酯(mg/L)	0.02
2,4-滴(mg/L)	0.03
滴滴涕(mg/L)	0.001
乙苯(mg/L)	0.3
二甲苯(总量,mg/L)	0.5
1,1-二氯乙烯(mg/L)	0.03
1,2-二氯乙烯(mg/L)	0.05

Note

续表

指　　标	限　　值
1,2-二氯苯(mg/L)	1
1,4-二氯苯(mg/L)	0.3
三氯乙烯(mg/L)	0.07
三氯苯(总量,mg/L)	0.02
六氯丁二烯(mg/L)	0.0006
丙烯酰胺(mg/L)	0.0005
四氯乙烯(mg/L)	0.04
甲苯(mg/L)	0.7
邻苯二甲酸二(2-乙基己基)酯(mg/L)	0.008
环氧氯丙烷(mg/L)	0.0004
苯(mg/L)	0.01
苯乙烯(mg/L)	0.02
苯并(a)芘(mg/L)	0.00001
氯乙烯(mg/L)	0.005
氯苯(mg/L)	0.3
微囊藻毒素-LR(mg/L)	0.001
3. 感官性状和一般化学指标	
氨氮(以N计,mg/L)	0.5
硫化物(mg/L)	0.02
钠(mg/L)	200

Note

附录B　职业病分类和目录

国家卫计委公布的《职业病分类和目录》由原来10大类115种职业病调整为10大类132种(含4项开放性条款),其中新增18种,对2项开放性条款进行了整合,对16种职业病的名称进行了调整。

一、职业性尘肺病及其他呼吸系统疾病

(一) 尘肺病(13种)

1. 矽肺;2. 煤工尘肺;3. 石墨尘肺;4. 炭黑尘肺;5. 石棉肺;6. 滑石尘肺;7. 水泥尘肺;8. 云母尘肺;9. 陶工尘肺;10. 铝尘肺;11. 电焊工尘肺;12. 铸工尘肺;13. 根据《尘肺病诊断标准》和《尘肺病理诊断标准》可以诊断的其他尘肺病。

(二) 其他呼吸系统疾病(6种)

1. 过敏性肺炎;2. 棉尘病;3. 哮喘;4. 金属及其化合物粉尘肺沉着病(锡、铁、锑、钡及其化合物等);5. 刺激性化学物所致慢性阻塞性肺疾病;6. 硬金属肺病。

二、职业性皮肤病(9种)

1. 接触性皮炎;2. 光接触性皮炎;3. 电光性皮炎;4. 黑变病;5. 痤疮;6. 溃疡;7. 化学性皮肤灼伤;8. 白斑;9. 根据《职业性皮肤病的诊断总则》可以诊断的其他职业性皮肤病。

三、职业性眼病(3种)

1. 化学性眼部灼伤;2. 电光性眼炎;3. 白内障(含放射性白内障、三硝基甲苯白内障)。

四、职业性耳鼻喉口腔疾病(4种)

1. 噪声聋;2. 铬鼻病;3. 牙酸蚀病;4. 爆震聋。

五、职业性化学中毒(60种)

1. 铅及其化合物中毒(不包括四乙基铅);2. 汞及其化合物中毒;3. 锰及其化合物中毒;4. 镉及其化合物中毒;5. 铍病;6. 铊及其化合物中毒;7. 钡及其化合物中毒;8. 钒及其化合物中毒;9. 磷及其化合物中毒;10. 砷及其化合物中毒;11. 铀及其化合物中毒;12. 砷化氢中毒;13. 氯气中毒;14. 二氧化硫中毒;15. 光气中毒;16. 氨中毒;17. 偏二甲基肼中毒;18. 氮氧化合物中毒;19. 一氧化碳中毒;20. 二硫化碳中毒;21. 硫化氢中毒;22. 磷化氢、磷化锌、磷化铝中毒;23. 氟及其无机化合物中毒;24. 氰及腈类化合物中毒;25. 四乙基铅中毒;26. 有机锡中毒;27. 羰基镍中毒;28. 苯中毒;29. 甲苯中毒;30. 二甲苯中毒;31. 正己烷中毒;32. 汽油中毒;33. 一甲胺中毒;34. 有机氟聚合物单体及其热裂解物中毒;35. 二氯乙烷中毒;36. 四氯化碳中毒;37. 氯乙烯中毒;38. 三氯乙烯中毒;39. 氯丙烯中毒;40. 氯丁二烯中毒;41. 苯的氨基及硝基化合物(不包括三硝基甲苯)中毒;42. 三硝基甲苯中毒;43. 甲醇中毒;44. 酚中毒;45. 五氯酚(钠)中毒;46. 甲醛中毒;47. 硫酸二甲酯中毒;48. 丙烯酰胺中毒;49. 二甲基甲酰胺中毒;50. 有

Note

机磷中毒;51. 氨基甲酸酯类中毒;52. 杀虫脒中毒;53. 溴甲烷中毒;54. 拟除虫菊酯类中毒;55. 铟及其化合物中毒;56. 溴丙烷中毒;57. 碘甲烷中毒;58. 氯乙酸中毒;59. 环氧乙烷中毒;60. 上述条目未提及的与职业有害因素接触之间存在直接因果联系的其他化学中毒。

六、物理因素所致职业病(7 种)

1. 中暑;2. 减压病;3. 高原病;4. 航空病;5. 手臂振动病;6. 激光所致眼(角膜、晶状体、视网膜)损伤;7. 冻伤。

七、职业性放射性疾病(11 种)

1. 外照射急性放射病;2. 外照射亚急性放射病;3. 外照射慢性放射病;4. 内照射放射病;5. 放射性皮肤疾病;6. 放射性肿瘤(含矿工高氡暴露所致肺癌);7. 放射性骨损伤;8. 放射性甲状腺疾病;9. 放射性性腺疾病;10. 放射复合伤;11. 根据《职业性放射性疾病诊断标准(总则)》可以诊断的其他放射性损伤。

八、职业性传染病(5 种)

1. 炭疽;2. 森林脑炎;3. 布鲁氏菌病;4. 艾滋病(限于医疗卫生人员及人民警察);5. 莱姆病。

九、职业性肿瘤(11 种)

1. 石棉所致肺癌、间皮瘤;2. 联苯胺所致膀胱癌;3. 苯所致白血病;4. 氯甲醚、双氯甲醚所致肺癌;5. 砷及其化合物所致肺癌、皮肤癌;6. 氯乙烯所致肝血管肉瘤;7. 焦炉逸散物所致肺癌;8. 六价铬化合物所致肺癌;9. 毛沸石所致肺癌、胸膜间皮瘤;10. 煤焦油、煤焦油沥青、石油沥青所致皮肤癌;11. β-萘胺所致膀胱癌。

十、其他职业病(3 种)

1. 金属烟热;2. 滑囊炎(限于井下工人);3. 股静脉血栓综合征、股动脉闭塞症或淋巴管闭塞症(限于科研作业人员)。

Note

附录C 标准正态分布曲线下的面积，$\Phi(-u)$值

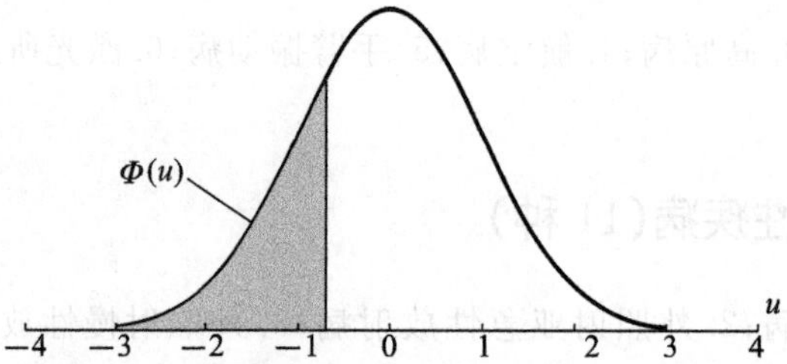

u	0.00	0.01	0.02	0.03	0.04	0.05	0.06	0.07	0.08	0.09
−3.0	0.0013	0.0013	0.0013	0.0012	0.0012	0.0011	0.0011	0.0011	0.0010	0.0010
−2.9	0.0019	0.0018	0.0018	0.0017	0.0016	0.0016	0.0015	0.0015	0.0014	0.0014
−2.8	0.0026	0.0025	0.0024	0.0023	0.0023	0.0022	0.0021	0.0021	0.0020	0.0019
−2.7	0.0035	0.0034	0.0033	0.0032	0.0031	0.0030	0.0029	0.0028	0.0027	0.0026
−2.6	0.0047	0.0045	0.0044	0.0043	0.0041	0.0040	0.0039	0.0038	0.0037	0.0036
−2.5	0.0062	0.0060	0.0059	0.0057	0.0055	0.0054	0.0052	0.0051	0.0049	0.0048
−2.4	0.0082	0.0080	0.0078	0.0075	0.0073	0.0071	0.0069	0.0068	0.0066	0.0064
−2.3	0.0107	0.0104	0.0102	0.0099	0.0096	0.0094	0.0091	0.0089	0.0087	0.0084
−2.2	0.0139	0.0136	0.0132	0.0129	0.0125	0.0122	0.0119	0.0116	0.0113	0.0110
−2.1	0.0179	0.0174	0.0170	0.0166	0.0162	0.0158	0.0154	0.0150	0.0146	0.0143
−2.0	0.0228	0.0222	0.0217	0.0212	0.0207	0.0202	0.0197	0.0192	0.0188	0.0183
−1.9	0.0287	0.0281	0.0274	0.0268	0.0262	0.0256	0.0250	0.0244	0.0239	0.0233
−1.8	0.0359	0.0351	0.0344	0.0336	0.0329	0.0322	0.0314	0.0307	0.0301	0.0294
−1.7	0.0446	0.0436	0.0427	0.0418	0.0409	0.0401	0.0392	0.0384	0.0375	0.0367
−1.6	0.0548	0.0537	0.0526	0.0516	0.0505	0.0495	0.0485	0.0475	0.0465	0.0455
−1.5	0.0668	0.0655	0.0643	0.0630	0.0618	0.0606	0.0594	0.0582	0.0571	0.0559
−1.4	0.0808	0.0793	0.0778	0.0764	0.0749	0.0735	0.0721	0.0708	0.0694	0.0681
−1.3	0.0968	0.0951	0.0934	0.0918	0.0901	0.0885	0.0869	0.0853	0.0838	0.0823
−1.2	0.1151	0.1131	0.1112	0.1093	0.1075	0.1056	0.1038	0.1020	0.1003	0.0985
−1.1	0.1357	0.1335	0.1314	0.1292	0.1271	0.1251	0.1230	0.1210	0.1190	0.1170
−1.0	0.1587	0.1562	0.1539	0.1515	0.1492	0.1469	0.1446	0.1423	0.1401	0.1379
−0.9	0.1841	0.1814	0.1788	0.1762	0.1736	0.1711	0.1685	0.1660	0.1635	0.1611
−0.8	0.2119	0.2090	0.2061	0.2033	0.2005	0.1977	0.1949	0.1922	0.1894	0.1867
−0.7	0.2420	0.2389	0.2358	0.2327	0.2296	0.2266	0.2236	0.2206	0.2177	0.2148
−0.6	0.2743	0.2709	0.2676	0.2643	0.2611	0.2578	0.2546	0.2514	0.2483	0.2451

续表

u	0.00	0.01	0.02	0.03	0.04	0.05	0.06	0.07	0.08	0.09
−0.5	0.3085	0.3050	0.3015	0.2981	0.2946	0.2912	0.2877	0.2843	0.2810	0.2776
−0.4	0.3446	0.3409	0.3372	0.3336	0.3300	0.3264	0.3228	0.3192	0.3156	0.3121
−0.3	0.3821	0.3783	0.3745	0.3707	0.3669	0.3632	0.3594	0.3557	0.3520	0.3483
−0.2	0.4207	0.4186	0.4129	0.4090	0.4052	0.4013	0.3974	0.3936	0.3897	0.3859
−0.1	0.4602	0.4562	0.4522	0.4483	0.4443	0.4404	0.4364	0.4325	0.4286	0.4247
−0.0	0.5000	0.4960	0.4920	0.4880	0.4840	0.4801	0.4761	0.4721	0.4681	0.4641

注：$\Phi(u)=1-\Phi(u)$

Note

附录D　t 界值表

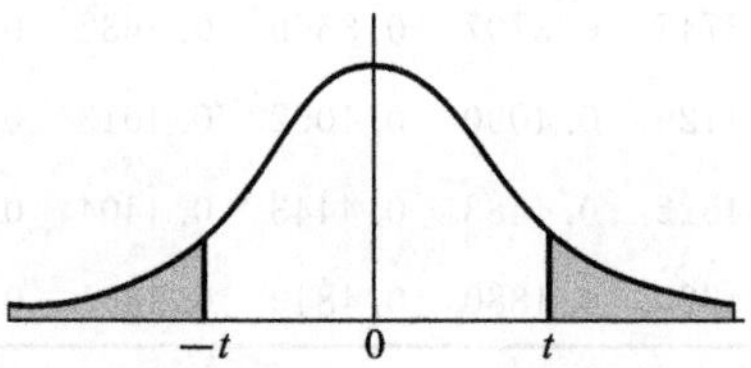

自由度 (ν)		概率(P)								
	单侧	0.25	0.10	0.05	0.025	0.01	0.005	0.0025	0.001	0.0005
	双侧	0.50	0.20	0.10	0.05	0.02	0.01	0.005	0.002	0.001
1		1.000	3.078	6.314	12.706	31.821	63.657	127.321	318.309	636.619
2		0.816	1.886	2.920	4.303	6.965	9.925	14.089	22.327	31.599
3		0.765	1.638	2.353	3.182	4.541	5.841	7.453	10.215	12.924
4		0.741	1.533	2.132	2.776	3.747	4.604	5.598	7.173	8.610
5		0.727	1.476	2.015	2.571	3.365	4.032	4.773	5.893	6.869
6		0.718	1.440	1.943	2.447	3.143	3.707	4.317	5.208	5.959
7		0.711	1.415	1.895	2.365	2.998	3.499	4.029	4.785	5.408
8		0.706	1.397	1.860	2.306	2.896	3.355	3.833	4.501	5.041
9		0.703	1.383	1.833	2.262	2.821	3.250	3.690	4.297	4.781
10		0.700	1.372	1.812	2.228	2.764	3.169	3.581	4.144	4.587
11		0.697	1.363	1.796	2.201	2.718	3.106	3.497	4.025	4.437
12		0.695	1.356	1.782	2.179	2.681	3.055	3.428	3.930	4.318
13		0.694	1.350	1.771	2.160	2.650	3.012	3.372	3.852	4.221
14		0.692	1.345	1.761	2.145	2.624	2.977	3.326	3.787	4.140
15		0.691	1.341	1.753	2.131	2.602	2.947	3.286	3.733	4.073
16		0.690	1.337	1.746	2.120	2.583	2.921	3.252	3.686	4.015
17		0.689	1.333	1.740	2.110	2.567	2.898	3.222	3.646	3.965
18		0.688	1.330	1.734	2.101	2.552	2.878	3.197	3.610	3.922
19		0.688	1.328	1.729	2.093	2.539	2.861	3.174	3.579	3.883
20		0.687	1.325	1.725	2.086	2.528	2.845	3.153	3.552	3.850
21		0.686	1.323	1.721	2.080	2.518	2.831	3.135	3.527	3.819
22		0.686	1.321	1.717	2.074	2.508	2.819	3.119	3.505	3.792
23		0.685	1.319	1.714	2.069	2.500	2.807	3.104	3.485	3.768
24		0.685	1.318	1.711	2.064	2.492	2.797	3.091	3.467	3.745
25		0.684	1.316	1.708	2.060	2.485	2.787	3.078	3.450	3.725
26		0.684	1.315	1.706	2.056	2.479	2.779	3.067	3.435	3.707

续表

自由度(ν)	概率(P)									
	单侧	0.25	0.10	0.05	0.025	0.01	0.005	0.0025	0.001	0.0005
	双侧	0.50	0.20	0.10	0.05	0.02	0.01	0.005	0.002	0.001
27		0.684	1.314	1.703	2.052	2.473	2.771	3.057	3.421	3.690
28		0.683	1.313	1.701	2.048	2.467	2.763	3.047	3.408	3.674
29		0.683	1.311	1.699	2.045	2.462	2.756	3.038	3.396	3.659
30		0.683	1.310	1.697	2.042	2.457	2.750	3.030	3.385	3.646
31		0.682	1.309	1.696	2.040	2.453	2.744	3.022	3.375	3.633
32		0.682	1.309	1.694	2.037	2.449	2.738	3.015	3.365	3.622
33		0.682	1.308	1.692	2.035	2.445	2.733	3.008	3.356	3.611
34		0.682	1.307	1.691	2.032	2.441	2.728	3.002	3.348	3.601
35		0.682	1.306	1.690	2.030	2.438	2.724	2.996	3.340	3.591
36		0.681	1.306	1.688	2.028	2.434	2.719	2.990	3.333	3.582
37		0.681	1.305	1.687	2.026	2.431	2.715	2.985	3.326	3.574
38		0.681	1.304	1.686	2.024	2.429	2.712	2.980	3.319	3.566
39		0.681	1.304	1.685	2.023	2.426	2.708	2.976	3.313	3.558
40		0.681	1.303	1.684	2.021	2.423	2.704	2.971	3.307	3.551
50		0.679	1.299	1.676	2.009	2.403	2.678	2.937	3.261	3.496
60		0.679	1.296	1.671	2.000	2.390	2.660	2.915	3.232	3.460
70		0.678	1.294	1.667	1.994	2.381	2.648	2.899	3.211	3.435
80		0.678	1.292	1.664	1.990	2.374	2.639	2.887	3.195	3.416
90		0.677	1.291	1.662	1.987	2.368	2.632	2.878	3.183	3.402
100		0.677	1.290	1.660	1.984	2.364	2.626	2.871	3.174	3.390
200		0.676	1.286	1.653	1.972	2.345	2.601	2.839	3.131	3.340
500		0.675	1.283	1.648	1.965	2.334	2.586	2.820	3.107	3.310
1000		0.675	1.282	1.646	1.962	2.330	2.581	2.813	3.098	3.300
∞		0.674	1.281	1.644	1.960	2.326	2.5758	2.807	3.090	3.290

Note

附录E χ^2界值表

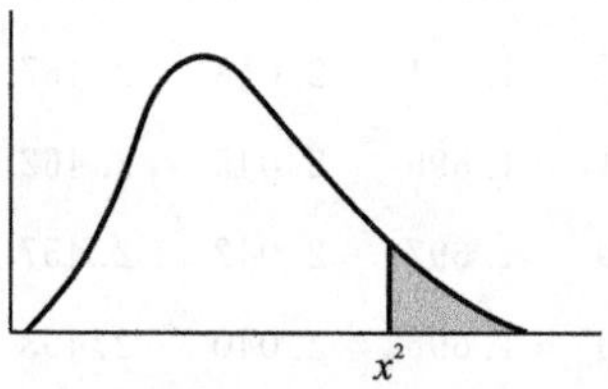

自由度	概率 P												
ν	0.995	0.990	0.975	0.950	0.900	0.750	0.500	0.250	0.100	0.050	0.025	0.010	0.005
1					0.02	0.01	0.45	1.32	2.71	3.84	5.02	6.63	7.88
2	0.01	0.02	0.05	0.10	0.21	0.58	1.39	2.77	4.61	5.99	7.38	9.21	10.60
3	0.07	0.11	0.22	0.35	0.58	1.21	2.37	4.11	6.25	7.81	9.35	11.34	12.84
4	0.21	0.30	0.48	0.71	1.06	1.92	3.36	5.39	7.78	9.49	11.14	13.28	14.86
5	0.41	0.55	0.83	1.15	1.61	2.67	4.35	6.63	9.24	11.07	12.83	15.09	16.75
6	0.68	0.87	1.24	1.64	2.20	3.45	5.35	7.84	10.64	12.59	14.45	16.81	18.55
7	0.99	1.24	1.69	2.17	2.83	4.25	6.35	9.04	12.02	14.07	16.01	18.48	20.28
8	1.34	1.65	2.18	2.73	3.49	5.07	7.34	10.22	13.36	15.51	17.53	20.09	21.95
9	1.73	2.09	2.70	3.33	4.17	5.90	8.34	11.39	14.68	16.92	19.02	21.67	23.59
10	2.16	2.56	3.25	3.94	4.87	6.74	9.34	12.55	15.99	18.31	20.48	23.21	25.19
11	2.60	3.05	3.82	4.47	5.58	7.58	10.34	13.70	17.28	19.68	21.92	24.72	26.76
12	3.07	3.57	4.40	5.23	6.30	8.44	11.34	14.85	18.55	21.03	23.34	26.22	28.30
13	3.57	4.11	5.01	5.89	7.04	9.30	12.34	15.98	19.81	22.36	24.74	27.69	29.82
14	4.07	4.66	5.63	6.57	7.79	10.17	13.34	17.12	21.06	23.68	26.12	29.14	31.32
15	4.60	5.23	6.26	7.26	8.55	11.04	14.34	18.25	22.31	25.00	27.49	30.58	32.80
16	5.14	5.81	6.91	7.96	9.31	11.91	15.34	19.37	23.54	26.30	28.85	32.00	34.27
17	5.70	6.41	7.56	8.67	10.09	12.79	16.34	20.49	24.77	27.59	30.19	33.41	35.72
18	6.26	7.01	8.23	9.39	10.86	13.68	17.34	21.60	25.99	28.87	31.53	34.81	37.16
19	6.84	7.63	8.91	10.12	11.65	14.56	18.34	22.72	27.20	30.14	32.85	36.19	38.58
20	7.43	8.26	9.59	10.85	12.44	15.45	19.34	23.83	28.41	31.41	34.17	37.57	40.00
21	8.03	8.90	10.28	11.59	13.24	16.34	20.34	24.93	29.62	32.67	35.48	38.93	41.40
22	8.64	9.54	10.98	12.34	14.04	17.24	21.34	26.04	30.81	33.92	36.78	40.29	42.80
23	9.26	10.20	11.69	13.09	14.85	18.14	22.34	27.14	32.01	35.17	38.08	41.64	44.18
24	9.89	10.86	12.40	13.85	15.66	19.04	23.34	28.24	33.20	36.42	39.36	42.98	45.56
25	10.52	11.52	13.12	14.61	16.47	19.94	24.34	29.34	34.38	37.65	40.65	44.31	46.93
26	11.16	12.20	13.84	15.38	17.29	20.84	25.34	30.43	35.56	38.89	41.92	45.64	48.29
27	11.81	12.88	14.57	16.15	18.11	21.75	26.34	31.53	36.74	40.11	43.19	46.96	49.64

Note

续表

自由度	概率 P												
ν	0.995	0.990	0.975	0.950	0.900	0.750	0.500	0.250	0.100	0.050	0.025	0.010	0.005
28	12.46	13.56	15.31	16.93	18.94	22.66	27.34	32.62	37.92	41.34	44.46	48.28	50.99
29	13.12	14.26	16.05	17.71	19.77	23.57	28.34	33.71	39.09	42.56	45.72	49.59	52.34
30	13.79	14.95	16.79	18.49	20.60	24.48	29.34	34.80	40.26	43.77	46.98	50.89	53.67
40	20.71	22.16	24.43	26.51	29.05	33.66	39.34	45.62	51.81	55.76	59.34	63.69	66.77
50	27.99	29.71	32.36	34.76	27.69	42.94	49.33	56.33	63.17	67.50	71.42	76.15	79.49
60	35.53	37.48	40.48	43.19	46.46	52.29	59.33	66.98	74.40	79.08	83.30	88.38	91.95
70	43.28	45.44	48.76	51.74	55.33	61.70	69.33	77.58	85.53	90.53	95.02	100.42	104.22
80	51.17	53.54	57.15	60.39	64.28	71.14	79.33	88.13	96.58	101.88	106.63	112.33	116.32
90	59.20	61.75	65.65	69.13	73.29	80.62	89.33	98.65	107.56	113.14	118.14	124.12	128.30
100	67.33	70.06	74.22	77.93	82.36	90.13	99.33	109.14	118.50	124.34	129.56	135.81	140.17

参考文献

CANKAOWENXIAN

[1] 景兴科，晏志勇. 预防医学（含实训）[M]. 武汉：华中科技大学出版社，2014.
[2] 袁聚祥，毕力夫. 预防医学[M]. 4 版. 北京：北京大学医学出版社，2015.
[3] 刘紫萍. 预防医学[M]. 2 版. 北京：高等教育出版社，2015.
[4] 邵爱玉，张晶. 预防医学[M]. 上海：复旦大学出版社，2011.
[5] 傅华. 预防医学[M]. 6 版. 北京：人民卫生出版社，2013.
[6] 叶葶葶. 预防医学[M]. 3 版. 北京：人民卫生出版社，2000.
[7] 杨克敌. 环境卫生学[M]. 6 版. 北京：人民卫生出版社，2007.
[8] 凌文华. 预防医学[M]. 3 版. 北京：人民卫生出版社，2013.
[9] 王万荣，张谦. 预防医学[M]. 2 版. 西安：第四军医大学出版社，2012.
[10] 范利国，朱新义. 预防医学基础[M]. 2 版. 南京：江苏凤凰科学技术出版社，2014.
[11] 封苏琴，毛淑芳. 预防医学基础[M]. 2 版. 南京：江苏凤凰科学技术出版社，2014.
[12] 乌建平，刘更新. 预防医学[M]. 2 版. 北京：科学出版社，2017.
[13] 孙远明. 食品营养学[M]. 北京：中国农业大学出版社，2010.
[14] 周才琼. 周玉林. 食品营养学[M]. 北京：中国计量出版社，2006.
[15] 曾祥云. 食品营养与卫生[M]. 武汉：华中师范大学出版社，2006.
[16] 孙长颜. 营养与食品卫生学[M]. 6 版. 北京：人民卫生出版社，2007.
[17] 刘志泉. 食品营养学[M]. 2 版. 北京：中国轻工业出版社，2004.
[18] 方积乾. 卫生统计学[M]. 7 版. 北京：人民卫生出版社，2014.
[19] 杨柳清，黄贺梅. 预防医学基础[M]. 2 版. 武汉：华中科技大学出版社，2014.
[20] 倪宗赞. 卫生统计学[M]. 北京：人民卫生出版社，2000.
[21] 马兴友，封苏琴，胡玉华. 预防医学[M]. 武汉：华中科技大学出版社，2010.
[22] 李春坚. 预防医学概论[M]. 5 版. 北京：人民卫生出版社，2015.
[23] 金丕焕. 医用统计学[M]. 2 版. 上海：复旦大学出版社，2003.
[24] 耿贯一. 流行病学[M]. 4 版. 北京：人民卫生出版社，1996.
[25] 葛均波，徐永健. 内科学[M]. 8 版. 北京：人民卫生出版社，2013.